"十三五"国家重点图书出版规划项目

上海高校服务国家重大战略出版工程
毕业后医学教育出版工程

Ophthalmology

CASE STUDY

名誉总主编　王振义　汤钊猷
总 主 编　黄　红　李宏为
执行总主编　张　勘

 住院医师规范化培训示范案例丛书

住院医师规范化培训
眼科示范案例

U0295294

本册主编：孙兴怀

副主编：许　迅　范先群　柳　林　魏锐利

组织编写：上海市卫生与计划生育委员会
　　　　　上海市医药卫生发展基金会
　　　　　上海市住院医师规范化培训事务中心

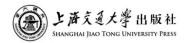
上海交通大学出版社
SHANGHAI JIAO TONG UNIVERSITY PRESS

内容提要

本书以眼科专业住院医师规范化培训要求为核心,以眼科临床遇到的实际病例为切入点,挑选了具有示范作用的眼科常见病典型案例,通过诊疗的过程介绍、要点分析以及相关讨论,以期培养临床思维能力并形成诊疗处理的规范。

本书读者对象主要是规培住院医师,也可供眼科专业的研究生和从事临床工作的各级医师使用。

图书在版编目(CIP)数据

住院医师规范化培训眼科示范案例/孙兴怀主编.—上海:上海交通大学出版社,2016(2024重印)

(住院医师规范化培训示范案例丛书)

ISBN 978-7-313-15054-7

Ⅰ.①住… Ⅱ.①孙… Ⅲ.①眼科学-岗位培训-自学参考资料 Ⅳ.①R77

中国版本图书馆 CIP 数据核字(2016)第 110592 号

住院医师规范化培训眼科示范案例

主 编:孙兴怀	
出版发行:上海交通大学出版社	地 址:上海市番禺路 951 号
邮政编码:200030	电 话:021-64071208
印 制:苏州市越洋印刷有限公司	经 销:全国新华书店
开 本:889mm×1194mm 1/16	印 张:24.25
字 数:710 千字	
版 次:2016 年 6 月第 1 版	印 次:2024 年 1 月第 2 次印刷
书 号:ISBN 978-7-313-15054-7	
定 价:118.00 元	

"住院医师规范化培训示范案例"
丛书编委会名单

名誉总主编　王振义　汤钊猷

顾　　　问　戴尅戎　王一飞　李宣海　彭　靖

总　主　编　黄　红　李宏为

执行总主编　张　勘

副总主编　王吉耀　沈柏用

编委名单（按汉语拼音顺序）

陈生弟	陈云芳	迟放鲁	顾琴龙	胡　兵	华克勤
黄　钢	黄国英	黄　红	李宏为	李明华	陆惠华
陆一鸣	倪黎冬	邵　洁	沈柏用	沈立松	施　榕
孙兴怀	田　红	万兴旺	王华祖	王吉耀	吴　毅
谢　斌	徐金华	许　淼	于布为	袁　明	张　勘
郑　珊	郑玉英	周　蓉	朱虹光	朱亚琴	祝墡珠

本书编委会名单

主　　编　孙兴怀

副 主 编　许　迅　范先群　柳　林　魏锐利

编　　委（按姓氏笔画）

王　艳（复旦大学附属眼耳鼻喉科医院）

卢　奕（复旦大学附属眼耳鼻喉科医院）

刘　红（复旦大学附属眼耳鼻喉科医院）

许　迅（上海交通大学附属第一人民医院）

孙晓东（上海交通大学附属第一人民医院）

孙兴怀（复旦大学附属眼耳鼻喉科医院）

陈君毅（复旦大学附属眼耳鼻喉科医院）

范先群（上海交通大学医学院附属第九人民医院）

罗　怡（复旦大学附属眼耳鼻喉科医院）

周行涛（复旦大学附属眼耳鼻喉科医院）

柳　林（上海交通大学医学院附属仁济医院）

钱韶红（复旦大学附属眼耳鼻喉科医院）

龚　岚（复旦大学附属眼耳鼻喉科医院）

戴锦晖（复旦大学附属眼耳鼻喉科医院）

魏锐利（第二军医大学附属长征医院）

瞿小妹（复旦大学附属眼耳鼻喉科医院）

学术秘书　罗　怡

参编人员（按姓氏笔画排序）

丁　岚　　于志强　　于曼荣　　王楷迪　　王嘉健　　王　鑫

方艳文　　方　媛　　孔祥梅　　冯超逸　　朴明子　　庄　宏

刘　艳　　刘婷婷　　刘　睿　　阮　露　　李美燕　　吴　莹

邱晓迪　　张艳琼　　张　萌　　陈宇虹　　陈　志　　陈雪莉

陈敏洁　　邵婷婷　　季樱红　　竺向佳　　周佳奇　　周　浩

郑天宇　　郑　克　　宣　懿　　姚佩君　　姚　静　　秦　冰

钱宜珊　　黄　佳　　蒋永祥　　蒋婷婷　　蔡　蕾　　缪爱珠

樊　琪　　樊嘉雯　　戴　毅

编写说明

Instructions

住院医师培训制度在国际上建立已有百余年历史,是国际公认的临床医师培养路径。由于受到多种因素的影响和干扰,我国一直没有很好地建立规范化的医师培养体系。始于新医改且为重要内容之一的中国住院医师规范化培训源于上海市的试点和探索,在取得一定的工作成效和推广经验后,国家卫生计生委发布通知要求2015年在全国范围实施。这是贯彻落实《中共中央、国务院关于深化医药卫生体制改革的意见》和《医药卫生中长期人才发展规划(2011－2020年)》,加快我国临床医师人才队伍建设的重要举措。

如何有效实施眼科住院医师规范化培训工作? 借鉴国际成功经验,结合我国国情,2010年5月我们远赴美国与国际眼科理事会(ICO)部分有关委员就中国眼科住院医师培训问题进行了专题探讨和请教。2010年10月在上海举办了"中美眼科住院医师高峰论坛",(哈佛大学眼科主任JoanMiller教授带领的一行9位专家来访参加)在时任中国眼科医师协会会长赵家良教授、中华眼科学会主任委员赵堪兴教授的主持下,中美两国的权威眼科专家、上海市各眼科住院医师培训基地项目负责人,就两国眼科住院医师培训及其相关的问题展开了深入交流与热烈讨论,为探索我国以及上海市如何实施、做好眼科住院医师的培训工作提供了积极的建议和参考指导。

上海市住院医师规范化培训眼科专业委员会讨论制定了有关眼科住院医师规范化培训的具体要求和细则,包括培训年限、考试规则和内容、考核时间和形式等,是当时唯一坚持依据学员实际临床能力,而不是学位来确定需要培训年限的学科。事实证明这样的决定是符合临床医师培养要求的,因为住院医师规范化培训的根本就是培养临床诊疗能力,提升医疗质量和服务水平。

借助于具有眼科住院医师教学培养先进模式的美国哈佛大学、西北大学等双向互动的交流合作,并结合国情,上海市的眼科住院医师培训基地还建立起以实践为导向的眼科Wetlab实训室,这也是目前国内最高标准、最新配置的眼科临床技能Wetlab实训室,为住院医师的临床实训、教学互动,以及国际化交流提供了一个优良的平台。

经过几年的眼科住院医师规范化培训,我们的感受和体会是:①虽然我国顶尖的眼科医师水平能够与国际一流专家媲美,但整体水平低且各医师水平参差不齐,知识面相对较窄,动手能力相对较弱。年轻医师成长为能独挡一面的工作年限远远长于欧美等国家。要改变这样的状况,唯有通过统一规划的住院医师培训。②通过住院医师规范化培训达到我国临床眼科整体水平提升的目的,还需要针对临床思维训练和技能训练的统一规划教程、教材,以及同质性评价体系并付诸于实施,才能培养出胜任临床工作的眼科医师。一定要坚持统一标准、突出实践、注重实效,才能切实提高眼科医师队伍执业素质和实际诊疗能力。

眼科住院医师规范化培训项目的实施,也促进了临床教学的改革。针对临床诊疗思路以及专业知识的培养,改变了以往教师授课,学员听讲的被动模式,采用汇集学员遇到的临床问题,进行集体分析和讨论,最后由教师进行点评的教学方式。这大大调动了学员主动思考的积极性,并将平时零碎的知识点进行有机的结合和贯通。以美国眼科医师协会推荐的临床眼科教程为蓝本,进行读书报告会,对专题内容进行综述性讲演,培养和锻炼学员的主动学习能力、表达能力、专业英文水平等。此外,最受欢迎的临床病例讨论会,不仅丰富了临床教学活动,而且锻炼了临床观察、分析判断、逻辑思维、总结归纳、鉴别处理等综合能力,还开拓了学员的视野和思路。为此,上海市住院医师规范化培训专家指导委员会组编"住院医师规范化培训示范案例"丛书,对深化住院医师培训和完善培训教材体系,非常及时和必要。

本书由具有丰富临床教学经验的一线高年资临床医师撰写,这些病例也是源于临床工作中具有"举一反三"教学意义的典型病例。复旦大学附属眼耳鼻喉科医院眼科于8年前国内首创的"眼科临床病例讨论会",吸引了全国、全市各级眼科医师参与,每年出现的场面是"会前1小时就已座无虚席,很多医师是一整天站着参加这个病例讨论会",可见其迎合了各级临床医师的需求,充分体现了其价值所在,近年来很多省市纷纷仿效。本书中不少案例就取自这些年眼科临床病例讨论会中的病例,对住院医师的规范化培训也是极好的示范案例,在此表示衷心感谢!

本书力求为读者提供使用方便的眼科临床实践指导,不仅针对住院医师的规范化培训,它对眼科疾病的诊疗原则和处理方式还融入了很多著名眼科专家几十年积累的丰富经验及临床观点,可供各级眼科医师,包括基地培训的住院医师、专科医师、眼科研究生以及其他所有与眼科有关的专业人员学习参考。

由于时间仓促,挑选的病例未能覆盖眼科各个方面,错漏和不当之处也难免。敬请读者在使用过程中不吝指教,以期今后再版时能够修正、补充和完善。恳切希望更多的热心人参与眼科专业临床教学工作!

本书的出版得到了上海市住院医师规范化培训工作联席会议办公室和上海交通大学出版社的资助,特此致谢!

孙兴怀 教授,主任医师,博士生导师

复旦大学上海医学院眼科学与视觉科学系

复旦大学附属眼耳鼻喉科医院

2016 年 3 月

序

Forword

住院医师规范化培训是毕业后医学教育的第一阶段，是医生成长的必由之路，是提高医疗技术和服务水平的需要，也是提升基层医疗机构服务能力，为基层培养好医生，有效缓解"看病难"的重要措施之一，是深化医药卫生体制改革的重要基础性工作。

自 2010 年以来，在市政府和国家卫计委的大力支持和指导下，上海根据国家新一轮医改精神，坚持顶层设计，探索创新，率先实施与国际接轨的住院医师规范化培训制度，并把住院医师规范化培训合格证书作为全市各级公立医院临床岗位聘任和晋升临床专业技术职称的必备条件之一。经过 6 年多的探索实践，已构建了比较完善的组织管理、政策法规、质控考核、支撑保障等四大体系，在培养同质化、高水平医师队伍方面积累了一定的经验，也取得了初步成效。

因一直立足于临床一线，对医生的培养特别是住院医师规范化培训工作有切身体验，我曾希望编写一套关于"住院医师规范化培训"的教材。如今，由上海市卫生计生委牵头组织编写的这套"住院医师规范化培训示范案例"丛书书稿已出炉，不觉欣然。丛书以住培期间临床真实案例为载体，按照诊疗流程展开，强调临床思维能力的培养，病种全、诊疗方案科学严谨、图文并茂，是不可多得的临床诊疗参考读物，相信会对住院医师临床思维能力和技能培训有很大帮助。这套图书是上海医疗界相关专家带教经验的传承，也是上海 6 年来住院医师培养成果的集中展示。我想这是上海住院医师规范化培训工作向国家交出的一份阶段性答卷，也是我们与其他兄弟省市交流的载体；它是对我们过去医学教育工作的一种记录和总结，更是对未来工作的启迪和激励。

借此机会，谨向所有为住院医师规范化培训工作做出卓越贡献的工作人员和单位，表示衷心的感谢，同时也真诚希望这套丛书能够得到学界的认可和读者的喜爱。我期待并相信，随着时间的流逝，住院医师规范化培训的成果将以更加丰富多彩的形式呈现给社会各界，也将愈发彰显出医学教育功在当代、利在千秋的重大意义。

是为序。

王振义

2016 年 3 月

前 言

Preface

2013 年 7 月 5 日,国务院 7 部委发布《关于建立住院医师规范化培训制度的指导意见》,要求全国各省市规范培训实施与管理工作,加快培养合格临床医师。到 2020 年,在全国范围内基本建立住院医师规范化培训制度,形成较为完善的政策体系和培训体系,所有新进医疗岗位的本科及以上学历临床医师均接受住院医师规范化培训,使全国各地新一代医师的临床诊疗水平和综合能力得到切实提高与保障,造福亿万人民群众。

上海自 2010 年起在全市统一层面开展住院医师规范化培训工作,在全国先试先行,政府牵头、行业主导、高校联动,进行了积极的探索,积累了大量的经验,夯实了上海市医药卫生体制改革的基础,并积极探索上海住院医师规范化培训为全国服务的途径,推动了全国住院医师规范化培训工作的开展。同时,上海还探索住院医师规范化培训与临床医学硕士专业学位研究生教育相衔接,推动了国家医药卫生体制和医学教育体制的联动改革。上海的住院医师规范化培训制度在 2010 年高票入选年度中国十大最具影响力医改新举措,引起社会广泛关注。

医疗水平是关系国人身家性命的大事,而住院医师规范化培训是医学生成长为合格医生的必由阶段,这一阶段培训水平的高低直接决定了医生今后行医执业的水平,因此其重要性不言而喻,它肩负着为我国卫生医疗事业培养大批临床一线、具有良好职业素养的医务人员的历史重任。要完成这一历史重任,除了构建合理的培养体系外,还需要与之相配套的文本载体——教材,才能保证目标的实现。目前国内关于住院医师规范化培训方面的图书尚不多见,成系统的、以临床能力培养为导向的图书基本没有。为此,我们在充分调研的基础上,及时总结上海住院医师规范化培训的经验,编写一套有别于传统理论为主的教材,以适应住院医师规范化培训工作的需要。

本套图书主要围绕国家和上海市出台的《住院医师规范化培训细则》规定的培训目标和核心能力要求,结合培训考核标准,以《细则》规定的相关病种为载体,强调住院医师临床思维能力的构建。

本套图书具有以下特点:

(1) 体系科学完整。本套图书合计 23 册,不仅包括内、外、妇、儿等 19 个学科(影像分为超声、放射、核医学 3 本),还包括《住院医师法律职业道德》和《住院医师科研能力培养》这两本素质教育读本,体现了临床、科研与医德培养紧密结合的顶层设计思路。

（2）编写阵容强大。本套图书的编者队伍集聚了全上海的优势临床医学资源和医学教育资源，包括瑞金医院、中山医院等国家卫生计生委认定的"住院医师规范化培训示范基地"，复旦大学"内科学"等15个国家临床重点学科，以及以一批从医30年以上的医学专家为首的、包含1000多名临床医学专家的编写队伍，可以说是上海各大医院临床教学科研成果的集中体现。

（3）质量保障严密。本套图书编写由上海市医师协会提供专家支持，上海市住院医师规范化培训专家委员会负责审核把关，构成了严密的质量保障体系。

（4）内容严谨生动，可读性强。每本图书都以病例讨论形式呈现，涵盖病例资料、诊治经过、病例分析、处理方案和基本原则、要点与讨论、思考题以及推荐阅读文献，采取发散性、启发式的思维方式，以《住院医师规范化培训细则》规定的典型临床病例为切入点，详细介绍了临床实践中常见病和多发病的标准诊疗过程和处理规范，致力于培养住院医师"密切联系临床，举一反三"的临床思维推理和演练能力；图书彩色印刷，图文并茂，颇具阅读性。

本套图书的所有案例都来自参编各单位日常所积累的真实病例，相关诊疗方案都经过专家的反复推敲，丛书的出版将为广大住院医师提供实践学习的范本，以临床实例为核心，临床诊疗规范为基础，临床思维训练为导向，培养年轻医生分析问题、解决问题的能力，培养良好的临床思维方法，养成人文关怀情操，必将促进上海乃至国内住院医师临床综合能力的提升，从而为我国医疗水平的整体提升打下坚实的基础。

本套图书的编写得到了国家卫生与计划生育委员会刘谦副主任、上海市浦东新区党委书记沈晓明教授的大力支持，也得到了原上海第二医科大学校长王一飞教授，王振义院士，汤钊猷院士，戴尅戎院士的悉心指导，上海市医药卫生发展基金会彭靖理事长和李宣海书记为丛书的出版给予了大力支持，此外，上海市卫生与计划生育委员会科教处、上海市住院医师规范化培训事务中心以及各住院医师规范化培训基地的同事都为本套图书的出版做出了卓越贡献，在此一并表示感谢！

本套图书是上海医疗卫生界全体同仁共同努力的成果，是集体智慧的结晶，也是上海多年住院医师规范化培训成效的体现。在住院医师规范化培训已全国开展并日渐广为接受的今天，相信这套图书的出版会在培养优秀的临床应用型人才中发挥应有的作用，为我国卫生事业发展做出积极的贡献。

"住院医师规范化培训示范案例"编委会

目 录

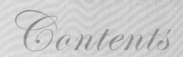

流行性角结膜炎

一、病历资料

1. 现病史

患者,男性,28 岁,因"双眼先后眼红、畏光、流泪、异物感 9 天,左眼视力下降 2 天"就诊。患者半月前曾至公共浴室洗浴,其后出现左眼红、流泪、异物感等症状,无明显分泌物,2 天后右眼也出现同样症状,去医院就诊诊断为"急性结膜炎",予以局部抗病毒、抗生素滴眼液治疗,但病情进一步发展,而且左眼出现视力下降,遂至我院就诊。

2. 既往史

全身疾病:否认高血压、糖尿病等。

外伤手术史:无。

过敏史:否认。

3. 体格检查

眼科专科检查如表 1-1 所示。

表 1-1 眼科专科检查

		右眼	左眼
视力		远视力:0.8	远视力:0.6
		近视力:J1	近视力:J3
眼压		14 mmHg	15 mmHg
眼睑		无下垂	无下垂
结膜		睑结膜、球结膜充血	睑结膜、球结膜充血
		上睑结膜见假膜形成	上睑结膜见假膜形成(见图 1-1)
角膜		透明	角膜上皮粗糙,中央角膜上皮下散在数枚灰白色圆形浸润(见图 1-2)
前房		(一)	(一)
虹膜		纹理清晰	纹理清晰
瞳孔		直径 3 mm,对光反射灵敏,	直径 3 mm,对光反射灵敏

（续表）

	右眼	左眼
晶体	透明	透明
玻璃体	透明	透明
视盘	界清色淡红,C/D=0.3	界清色淡红,C/D=0.3
黄斑	中央反光凹(＋)	中央反光凹(＋)
周边视网膜	平伏	平伏

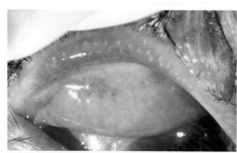 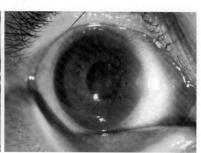

图 1-1　睑结膜充血,结膜表面假膜形成　　图 1-2　球结膜充血,中央角膜上皮下数枚灰白色圆形浸润

4. 实验室及影像学检查或特殊检查

实验室及影像学检查或特殊检查:无。

二、诊治经过

患者双眼先后红、畏光、流泪、异物感9天,左眼视力下降2天,无明显的分泌物。发病前曾至公共洗浴中心洗浴。体检示睑结膜、球结膜充血,上睑假膜形成。左眼角膜上皮下可见数枚灰白色浸润灶。触诊双侧耳前淋巴结肿大。以上均提示该患者为流行性角结膜炎。遂予上睑结膜假膜擦除,局部使用人工泪液、更昔洛韦滴眼液及抗生素滴眼液继续治疗。3周后双眼眼红畏光流泪等症状完全消失,但左眼角膜上皮下浸润仍存在,并伴有轻度的视力下降。予以人工泪液继续维持治疗,左眼加用0.1%氟米龙滴眼液每天3次,2周后复诊角膜病灶消退。

三、病例分析

1. 病史特点或术前小结

1) 病史询问

注重问诊技巧和病史资料的真实、系统及全面。对于主诉的问诊包括:

(1) 此次发病前是否曾至公共场所? 与眼部发病之间时间间隔大约几天?

(2) 家人及朋友是否有同样症状的?

(3) 是否有分泌物?

(4) 分泌物的性状如何:呈水样、黏液样还是黄色浓稠状?

2) 全身情况

体健,否认糖尿病、高血压等全身病,否认药物过敏史。

2. 诊断与诊断依据

(1) 半月前曾至公共洗浴中心洗浴。

(2) 洗浴5天后双眼先后眼红、流泪、畏光。无明显分泌物。

(3) 眼科检查睑结膜、球结膜充血,睑结膜假膜形成。

(4) 耳前淋巴结肿大。

(5) 发病1周后左眼角膜中央上皮下散在数枚圆形灰白色浸润。

基于以上几点分析:流行性角结膜炎诊断成立。

3. 鉴别诊断

1) 症状的鉴别诊断

(1) 眼红:常见于结膜炎、角膜炎、葡萄膜炎、巩膜炎,等等。流行性角结膜炎引起的眼红多伴明显流泪,无明显分泌物。

(2) 流泪:泪道阻塞性疾病。各种结膜炎,眼睑倒睫,各种原因导致的角膜上皮剥脱,角膜异物,角膜炎等,均会造成流泪。流行性角膜炎多双眼先后发病,伴明显眼红,并且无明显的分泌物。

2) 流行性角结膜炎的鉴别诊断

(1) 急性卡他性结膜炎:急性卡他性结膜炎是细菌感染引起的急性结膜炎。潜伏期较流行性角结膜炎短,其潜伏期为1~2天。症状与流行性角结膜炎最主要的区别在于其分泌物多,呈黏液脓性,常于晨起时将上下睑粘住;另一方面该病不会产生角膜上皮下的圆形浸润,因而视力不受影响。

(2) 流行性出血性结膜炎:流行性出血性结膜炎是微小RNA病毒感染而引起的急性结膜炎。该病起病最急,往往在接触传染源后的24 h左右即发病,有少量黏性分泌物,结膜下可伴有出血,一般不产生角膜病变。

四、处理方案及基本原则

本病为传染性疾病,故治疗时首先要嘱患者做好隔离,避免传染他人。此外,该病为自限性疾病,缺乏特效治疗方法,治疗目的主要是缓解患者眼部不适症状。若睑结膜假膜形成,须擦除,以避免假膜对角膜上皮的摩擦,减轻眼部刺激症状,局部药物可使用人工泪液、抗病毒药物,为防止继发感染和混合感染可使用抗生素滴眼液。若眼部刺激症状显著或角膜上皮下浸润影响视力,可酌情使用低浓度的局部皮质类固醇滴眼液。

五、要点与讨论

流行性角结膜炎(epidemic keratoconjunctivitis,EKC)是指由腺病毒(8,9,37型)感染所引发的一种传染性较强的自限性眼表疾病。常在医院、游泳池、学校等处引起暴发性流行。该病潜伏期为5~12天,主要侵及结膜和角膜,常在发病1~2周时累及角膜,产生上皮下散在的圆形灰白色浸润,可造成一定程度的视力下降。其主要的体征包括:耳前淋巴结肿大、睑结膜滤泡增生、睑结膜假膜、角膜上皮下浸润。在流行性角结膜炎的诊治中有以下几点需注意:

(1) 接触史的询问:对于各种类型的急性结膜炎的诊断,接触史的询问是非常重要的。在怀疑该诊断时应询问是否有游泳池、公共浴室等公共场所出入及周围家人、朋友等是否有同样症状者,阳性的接触史可帮助明确诊断。

(2) 局部抗病毒药物的应用。目前没有针对腺病毒的抗病毒药物,有文献报道局部更昔洛韦应用可能对该病毒有一定治疗作用。

（3）局部糖皮质类固醇激素的应用：对于刺激症状严重、假膜形成、角膜上皮下浸润位于瞳孔中央影响视力的患者，可以酌情使用低浓度的糖皮质类固醇激素。

（4）角膜上皮下浸润的治疗：约50%流行性角结膜炎患者会出现角膜上皮下的圆形灰白色浸润，尤其见于腺病毒8型感染的患者。其产生机制的是机体对病毒抗原的免疫反应。若角膜上皮下浸润位于瞳孔中央造成视力下降可应用局部糖皮质类固醇激素短期使用，也有文献报道环孢素滴眼液对于治疗角膜上皮下浸润具有一定作用。对位于周边部分不影响视力的角膜上皮下浸润可不予处理，这些混浊可能历时数月甚至数年才会吸收。在临床治疗流行性角结膜炎的过程中，切不可因为角膜病变的存在而长期局部使用抗病毒等药物。

六、思考题

1. 通过本案例的分析，你对流行性角结膜炎病例分析的过程有何体会？
2. 通过本案例的分析，你对流行性角结膜炎的诊断有了哪些体会？
3. 通过本案例的分析，你对流行性角结膜炎的治疗有了哪些进一步的认识？

七、推荐阅读文献

1. Jhanji V，Chan TC，Li EY，et al. Vajpayee RB. Adenoviral keratoconjunctivitis [J]. Surv Ophthalmol，2015，Sep-Oct；60(5)：435-443.

2. Okumus S1，Coskun E，Tatar MG，et al. Cyclosporine a 0.05% eye drops for the treatment of subepithelial infiltrates after epidemic keratoconjunctivitis [J]. BMC Ophthalmol，2012，Aug 18；12：42.

春季卡他性角结膜炎

一、病历资料

1. 现病史

患者,男性,11 岁,因"反复双眼眼红眼痒 3 年,右眼畏光,视物模糊 1 周"就诊。3 年前无明显诱因下出现双眼眼红、眼痒症状明显,揉眼后无缓解,伴畏光、流泪等不适,有黏性分泌物,无视力下降,曾于当地医院就诊,诊断为"过敏性结膜炎",予抗过敏滴眼液点眼,症状稍缓解,此后仍反复发作,有一定的季节性,春夏季发作频繁,秋冬季较少,发病后予抗过敏滴眼液尚能部分控制症状。1 周前,自觉右眼视力下降,畏光加重,有明显的眼部刺激症状,今为求进一步诊治来我院门诊。

2. 既往史

其他过敏性病史:有过敏性鼻炎病史 3 年,平素使用布地奈德喷雾剂控制症状。

家族史:父亲有过敏性结膜炎和过敏性鼻炎病史。

用药史:眼部用药见现病史,否认全身用药。

外伤手术史:否认。

过敏史:有过敏体质,具体过敏原未检测。

3. 体格检查

眼科专科检查如表 2-1 所示。

表 2-1 眼科专科检查

	右眼		左眼
视力	远视力:0.6		远视力:1.0
	近视力:J1		近视力:J1
眼压	14 mmHg		13 mmHg
眼睑	水肿增厚		水肿增厚
结膜	睑结膜见铺路石样乳头增生,睑、球结膜充血(+++),水肿明显(见图 2-1)		近穹窿部睑结膜见乳头增生,睑结膜充血(++),球结膜充血(+),轻度水肿(见图 2-2)
角膜	瞳孔颞侧见盾形溃疡,角膜轻度水肿,周边角膜缘见轻微的胶样隆起(见图 2-3)		透明(见图 2-4)

（续表）

	右眼	左眼
前房	Flare（－）cell（－）	Flare（－）cell（－）
虹膜	平伏	平伏
瞳孔	直径3 mm，对光反射灵敏，RAPD（－）	直径3 mm，对光反射灵敏，RAPD（－）
晶体	透明	透明
玻璃体	透明	透明
视盘	界清色淡红，C/D＝0.3	界清色淡红，C/D＝0.3
黄斑	中央反光凹（＋）	中央反光凹（＋）
周边视网膜	平伏	平伏

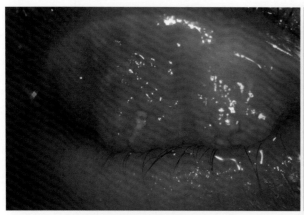

图2-1　右眼睑结膜铺路石样乳头增生、充血水肿

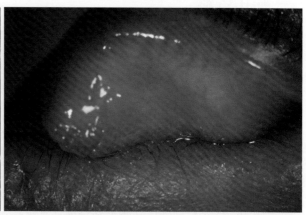

图2-2　左眼睑睑结膜近穹窿部见乳头增生、充血水肿

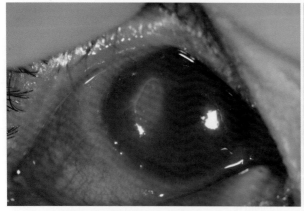

图2-3　右眼角膜见盾形溃疡，角膜轻度水肿，角膜缘见胶样隆起，球结膜充血水肿明显

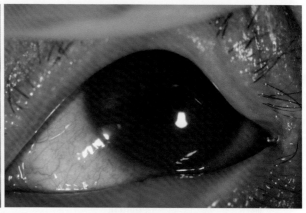

图2-4　左眼角膜透明，球结膜轻度充血

4. 实验室及影像学检查或特殊检查。

过敏原皮肤点刺检测：屋尘螨、粉尘螨均为强阳性（见图2-5）。

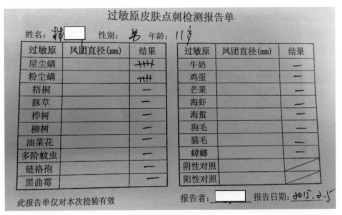

图 2-5　过敏原皮肤点刺检测发现屋尘螨和粉尘螨强阳性

二、诊治经过

　　3 年前患者因双眼眼红眼痒,于当地医院就诊,拟"双眼过敏性结膜炎"予肥大细胞膜稳定剂"色甘酸钠滴眼液",抗组胺和肥大细胞膜稳定双效滴眼液"奥洛他定滴眼液(帕坦洛滴眼液)",用药后症状稍好转,此后仍反复发作,有一定的季节性,春季发作频繁,秋冬季较少发作,起病后予抗过敏滴眼液尚能部分控制症状。1 周前,自觉右眼视力下降,畏光加重,有明显的眼部刺激症状,为求进一步诊治来我院门诊。根据眼科专科检查和辅助检查,初步诊断为"双眼春季卡他性角结膜炎",给予免疫抑制剂治疗:①他克莫司滴眼液ou bid,聚乙二醇滴眼液(思然滴眼液)ou tid;②2 周眼科随访复查。

三、病例分析

　　1. 病史特点或术前小结

　　1)病史询问

　　(1)发作频率:多长时间发生一次眼红眼痒?

　　(2)发生时间:什么季节容易发生眼红眼痒?

　　(3)缓解因素:什么情况可以使眼痒缓解吗?

　　(4)持续时间:眼痒出现多长时间?

　　(5)眼痒程度:是可耐受的痒,还是奇痒难以耐受?

　　(6)环境因素:是否到特定的环境下就容易出现眼红、眼痒?

　　2)眼部以外其他过敏情况

　　除了反复眼红、眼痒的眼部过敏症状外,患者主诉有伴发过敏性鼻炎病史,说明患者有明确的过敏体质,并且其父亲也有过敏性结膜炎和鼻炎病史,这对于患者过敏性结膜炎的诊断有重要提示作用。

　　2. 诊断与诊断依据

　　(1)双眼反复眼红眼痒 3 年,属于慢性疾病。

　　(2)发病有明显的季节性,春夏季明显。

　　(3)症状:奇痒和畏光,眼刺激症状明显。

　　(4)体征:乳头增生、胶样隆起、盾形溃疡。

　　(5)父亲及本人有过敏性体质。

（6）过敏原皮肤点刺检测发现屋尘螨和粉尘螨强阳性。

基于以上几点分析：初步诊断为春季卡他性角结膜炎。

3. 鉴别诊断

春季卡他性角结膜与特应性角结膜炎及巨乳头性结膜炎的鉴别诊断如表2-2所示。

表2-2 慢性过敏性角结膜炎的鉴别

	春季卡他性角结膜炎	特应性角结膜炎	巨乳头性结膜炎
年龄	儿童、青年	老年	无差别
性别	男性多于女性	男女无差别	男女无差别
发病时间	春季	全年	全年
结膜受累	上睑为主，眼睑结膜可见铺路石样乳头增生乳头之间有黏性分泌物	下睑为主，眼睑结膜慢性充血、水肿，上皮下纤维组织增生，穹窿部缩短	上睑为主，均匀地呈葡萄状乳头增生
角膜受累	盾形溃疡	持续上皮缺损	无
新生血管	罕见	常见	无
视力损害	无或少见	常有	无

四、处理方案及基本原则

本病治疗的基本原则是避免过敏原，药物控制，缓解症状，谨防角膜病变。

1. 避免刺激因素

行过敏原检测，明确过敏原后尽可能地避免接触。有针对性地进行脱敏治疗，如尘螨制剂舌下含服，但往往脱敏周期较长，患者较难坚持。

2. 局部用药

（1）在高发季节开始前预防性用药，持续使用2～3周，可以考虑使用肥大细胞稳定剂，如色甘酸钠或吡嘧司特钾滴眼液。

（2）轻中度的患者可使用抗组胺药物如富马酸依美斯汀滴眼液（埃美丁）或奥洛他定滴眼液（帕坦洛），亦可加用非类固醇消炎药物如普拉洛芬或双氯芬酸钠滴眼液。

（3）对于病情严重的患者可以滴用激素类药物，如氟米龙、地塞米松等滴眼药液。激素类药物应在医生指导下应用，避免长期使用，使用期间应监测眼压。对于病情迁延难治的患者可使用环孢素滴眼液或者他克莫司滴眼液。

（4）若出现盾形溃疡时，需要加用局部类固醇消除炎症以及局部抗生素预防感染；对于刺激症状明显的大龄患者可以考虑应用治疗性角膜接触镜，促进溃疡愈合。

五、要点与讨论

1. 春季卡他性角结膜炎的特征性体征

（1）睑结膜乳头增生：在充血的睑结膜上出现大小不一的扁平乳头增生，成镶嵌状排列，形如铺路石子或剥皮石榴的典型外观。

（2）盾形溃疡：春季卡他性角结膜炎引起的角膜溃疡往往位于上方角膜，呈现为边界清晰的无菌性灰白色浸润，形如盾牌，因此得名，学者认为可能和上睑结膜巨大乳头长期摩擦有一定关联。

（3）Horner-Trantas 斑：往往位于角膜缘，呈现灰白色的隆起的胶样病灶，是由嗜酸性粒细胞聚集构成的。多见于角膜缘型，如图 2-6 所示。

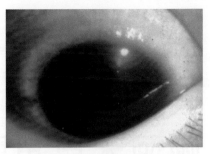

图 2-6　角膜缘校样隆起

2. 相关辅助检查的意义

过敏原检测：可以明确引起患者过敏的物质，有助于明确诊断。

3. 春季卡他性角结膜炎的引起的角膜并发症

在热带地区，7%～50% 的春季性结膜炎患者可出现不同程度的角膜并发症。包括角膜的盾形溃疡、角膜新生血管、角膜基质炎、顽固性的上皮缺损、结膜上皮长入等，后四者被认为是由于长期的免疫损伤造成角膜缘干细胞的缺乏引起。

六、思考题

1. 通过本案例的分析，你对春季卡他性角结膜炎病例分析的过程与规范有何体会？
2. 通过本案例的分析，你对春季卡他性角结膜炎的诊疗认识有哪几方面的提高？
3. 通过本案例的分析，你对春季卡他性角结膜炎用药有什么认识，如何确保医疗安全？

七、推荐阅读文献

1. Tuft SJ, Cree IA, Woods M, et al. Limbal vernal keratoconjunctivi tis in the tropics [J]. Ophthalmology, 1998, 105: 14, 89 - 93.

2. Cameron JA. Shield ulcers and plaques of the cornea in vernal keratocon junctivitis [J]. Ophthalmology, 1995, 102: 98, 5 - 93.

3. Sangwan VS, Jain V, Vemug anti GK, et al. Vernal keratocon junctivitis with limbal stem cell de fi ciency [J]. Cornea, 2011, 30: 491 - 496.

案例 3

棘阿米巴角膜炎

一、病历资料

1. 现病史

患者,女性,54岁,因"左眼红痛、视力下降1月"就诊。1月前清洗抽油烟机时不慎污水溅入左眼,后出现眼红、眼痛、视力下降。曾于当地医院就诊,诊为角膜炎,予左氧氟沙星滴眼液(可乐必妥眼水),妥布霉素滴眼液(托百士眼水),更昔洛韦滴眼液频点,但病情未见明显好转,今为求进一步诊治来我院门诊就诊。

2. 既往史

全身疾病:否认高血压、糖尿病等。

外伤手术史:1月前污水溅入左眼,否认手术史。

过敏史:否认。

用药史:眼部用药见现病史,否认全身用药。

3. 体格检查

眼科专科检查如表3-1所示。

表3-1 眼科专科检查

	右眼		左眼
视力	远视力:1.0		远视力:0.1
	近视力:J7		近视力:J7
眼压	12 mmHg		15 mmHg
眼睑	无下垂		无下垂
结膜	无充血		混合充血
角膜	透明		灰白色环形浸润、水肿,后弹力层皱褶(见图3-1,3-2)
前房	(一)		Flare(+) cell(+)
虹膜	纹理清晰		纹理清晰
瞳孔	直径3 mm,对光反射灵敏		直径3 mm,对光反射灵敏

（续表）

	右眼	左眼
晶体	透明	透明
玻璃体	透明	窥不清
视盘	界清色淡红,C/D＝0.3	窥不清
黄斑	中央反光凹（＋）	窥不清
周边视网膜	平伏	窥不清

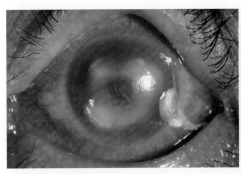 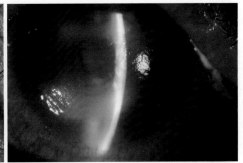

图 3-1　结膜混合充血,角膜基质灰白色环形　　图 3-2　角膜基质水肿,后弹力层皱褶
　　　　浸润

4. 实验室及影像学检查或特殊检查

（1）角膜刮片：未找到细菌及真菌菌丝,见棘阿米巴包囊（见图 3-3）。

（2）角膜共聚焦显微镜检查：见棘阿米巴包囊（见图 3-4）。

（3）细菌培养、真菌培养（－）。

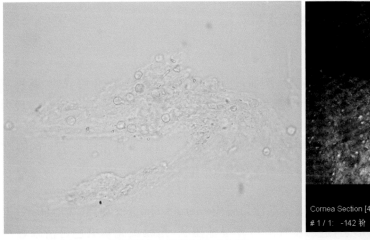 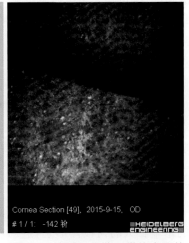

图 3-3　角膜刮片中的棘阿米巴包囊　　　图 3-4　角膜共聚焦显微镜查见的
　　　　　　　　　　　　　　　　　　　　　　　　棘阿米巴包囊

二、诊治经过

患者左眼红痛视力下降 1 月,曾有污水溅入,经抗生素滴眼液、抗病毒滴眼液频繁点眼,疗效不佳。

该患者角膜环形浸润明显,伴有严重的眼部疼痛,且经抗生素和抗病毒局部滴眼液治疗效果不佳,提示棘阿米巴感染可能。遂进行细菌、真菌、阿米巴涂片,细菌及真菌培养,角膜共聚焦显微镜检查。涂片和共聚焦显微镜均找到棘阿米巴包囊,其他病原微生物检查阴性,因此左眼"棘阿米巴角膜炎"诊断成立。予以0.02%氯己定滴眼液(洗必泰滴眼液),0.2%甲硝唑滴眼液,每半小时1次频繁滴眼,并联合局部左氧氟沙星眼水一天4次,病情控制后氯己定滴眼液和甲硝唑滴眼液酌情减少滴眼频次,经治疗感染控制。

三、病例分析

1. 病史特点或术前小结

1) 病史询问

注重问诊技巧和病史资料的真实、系统及全面。对于主诉的问诊包括:

(1) 左眼红痛视力下降多久了?疼痛程度如何?

(2) 既往是否有类似发作史?

(3) 此次发病前是否有诱因?

(4) 是否有眼部外伤、手术史?

(5) 发病后曾接受过哪些眼部和全身的检查?

(6) 发病后曾接受过哪些药物治疗、疗效怎样?

2) 全身情况

体健,否认糖尿病、高血压等全身病,否认药物过敏史。

2. 诊断与诊断依据

(1) 左眼红视力下降伴明显眼痛1月。

(2) 发病前污水溅入史。

(3) 角膜病变呈现基质环形浸润。

(4) 经局部抗生素、抗病毒药物治疗无效。

(5) 角膜刮片、角膜共聚焦显微镜检查发现棘阿米巴包囊。

基于以上几点分析:左眼棘阿米巴角膜炎诊断成立。

3. 鉴别诊断

1) 症状的鉴别诊断

(1) 眼痛:各种原因导致的角膜片状剥脱,例如,外伤、大泡性角膜病变、角膜异物、各种感染性角膜炎均会造成眼痛。但是由于棘阿米巴的神经亲和性,约有一半的患者会在发病早期即表现为与体征不相符的神经痛。

(2) 眼红:常见于结膜炎、角膜炎、葡萄膜炎、巩膜炎,等等。但感染性角膜炎引起的眼红均伴有角膜病变。

2) 棘阿米巴角膜炎的鉴别诊断

(1) 单纯疱疹病毒性角膜炎:单纯疱疹病毒性角膜炎(herpes simplex keratitis,HSK)上皮病损常常有典型的末端膨大的树枝样形态,进一步发展可以呈地图状,角膜荧光素染色可清晰显示病灶的形态,而棘阿米巴角膜炎上皮的病损并无这些特点。但是有时两者鉴别较为困难,对于感染性角膜炎应及早进行病原学检查,对于治疗效果不佳的病毒性角膜炎要考虑到棘阿米巴角膜炎的可能。

(2) 细菌性角膜炎:细菌性角膜炎一般起病急,发展快,角膜刮片细菌涂片和培养可明确诊断,对抗生素治疗反应好。

(3) 真菌性角膜炎:真菌性角膜炎多有外伤史。例如,植物外伤史,病程发展相对于细菌性角膜炎要缓慢,角膜病灶刮片、共聚焦显微镜检查可以发现菌丝结构。

四、处理方案及基本原则

本病以局部药物治疗为主,基本原则是局部频繁使用抗棘阿米巴原虫的药物,并保证足够的疗程和患者的依从性。若药物治疗无法控制,角膜频临穿孔可行治疗性穿透性角膜移植术。

(1) 抗阿米巴药物治疗:目前,抗阿米巴的药物较少,缺乏市售药物,临床使用的药物多为各单位自行配制的。棘阿米巴角膜炎的药物治疗应及早、足量并持续长期用药才能取得较好的治疗效果。目前临床常用的抗阿米巴药物包括:0.02%氯己定(洗必泰)和0.2%甲硝唑滴眼液,治疗初期可以每30 min~1 h滴眼,病情控制后可酌情减量至每1~2 h滴眼,治疗期间应密切随访,合理使用共聚焦显微镜观察病情转归,治疗应保证足够疗程,一般治疗应维持3~6个月。由于棘阿米巴角膜炎可合并细菌感染,治疗时可联合使用局部抗生素滴眼液。

(2) 手术治疗:棘阿米巴角膜炎手术治疗效果欠佳,术后复发可能性大,一般仅在药物治疗病变无法控制、角膜频临穿孔时才考虑行治疗性穿透性角膜移植术。术后继续联合抗阿米巴药物治疗,早期禁用皮质类固醇激素。

五、要点与讨论

棘阿米巴角膜炎是一种由棘阿米巴原虫感染而引起的严重的、可能造成角膜盲的感染性角膜病变。棘阿米巴原虫广泛存在于自然界当中,它有两种生存形式,即滋养体和包囊,其包囊能抵御宿主免疫系统的攻击达数月之久,说明该病在临床诊治中需持续长期用药。在发达国家中,棘阿米巴原虫感染主要与接触镜的使用相关,而在发展中国家中,多与外伤、接触被阿米巴污染的土壤或水源相关。在棘阿米巴角膜炎的诊治中有几点需注意。

(1) 早期诊断:及早地明确诊断并开始治疗,对棘阿米巴角膜炎的预后非常关键。棘阿米巴角膜炎早期角膜病变形态多样,包括点状上皮剥脱、假树枝样改变、角膜上皮及上皮下灰白色浸润及神经周围的浸润等。当出现典型的角膜基质环形浸润时,往往病变时间已经较长,有很多阿米巴角膜炎被误诊为病毒性角膜炎等其他病变,从而延长了做出正确诊断的时间。因此,在临床上遇到与角膜病变体征不相符的严重神经痛,或单纯疱疹病毒性角膜炎治疗效果不佳时,应考虑棘阿米巴角膜炎的可能。同时对于感染性角膜炎应注重应用角膜刮片和角膜共聚焦显微镜对致病微生物进行早期诊断。

(2) 药物治疗应足量并持续足够时间:目前对于阿米巴角膜炎治疗缺乏强有力的药物,治疗中需要联合不同药物进行治疗,主要包括0.02%氯己定(洗必泰)和0.2%甲硝唑滴眼液。治疗早期应频繁使用,病情控制后可酌情减少用药次数,但应维持足够长的疗程,至少应在3个月以上,甚至需维持至半年,切不可过早停药。

(3) 局部皮质类固醇激素的使用:在棘阿米巴角膜炎的治疗中是否可以使用激素存在争议。有文献报道在明确诊断之前使用局部皮质类固醇激素会延长病程,加重视力损害的程度。因此,一般在阿米巴角膜炎的治疗早期不建议使用激素。

六、思考题

1. 通过本案例的分析,你对棘阿米巴角膜炎病例分析的过程与规范有何体会?
2. 通过本案例的分析,你对棘阿米巴角膜炎的诊断有了哪些体会?
3. 通过本案例的分析,你对棘阿米巴角膜炎的治疗有了哪些进一步的认识?

七、推荐阅读文献

1. 谢立信，史伟云. 角膜病学[M]. 北京：人民卫生出版社，2007.

2. Robaei D，Carnt N，Minassian DC，et al. The impact of topical corti-costeroid use before diagnosis on the outcome of Acanthamoeba keratitis [J]. Ophthalmology，2014，121(7)：1383 - 1388.

3. Jiang C，Sun X，Wang Z，et al. Acanthamoeba keratitis：clinical characteristics and management [J]. The Ocular Surface，2015，13(2)：164 - 168.

4. Chin J，Young AL，Hui M，et al. Acanthamoeba keratitis：10-year study at a tertiary eye care center in Hong Kong [J]. Cont Lens Anterior Eye，2015，38(2)：99 - 103.

铜绿假单胞菌性角膜炎

一、病历资料

1. 现病史

患者,女性,24 岁,因"左眼红、有异物感、视力下降 2 天"就诊。患者为接触镜佩戴者,发病前曾佩戴过夜,后出现眼红、有异物感、视力下降,眼黑出现白点,并不断扩大,遂来我院就诊。

2. 既往史

全身疾病:否认高血压、糖尿病等。

外伤手术史:否认。

过敏史:否认。

用药史:否认局部及全身用药史。

3. 体格检查

眼科专科检查如表 4 - 1 所示。

表 4 - 1 眼科专科检查

	右眼	左眼
视力	远视力:1.0	远视力:HM/BE
	近视力:J7	近视力:<J7
眼压	12 mmHg	Tn
眼睑	无下垂	无下垂
结膜	无充血	混合充血
角膜	透明	中央不规则形黄白色基质脓疡,表面见脓性分泌物(见图 4 - 1)
前房	(一)	下方少许积脓
虹膜	纹理清晰	纹理清晰
瞳孔	直径 3 mm,对光反射灵敏	直径 3 mm,对光反射灵敏
晶体	透明	窥不清
玻璃体	透明	窥不清

（续表）

	右眼	左眼
视盘	界清色淡红,C/D=0.3	窥不清
黄斑	中央反光凹（＋）	窥不清
周边视网膜	平伏	窥不清

4. 实验室及影像学检查或特殊检查

（1）角膜刮片细菌和真菌涂片：未找到细菌及真菌菌丝。

（2）角膜共聚焦显微镜检查：未见真菌菌丝。

（3）细菌培养、真菌培养：细菌培养铜绿假单胞菌生长,真菌培养无生长。

二、诊治经过

患者左眼红、异物感、视力下降 2 天。接触镜佩戴者,发病前曾佩戴过夜。结合病史和裂隙灯检查,感染性角膜炎诊断成立,遂行角膜病灶刮片细菌真菌涂片检查,以查找病原微生物,但结果均为阴性,角膜共聚焦显微镜检查也未发现真菌菌丝。虽然细菌及真菌培养结果尚需等待,但该患者发病迅猛,角膜病变发展很快,病灶表面有脓性分泌物,考虑细菌感染尤其是铜绿假单胞菌感染可能性大,遂即刻给予局部左氧氟沙星滴眼液、妥布霉素滴眼液频点,全身头孢他啶静脉滴注。3 天后病情显著好转（见图 4-2）,细菌培养证实铜绿假单胞菌生长,左氧氟沙星和妥布霉素均敏感,故继续维持治疗,感染控制。

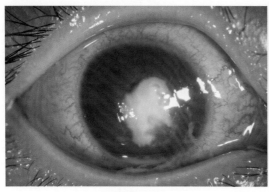

图 4-1　混合充血,角膜基质黄白色脓疡,前房积脓　　图 4-2　混合充血,角膜病灶明显好转,基质灰白色混浊,瞳孔隐约可见,前房积脓消失

三、病例分析

1. 病史特点或术前小结

1）病史询问

注重问诊技巧和病史资料的真实、系统及全面。对于主诉的问诊包括：

（1）左眼红、异物感、视力下降多久了？

（2）此次发病前是否有诱因？

（3）是否有眼部外伤、手术史、隐形眼镜佩戴史？

（4）是否有反复发作史？

（5）发病后曾接受过哪些眼部和全身的检查？

（6）发病后曾接受过哪些药物治疗？疗效怎样？

2）全身情况

体健，否认糖尿病、高血压等全身病，否认药物过敏史。

2. 诊断与诊断依据

（1）左眼红、异物感、视力下降 2 天。

（2）发病前隐形眼镜佩戴过夜。

（3）角膜病变呈现黄白色基质脓疡伴前房积脓。

（4）细菌培养铜绿假单胞菌生长。

基于以上几点分析：左眼铜绿假单胞菌性角膜炎诊断成立。

3. 鉴别诊断

1）症状的鉴别诊断

（1）视力下降：角膜病往往会造成不同程度的视力下降，包括免疫性角膜炎、感染性角膜炎、角膜上皮病变、角膜营养不良、角膜外伤，等等。

（2）眼红：常见于结膜炎、角膜炎、葡萄膜炎、巩膜炎，等等。但感染性角膜炎引起的眼红均伴有角膜病变。

2）铜绿假单胞菌性角膜炎的鉴别诊断

（1）其他细菌性角膜炎：细菌性角膜炎一般起病急，发展快，而铜绿假单胞菌角膜炎发展尤为迅速，而且病变表面有黏性分泌物黏附。不同细菌种类可以通过细菌培养结果，最终鉴别。

（2）真菌性角膜炎：真菌性角膜炎多有外伤史，例如植物外伤史，病程发展相对于细菌性角膜炎要缓慢，角膜病灶刮片、共聚焦显微镜检查可以发现菌丝结构。

（3）单纯疱疹病毒性角膜炎：单纯疱疹病毒性角膜炎多有反复发作史，根据分型的不同均具有典型的角膜病变形态特征，病变发展较慢，刺激症状不显著，对难以鉴别者可行角膜病变刮片细菌培养进行鉴别。

四、处理方案及基本原则

本病治疗以局部药物治疗为主，病情严重者可联合全身抗生素应用。基本原则是在病原微生物检查取材后即给予广谱抗生素滴眼液足量频繁使用，药物治疗无法控制，可行结膜瓣遮盖、板层角膜移植或穿透性角膜移植术。

（1）局部抗生素滴眼液的使用：细菌性角膜炎的治疗在病原学检查结果未出来之前，应迅速给予广谱抗生素滴眼液频繁使用。例如，左氧氟沙星滴眼液、妥布霉素滴眼液。对于症状发展迅速、病变位于角膜中央的患者，正如本病例之患者，尤要高度重视，本病例最初 24 h 使用频率是首小时两种药物每 5 min 交替使用，而后每 30 min 交替使用。由于本病例病变发展迅速，对视力危害极大，所以同时联合全身抗生素的应用。用药 24 h 后应复诊观察药物治疗效果，并注意跟踪细菌培养结果，及时根据药敏情况调整用药。

（2）手术治疗：经过规范的抗生素应用，绝大多数细菌性角膜炎可以控制。若病变不能控制可以采取手术治疗。如，病灶清创联合结膜瓣遮盖、板层角膜移植手术。若溃疡穿孔则需要行穿透性角膜移植术。

五、要点与讨论

铜绿假单胞菌、表皮葡萄球菌、金黄色葡萄球菌以及链球菌是我国常见的细菌性角膜感染致病菌。

其中以铜绿假单胞菌引起的角膜病变发展尤快,可造成角膜基质的溶解穿孔,是严重的致盲性角膜病。这类感染多有外伤史如角膜异物及接触镜佩戴史。对于怀疑铜绿假单胞菌感染的角膜炎应高度重视,迅速予以频繁的足量广谱抗生素滴眼液使用,必要时联合全身抗生素应用。在铜绿假单胞菌性角膜炎的诊治中有几点需注意:

（1）危险因素的预防:佩戴接触镜应避免连续过长时间佩戴,尤其是避免佩戴过夜。角膜异物剔除者应密切随访。存在眼睑倒睫等细菌性眼表感染危险因素的眼部疾病应及时诊治。

（2）及时进行病原学检查:对于怀疑细菌感染的角膜炎、角膜溃疡,应首先行角膜刮片,进行细菌、真菌的涂片以及培养和药敏试验。

（3）迅速予以广谱抗生素治疗,并根据病原学检查调整治疗方案。对于怀疑铜绿假单胞菌性角膜炎的患者,一旦完成病原学检查的取材后即应迅速给予广谱抗生素滴眼液频繁滴眼,必要时全身应用抗生素。若治疗效果不佳则需要根据病原学检查调整用药。

（4）局部皮质类固醇激素的使用:在细菌感染性角膜炎的治疗中,在病原菌不明确时是禁用皮质类固醇激素的,若病原菌明确并经敏感抗生素治疗后,病情稳定,为减轻角膜炎症减少局部瘢痕形成,可以在使用敏感抗生素的同时谨慎使用皮质类固醇激素。

六、思考题

1. 通过本案例的分析,你对铜绿假单胞菌性角膜炎病例分析的过程与规范有何体会?
2. 通过本案例的分析,你对铜绿假单胞菌性角膜炎的诊断有了哪些体会?
3. 通过本案例的分析,你对铜绿假单胞菌性角膜炎的治疗有了哪些进一步的认识?

七、推荐阅读文献

1. 谢立信,史伟云. 角膜病学[M]. 北京:人民卫生出版社,2007.

2. Hanet MS1, Jamart J, Chaves AP. Fluoroquinolones or fortified antibiotics for treating bacterial keratitis:systematic review and meta-analysis of comparative studies [J]. Can J Ophthalmol, 2012, Dec; 47(6):493-499.

3. Sand D1, She R2, Shulman IA3, et al. Microbial keratitis in los angeles:the doheny eye institute and the los angeles county hospital experience [J]. Ophthalmology, 2015, May; 122(5):918-924.

药物毒性角膜炎

一、病历资料

1. 现病史

患者,女,69岁,因"双眼异物感8月余"就诊。8个月前患者在当地医院就诊,诊断为"双眼真菌性角膜炎",开始频点那他霉素,逐渐出现双眼异物感,伴眼红、畏光,无分泌物增多,无虹视,无眼胀等,且未曾停用那他霉素,遂来我院就诊。

2. 既往史

眼部:否认眼部疾病史。

全身疾病:否认高血压、糖尿病等。

外伤手术史:否认。

过敏史:否认。

3. 体格检查

眼科专科检查如表5-1所示。

表5-1 眼科专科检查

	右眼	左眼
视力	远视力:0.1	远视力:0.25
	近视力:J1	近视力:J1
眼压	11 mmHg	14 mmHg
眼睑	无下垂	无下垂
结膜	充血(+),水肿(见图5-1)	充血(+),水肿(见图5-2)
角膜	上皮糜烂,弥漫性浅基质浸润(见图5-1)	上皮糜烂,弥漫性浅基质浸润(见图5-2)
前房	Flare(−) cell(−)	Flare(−) cell(−)
虹膜	平伏	平伏
瞳孔	直径3 mm,对光反射灵敏,RAPD(−)	直径3 mm,对光反射灵敏,RAPD(−)
晶体	轻度混浊	轻度混浊

（续表）

	右眼	左眼
玻璃体	透明	透明
视盘	界清色淡红,C/D＝0.3	界清色淡红,C/D＝0.3
黄斑	中央反光凹（＋）	中央反光凹（＋）
周边视网膜	平伏	平伏

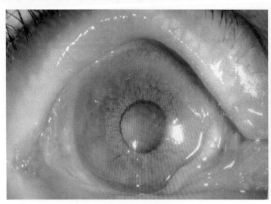

图5-1　右眼　　　　　　　　　　图5-2　左眼

4. 实验室及影像学检查或特殊检查

荧光素染色:如图5-3、图5-4所示。

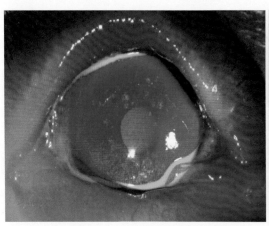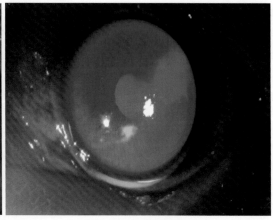

图5-3　右眼荧光素染色　　　　　　图5-4　左眼荧光素染色

泪液分泌实验:右眼 12 mm/5 min,左眼 10 mm/5 min

二、诊治经过

患者"双眼异物感8月余"。8个月前患者在当地医院就诊,诊断为:"双眼真菌性角膜炎",开始频点那他霉素,逐渐出现双眼异物感,伴眼红、畏光,无分泌物增多,无虹视,无眼胀等,且未曾停用那他霉素,遂来我院就诊。给予停那他霉素及对症治疗:玻璃酸钠眼液(无防腐剂)ou q2h;0.1％氟米龙滴眼液(氟美瞳眼液)ou tid;小牛血清蛋白凝胶 ou tid。经上述治疗2周后,患者自觉明显好转,来我院门诊复诊,治疗后的两眼情况如表5-2所示。

表 5-2 治疗后的两眼情况

	右眼	左眼
视力	远视力:0.5	远视力:0.6
	近视力:J1	近视力:J1
眼压	13 mmHg	16 mmHg
眼睑	无下垂	无下垂
结膜	无充血(见图 5-5)	无充血(见图 5-6)
角膜	少量上皮缺损(见图 5-7)	少量上皮缺损(见图 5-8)
前房	Flare(一) cell(一)	Flare(一) cell(一)
虹膜	平伏	平伏
瞳孔	直径 3 mm,对光反射灵敏,RAPD(一)	直径 3 mm,对光反射灵敏,RAPD(一)
晶体	轻度混浊	轻度混浊
玻璃体	透明	透明
视盘	界清色淡红,C/D=0.3	界清色淡红,C/D=0.3
黄斑	中央反光凹(+)	中央反光凹(+)
周边视网膜	平伏	平伏

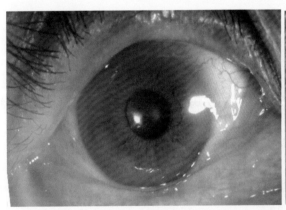

图 5-5 右眼治疗后

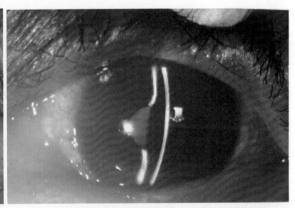

图 5-6 左眼治疗后

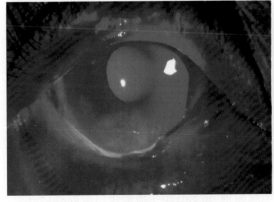

图 5-7 右眼治疗后荧光染色

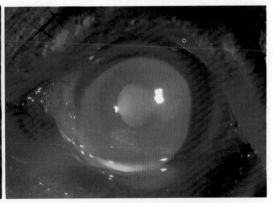

图 5-8 左眼治疗后荧光染色

三、病例分析

1. 病史特点或术前小结

1) 病史询问

注重问诊技巧和病史资料的真实、系统及全面。对于主诉的问诊包括：

（1）最初发病出现什么症状？

（2）就诊次数？

（3）每次就诊的诊断？

（4）每次就诊的用药有哪些？具体用药频次？

（5）每次就诊进行过哪些辅助检查？

（6）缓解因素：有什么情况可以使症状缓解？

2) 全身情况

（1）否认高血压、糖尿病等。

（2）否认手术外伤史、药敏史。

2. 诊断与诊断依据

（1）双眼异物感 8 月余。

（2）8 个月前外院曾诊断"双眼真菌性角膜炎"，经那他霉素频滴（次数不详），且持续 8 个月；

（3）经停那他霉素，并给予玻璃酸钠眼液（无防腐剂）、0.1％氟美瞳眼液、小牛血清蛋白凝胶治疗后，角膜基质浸润及上皮损伤有明显好转。

（4）辅助检查：荧光素染色明确角膜上皮修复明显改善。

基于以上几点分析："双眼药物毒性角膜炎"诊断成立。

3. 鉴别诊断

1) 症状的鉴别诊断

（1）异物感：常见于干眼症、睑缘炎、结膜炎、眼表异物、角膜疾病、隐形眼镜相关疾病、角结膜挫伤，等等。

（2）眼红：常见于角膜疾病、结膜炎、睑缘炎、葡萄膜炎、巩膜炎、青光眼，等等。

2) 双眼药物毒性角膜炎的鉴别诊断

（1）病毒性角膜炎：患者往往有反复发作病史，常有感冒、熬夜、疲劳等前驱病史，角膜上皮较少出现糜烂的体征。

（2）干眼症：以眼部干涩、不适症状为主，可伴有结膜充血，以泪膜破裂时间和泪液分泌测试为主要检测方法确诊。

（3）睑缘炎：睑缘充血、肿胀，挤压睑板腺未见/可见牙膏状分泌物溢出，睫毛根部见油性分泌物附着，若继发睑缘炎相关角结膜病变，则出现结膜充血，角膜浸润，有助于确诊。

四、处理方案及基本原则

本病治疗的基本原则是消除病因、拮抗炎症、促进修复。

（1）立即停用所有原来眼部用药。

（2）玻璃酸钠眼液（无防腐剂）ou q2h；0.1％氟美瞳眼液 ou tid；小牛血清蛋白凝胶 ou tid。

五、要点与讨论

1. 药物性角膜炎的病因

日常应用的各种商品滴眼液中的药物成分或防腐剂在不当滴眼的情况下对角膜和结膜上皮细胞的毒性反应。临床常见的有抗生素滴眼液、非类固醇滴眼液、免疫抑制剂滴眼液、含防腐剂的人工泪液、抗病毒类滴眼液等。

2. 药物性角膜炎的临床表现

患者眼部有干燥感和畏光不适，症状加重后可有烧灼感或磨痛，视物欠清或视力下降。可见结膜充血、角膜上皮点状缺损、荧光素染色阳性、重者大片上皮缺失、泪液分泌量减少等体征。最关键是患者有长期、频繁滴用（多种）滴眼液的病史。

3. 药物性角膜炎的治疗

立即停用现用的滴眼液，或适量保留必要的药物。制备自体血清或小牛血清眼部制剂，可适量加用低浓度的糖皮质激素，适当补充不含防腐剂的人工泪液。若疗效欠佳，可予以绷带接触镜，保护角膜上皮。

六、思考题

1. 通过本案例的分析，你对药物毒性角膜炎病例分析的过程与规范有何体会？
2. 通过本案例的分析，你认为详细追问病史在眼科疾病的诊疗方面有何帮助？
3. 通过本案例的分析，你对药物毒性角膜炎的诊断和治疗方法有什么认识？

七、推荐阅读文献

1. 刘祖国. 眼表疾病学［M］. 北京：人民卫生出版社，2003：547 - 553.
2. 谢立信. 角膜病图谱［M］. 北京：人民卫生出版社，2011：290 - 294.
3. Wilson FM Ⅱ. Toxic and allergic reaction to topical ophthalmic medications. In Grayson's Diseases of the Cornea ［M］. 3rd ed. Chap. 10. Arffa RC：St. Louis：Mosby Year Book，1991，632 - 648.

案例 6

单纯疱疹病毒性角膜炎(内皮型)

一、病历资料

1. 现病史

患者,男性,68岁,因"左眼视力下降2月余"就诊。2月前在无明显诱因下出现左眼视力下降,伴眼红、异物感等不适,无脓性分泌物。曾于当地医院就诊,诊为"虹膜炎、继发性青光眼,"予以局部皮质类固醇激素、降眼压药物治疗,病情曾好转,但不久病情反复并进一步加重,遂来我院就诊。

2. 既往史

眼部:曾有类似病史2次,后缓解,具体治疗不详。

全身疾病:否认高血压、糖尿病等。

外伤手术史:否认。

过敏史:否认。

3. 体格检查

眼科专科检查如表6-1所示。

表6-1 专科检查

	右眼	左眼
视力	远视力:FC/BE	远视力:0.8
	近视力:<J7	近视力:J7
眼压	16 mmHg	15 mmHg
眼睑	无下垂	无下垂
结膜	睫状充血	无充血
角膜	灰白色混浊水肿,后弹力层皱褶(见图6-1)	透明
前房	Flare(+) cell(+)	Flare(-) cell(-)
虹膜	平伏	平伏
瞳孔	直径3 mm,对光反射灵敏,	直径3 mm,对光反射灵敏
晶体	窥不清	密度增高

	右眼		左眼
玻璃体	窥不清		无明显混浊
视盘	窥不清		界清色淡红，C/D＝0.3
黄斑	窥不清		中央反光凹（＋）
周边视网膜	窥不清		平伏

4. 实验室及影像学检查或特殊检查

（1）右眼眼部 B 超检查：玻璃体后脱离。

（2）角膜共聚焦显微镜检查：未见明显真菌菌丝和阿米巴包囊。

二、诊治经过

患者左眼视力下降，伴眼红异物感 2 月，在当地医院曾诊为"虹膜炎、继发性青光眼，"予以局部激素和降眼压治疗，病情有好转，但不久病情反复并加重。结合眼科专科检查、辅助检查及既往曾有两次相似病史等资料，初步诊断为"左眼单纯疱疹病毒性角膜炎（内皮型）"，给予局部及全身抗病毒治疗和局部皮质类固醇治疗：①醋酸泼尼松龙滴眼液（百力特滴眼液）os qid，更昔洛韦凝胶 os tid；②口服阿昔洛韦片 400 mg 每天 5 次；③2 周复查。治疗 2 周后患者病情明显好转（见图 6 - 2）。

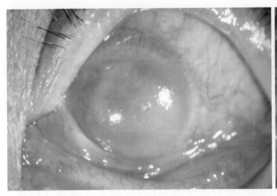 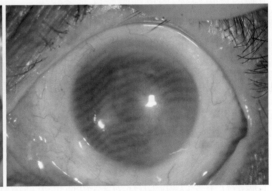

图 6 - 1 睫状充血，角膜灰白色混浊水肿，上皮局部水泡，后弹力层皱褶

图 6 - 2 治疗 2 周后，眼前段照相显示无明显充血，角膜水肿消退，基质残留云翳

三、病例分析

1. 病史特点或术前小结

1）病史询问

注重问诊技巧和病史资料的真实、系统及全面。对于主诉的问诊包括：

（1）左眼视力下降多久了？

（2）既往是否有类似发作史？

（3）此次以及既往每次发病前是否有诱因？

（4）是否有眼部外伤、手术史？

（5）发病后曾接受过哪些眼部和全身的检查？

（6）发病后曾接受过哪些药物治疗？疗效怎样？

2）全身情况

体健，否认糖尿病、高血压等全身病，否认药物过敏史。

2. 诊断与诊断依据

（1）左眼视力下降、眼红 2 月。

（2）曾局部使用皮质类固醇激素好转，提示局部角膜病变可能与免疫相关。

（3）角膜灰白色混浊水肿增厚、后弹力层皱褶，上皮局部有水泡并伴轻微前房葡萄膜反应。提示角膜内皮炎症可能。

（4）既往曾有类似病史 2 次。单纯疱疹病毒性角膜炎有反复发作的特征。

基于以上几点分析：初步诊断为：单纯疱疹病毒性角膜炎内皮型。

3. 鉴别诊断

1）症状的鉴别诊断

（1）视力下降：角膜病往往会造成不同程度的视力下降，包括免疫性角膜炎、感染性角膜炎、角膜上皮病变、角膜营养不良、角膜外伤，等等。

（2）眼红：常见于结膜炎、角膜炎、葡萄膜炎、巩膜炎，等等。

2）单纯疱疹病毒性角膜炎内皮型的鉴别诊断

（1）大泡性角膜病变：绝对期青光眼、晚期虹膜睫状体炎、外伤或眼内手术等导致的角膜内皮功能失代偿。病程较长，早期有晨起视力模糊，随起床后时间延长视觉逐渐清晰的情况，病程发展严重时出现持续性的视力下降、畏光、眼痛和异物感。眼科检查显示轻度结膜充血，角膜上皮水泡，基质水肿增厚。角膜内皮镜检查，内皮细胞密度显著减少。

（2）虹膜炎：单孢病毒性角膜炎内皮型常伴有前房的炎症反应，被误诊为虹膜炎。但虹膜炎不伴有角膜的病变，是鉴别的要点。

（3）继发性青光眼：单纯疱疹病毒性角膜炎内皮型可引起小梁网的炎症，部分患者会出现眼压升高，可予以降眼压治疗，一般经抗炎抗病毒治疗眼压可恢复正常。

四、处理方案及基本原则

本病治疗主要以药物治疗为主，包括抗病毒治疗和皮质类固醇激素治疗，病变反复发作内皮功能失代偿或引起角膜白斑可行角膜移植术提高视力。

（1）抗病毒药物治疗：可使用局部抗病毒药物，如阿昔洛韦滴眼液、更昔洛韦滴眼液或凝胶。对于病情严重和反复发作的患者可口服抗病毒药物，如阿昔洛韦、伐昔洛韦或更昔洛韦。目前，阿昔洛韦片应用较多，治疗剂量为 400 mg 口服每天 5 次，维持剂量为 400 mg 每天 2 次。长期口服维持量阿昔洛韦可减少复发。

（2）糖皮质类固醇激素治疗：大部分患者局部用糖皮质激素滴眼液即可，如妥布霉素地塞米松滴眼液、醋酸泼尼松龙滴眼液。

（3）降眼压药物治疗：少数患者会伴有眼压升高，可予以局部降眼压药物治疗。

（4）角膜移植手术：内皮功能失代偿，角膜基质无明显混浊的患者可行角膜内皮移植术，明显的角膜基质混浊或形成白斑者可行穿透性角膜移植手术改善视力。

五、要点与讨论

单纯疱疹病毒（herpes simplex virus，HSV）为双链 DNA 病毒，人类是 HSV 的唯一宿主，60 岁以上人群 100% 可在三叉神经节中检测到 HSV。因此,HSV 感染是重要的健康问题。HSV 分为 I 型单纯疱疹病毒(HSV-I)和 II 型单纯疱疹病毒(HSV-II)。前者主要引起腰以上部位(口面部)感染,后者主要引起腰以下部位(生殖器)感染。单纯疱疹病毒性角膜炎是由 HSV-I 感染引起的最常见病毒性角膜炎类型。HSK 一般为单侧,但约 10% 患者可双侧同时或先后发病。HSK 因病毒感染角膜的不同层次可分为上皮型、基质型和内皮型,各型表现出不同的角膜病变形态特征。上皮型的角膜损害主要是由于 HSV 复制引起,而内皮型和基质型的病理损伤还包括机体对病毒抗原的免疫反应,不同的病理损害机制决定了不同类型 HSK 在治疗上具有不同的原则。上皮型主要以局部抗病毒治疗为主,而基质型和内皮型则需要同时联合糖皮质类固醇激素进行治疗。反复发作是 HSK 的重要特点,原发感染后 HSV 便可寄生于角膜或三叉神经节内并长期潜伏,在某些情况下如发热、感冒、月经期、戴接触镜、角膜外伤等因素作用下可发病,但也有的患者无明显诱因。反复发作的特征是临床诊断 HSK 的重要依据,HSK 的反复发作可造成严重的角膜混浊,因而该病也是主要的致盲性角膜病之一。

1. 单纯疱疹病毒性角膜炎的分型

(1) 上皮型 HSK(树枝状、地图状):该型患者发病时会有不同程度的眼部异物感、畏光、流泪、眼红和视力下降等症状。角膜病变初起为上皮小水泡,破裂成浅层点状病灶,可融合成典型的末端膨大的树枝状病灶,进一步发展可成为地图状。用荧光素染色,其外形清楚可见。末端膨大的树枝状病灶是 HSK 上皮型的重要诊断依据。

(2) 基质型 HSK:该型患者发病时可表现为眼红、视力下降,而畏光流泪等眼部刺激症状则较轻。基质型 HSK 可由上皮型病变向深部发展而来,也可无上皮病变直接发生。可分为坏死型和非坏死型。其中坏死型发展较快,病情较重,易被误诊为细菌性、真菌性等其他感染性角膜炎。该型反复发作,造成明显的角膜混浊和新生血管。病变晚期角膜基质变薄甚至可穿孔。该型患者就诊时裂隙灯检查往往发现在此次发病的混浊水肿病灶周围存在着陈旧的角膜斑翳,提示既往的发病史,这也为确诊提供了依据。

(3) 内皮型 HSK:该型患者临床症状与基质型 HSK 类似,多表现为眼红、视力下降,眼部刺激症状则多不明显,甚至有患者发病初期仅表现为视力下降而无明显眼红。内皮型 HSK 有明显的角膜水肿增厚,后弹力层皱褶,可见到角膜后沉着物(KP)和前房闪辉,有的患者还会伴有眼压升高。根据角膜病变形态不同,内皮型 HSK 可分为线状(linear)、盘状(disciform)和弥漫型(diffuse)3 种类型,其中盘状病变较常见,呈边界清楚的基质圆盘状混浊水肿,常伴有羊脂状 KP。本病例则为弥漫型患者。HSK 内皮型要与虹膜睫状体炎及青光眼鉴别。

2. 单纯疱疹病毒性角膜炎的病原学诊断

单纯疱疹病毒性角膜炎的诊断主要依靠反复发作的病史和典型的眼部病变特征来进行诊断。对于难以确诊的 HSK 病例可辅助病原学诊断,可获取角膜病变部位的组织或泪液进行病毒培养、针对病毒抗原的免疫组化检测或聚合酶联反应(PCR)。病毒培养特异性最高,但是培养阳性率低,临床应用受限。PCR 和免疫组化对难以临床确诊的患者很有意义,在临床逐步得到推广。

3. 单纯疱疹病毒性角膜炎的预后

单纯疱疹病毒性角膜炎的反复发作往往造成不可逆的角膜混浊,从而严重影响患者视力,其中尤以基质型造成的视力损害最为严重。在治疗中应教育患者每次发病应及早就诊,及早治疗,尽可能减少角膜瘢痕的形成。目前尚无研究证实哪些因素与 HSK 的复发相关,因此 HSK 的预防存在困难。但在对个体患者的诊疗中发现,某些患者的复发往往有特定的诱因,因此可以通过询问病史,了解可能诱因,并嘱患者进行预防。此外,有研究报道长期口服阿昔洛韦可能会减少 HSK 的复发,但对于阿昔洛韦维持量究竟要服用多久并没有确切指导,一般无药物相关并发症则可坚持口服。

六、思考题

1. 通过本案例的分析,你对单纯疱疹病毒性角膜炎病例分析的过程与规范有何体会?
2. 通过本案例的分析,你对单纯疱疹病毒性角膜炎的治疗和预防有何提高?

七、推荐阅读文献

1. 谢立信,史伟云. 角膜病学[M]. 北京:人民卫生出版社,2007.

2. Rowe AM, St Leger AJ, Jeon S, et al. Herpes keratitis [J]. Prog Retin Eye Res, 2013, Jan; 32:88 - 101.

案例 7

神经麻痹性角膜炎

一、病历资料

1. 现病史

患者,男性,58岁,因"左眼红痛、视力下降4月"就诊。5月前患者左侧头面部带状疱疹,经全身口服抗病毒药物后皮肤损害消退。其后出现眼红、眼痛、视力下降。曾于当地医院就诊,诊断为角膜炎,予更昔洛韦滴眼液、左氧氟沙星(可乐必妥)滴眼液频点,但病情未见好转,视力进一步下降,为求进一步诊治来我院门诊。

2. 既往史

全身疾病:否认高血压、糖尿病等。

外伤手术史:无。

过敏史:否认。

用药史:眼部用药见现病史,曾口服伐昔洛韦。

3. 体格检查

眼科专科检查如表7-1所示。

表7-1 眼科专科检查

	右眼	左眼
视力	远视力:0.8	远视力:HM/BE
	近视力:J7	近视力:J7
眼压	14 mmHg	15 mmHg
眼睑	无下垂	无下垂
结膜	无充血	混合充血
角膜	透明	5 mm×6 mm上皮缺损,缺损边缘上皮异常增生、混浊、突起。基质灰白色浸润、轻水肿,后弹力层皱褶(见图7-1)
前房	(一)	细节窥不清
虹膜	纹理清晰	周边纹理尚清晰

（续表）

	右眼	左眼
瞳孔	直径 3 mm,对光反射灵敏,	直径 3 mm,局限后粘
晶体	核密度增高	窥不清
玻璃体	透明	窥不清
视盘	界清色淡红,C/D＝0.3	窥不清
黄斑	中央反光凹(＋)	窥不清
周边视网膜	平伏	窥不清

4. 实验室及影像学检查或特殊检查

（1）角膜刮片:未找到细菌、真菌菌丝及棘阿米巴包囊。

（2）角膜共聚焦显微镜检查:未见真菌菌丝及棘阿米巴包囊。

（3）细菌培养、真菌培养(一)。

（4）患侧角膜知觉较对侧显著降低。

二、诊治经过

患者左眼红痛视力下降4月,有同侧头面部带状疱疹病史。经抗生素滴眼液、抗病毒滴眼液频繁点眼,疗效不佳。患侧角膜知觉明显减退,角膜病变形态呈现上皮缺损区边缘上皮过度增生,伴基质灰白色浸润。病原学检查细菌、真菌阿米巴均为阴性。故诊断为"神经麻痹性角膜炎"。予以羊膜覆盖联合睑裂缝合(颞侧)术,术后患者病情逐步好转(见图7-2)。

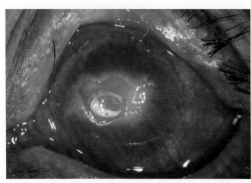 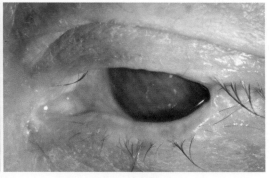

图7-1 混合充血,角膜中央上皮大片缺损,缺损边缘上皮增生,基质灰白色混浊,表面白色钙质样物质沉积,瞳孔隐见,局部虹膜后粘连

图7-2 术后1月,颞侧睑裂缝合,无明显充血,角膜上皮愈合,基质残留薄翳,瞳孔不圆,局限后粘连,晶体混浊

三、病例分析

1. 病史特点或术前小结

1）病史询问

注重问诊技巧和病史资料的真实、系统及全面。对于主诉的问诊包括:

（1）此次发病前是否有诱因?

（2）左眼红痛视力下降多久了?疼痛程度如何?是头面部皮肤痛,还是眼睛痛?

（3）既往是否有类似发作史？

（4）是否有眼部外伤、手术史？

（5）发病后曾接受过哪些眼部和全身的检查？

（6）发病后曾接受过哪些药物治疗？疗效怎样？

2）全身情况

体健，否认糖尿病、高血压等全身病，否认药物过敏史。

2. 诊断与诊断依据

（1）左侧头面部带状疱疹 5 月。

（2）左眼红痛视力下降 4 月。

（3）患侧角膜知觉减退。角膜病变上皮缺损区边缘上皮过度增生并隆起。

（4）经局部抗生素、抗病毒药物治疗无效。

（5）角膜刮片、角膜共聚焦显微镜检查未发现病原微生物。

基于以上几点分析：神经麻痹性角膜炎诊断成立。

3. 鉴别诊断

1）症状的鉴别诊断

（1）眼痛：各种原因导致的角膜片状剥脱。例如，外伤、大泡性角膜病变、角膜异物、各种感染性角膜炎均会造成眼痛。该患者虽主诉眼痛，但是眼部刺激症状不明显，与眼痛主诉不符。实际其眼痛是头面部皮肤带状疱疹病愈后遗的神经痛。

（2）眼红：常见于结膜炎、角膜炎、葡萄膜炎、巩膜炎，等等。

2）神经麻痹性角膜炎的鉴别诊断

（1）单纯疱疹病毒性角膜炎：单纯疱疹病毒性角膜炎也是引起神经麻痹性角膜炎的主要原因之一。当经常规治疗单纯疱疹病毒性角膜炎炎症消退，但角膜上皮或溃疡仍不愈合时应考虑神经麻痹性角膜炎可能。

（2）细菌性角膜炎：细菌性角膜炎一般起病急，发展快，角膜刮片细菌涂片和培养可明确诊断，对抗生素治疗反应好。

（3）真菌性角膜炎：真菌性角膜炎多有外伤史。例如，植物外伤史，病程发展相对于细菌性角膜炎要缓慢，角膜病灶刮片、共聚焦显微镜检查可以发现菌丝结构。

四、处理方案及基本原则

本病治疗包括病因治疗、局部药物治疗和手术治疗。首先找到造成神经麻痹的病因进行相应治疗，但往往各种原因造成的三叉神经麻痹不可恢复。治疗中最主要的是停止使用对角膜上皮有毒性的药物，并根据疾病的不同阶段来选择局部治疗方法。若仅角膜上皮缺损但不伴有明显的角膜基质病变，可以使用无防腐剂的人工泪液联合预防性局部抗生素，对同时存在的炎症可以谨慎使用糖皮质激素滴眼液或局部环孢素滴眼液。当上述治疗无效，病变进一步发展时，可行羊膜覆盖、睑裂缝合等手术治疗。

五、要点与讨论

神经麻痹性角膜炎是指由支配角膜的三叉神经眼支受到损害，所引起的角膜营养障碍和炎症性改变。致病原因包括：疱疹性角膜炎、多次角膜手术、局部麻醉药物、化学伤、神经手术、糖尿病、放射治疗等。其中疱疹性角膜炎主要为单纯疱疹病毒性角膜炎和带状疱疹病毒性角膜炎。当各种因素造成角膜感觉神经破坏时,可引起神经介质(NGF,SP,IGF-1等)表达水平改变,角膜上皮增殖活力下降,进而发生持续性或反复的角膜上皮剥脱,严重者发展成角膜溃疡甚至造成溶解穿孔。神经麻痹性角膜炎病程发展可分为3个阶段,早期病变表现为上皮的点状剥脱或局限的异常增生,进一步可发展为角膜上皮的片状缺损,缺损边缘的上皮增厚卷曲,病变继续发展可出现角膜溃疡、基质溶解甚至穿孔。在神经麻痹性角膜炎的诊治中应注意以下几点:

(1) 详问病史、早期诊断。神经麻痹性角膜炎并不是常见的角膜炎,但是在角膜炎及角膜上皮病变的诊治时应对患者的病史进行详细的询问,若存在三叉神经损伤的疾病或手术史时应考虑到该病,以便及早治疗,减轻对视力的损害。因为该病在临床上的确诊往往都在出现显著的角膜基质损伤之后,治愈后也可能会在角膜上产生永久性混浊。

(2) 避免使用过多的局部药物。神经麻痹性角膜炎往往被误诊为感染性角膜炎,多种抗感染抗炎局部药物频繁使用,药物毒性造成病变进一步发展。一旦排除感染性角膜炎,确诊神经麻痹性角膜炎时应予以停止使用,并改用无防腐剂的人工泪液。若炎症明显且角膜基质无明显溶解倾向,可谨慎使用局部糖皮质类固醇激素,抑或选择局部环孢霉素滴眼液。

(3) 睑裂缝合手术的应用。睑裂缝合手术是治疗神经麻痹性角膜炎的好方法。尤其对发生角膜溃疡、基质有溶解倾向的患者,药物治疗无效应及早选择该手术。

(4) 患者教育。当神经麻痹性角膜炎治愈后,应向患者告知由于其神经麻痹的因素仍存在,因此角膜病变可能再次出现。应在日常生活中注意眼部保护,避免角膜上皮损伤,有眼部不适应及时就诊、及时治疗,避免视力进一步的损害。

六、思考题

1. 通过本案例的分析,你对神经麻痹性角膜炎病例分析的过程与规范有何体会?
2. 通过本案例的分析,你对神经麻痹性角膜炎的诊断有了哪些体会?
3. 通过本案例的分析,你对神经麻痹性角膜炎的治疗有了哪些进一步的认识?

七、推荐阅读文献

1. A Lambiase, P Rama, L Aloe, S Bonini. Current Opinion in Ophthalmology [M]. 1999, 10(4):270-276.

2. S Bonini, P Rama, D Olzi, et al [J]. Eye, 2003, 17(4):989-995.

深板层角膜移植术
后层间念珠菌感染

一、病历资料

1. 现病史

患者,男性,31岁,因"左眼视物模糊2天"就诊。6天前因左眼圆锥角膜行左眼深板层角膜移植术,手术顺利,术后使用妥布霉素/地塞米松(典必舒)滴眼水 qid 点眼。术前裸眼视力为0.1,矫正无助;术后第1天裸眼视力为0.2。

2. 既往史

家族史:否认。

用药史:眼部用药见现病史,否认全身用药。

外伤手术史:右眼因圆锥角膜7年前在外院行右眼穿透性角膜移植术。

过敏史:否认。

3. 体格检查

眼科专科检查如表8-1所示。

表8-1 专科检查

	右眼	左眼
视力	裸眼视力:0.1	裸眼视力:0.02
	矫正视力:0.8	矫正视力:矫正无助
眼压	16 mmHg	18 mmHg
眼睑	无下垂	无下垂
结膜	无充血	轻度充血(见图8-1)
角膜	植片透明	植片后方见乳白色条索样或颗粒样混浊(见图8-1)
前房	深度正常	深度正常
虹膜	平伏	平伏
瞳孔	直径3 mm,对光反射灵敏	直径3 mm,对光反射灵敏

(续表)

	右眼	左眼
晶体	透明	透明
玻璃体	透明	透明
视盘	界清色淡红,C/D=0.3	界清色淡红,C/D=0.3
黄斑	中央反光凹(＋)	中央反光凹(＋)
周边视网膜	平伏	平伏

4. 实验室及影像学检查或特殊检查

(1) 眼前节光学相干断层成像(OCT)检查:植片与患者植床(后弹力层)之间见散在高亮致密病灶(见图8-2)。

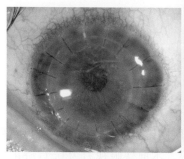

图8-1 结膜轻度充血,角膜植片后方见乳白色条索样或颗粒样混浊　图8-2 眼前节OCT提示病灶位于角膜植片与患者植床(后弹力层)之间

(2) 角膜激光共聚焦显微镜检查:植片与患者植床(后弹力层)之间见中高反光的团块状病灶(见图8-3),无明确细胞结构,可融合成片如云雾样(见图8-4)。

(3) 角膜保存液细菌培养、真菌培养:阴性。

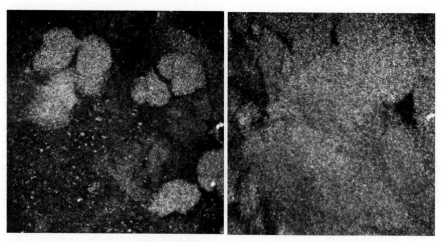

图8-3 植片与植床(后弹力层)之间见中高反光的团块状病灶,无明确细胞结构　图8-4 病灶融合成片如云雾样

二、诊治经过

经过分析病史和影像学资料,初步判断为低毒力性细菌感染。给予左氧氟沙星(可乐必妥)qid 点眼,观察 1 天无明显改善。遂于术后第 7 天行"植片更换＋层间冲洗术",原植片取下后一半进行细菌和真菌培养,另一半进行病理学检查。层间棉拭取样进行细菌和真菌涂片,并使用抗生素溶液和氟康唑溶液进行层间冲洗。之后给患者更换甘油保存植片重新缝合。术后使用左氧氟沙星滴眼液 q2h,氟康唑滴眼液 q2h,氟米龙(氟美童)滴眼液 tid。术后层间病变无任何好转或改善(见图 8-5)。

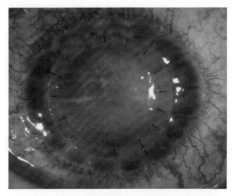

图 8-5　植片更换术后,角膜植片与植床层间的病变与术前相比无明显改善

层间棉拭涂片结果:细菌和真菌均为阴性。病理学检查结果:在取下的植片的后表面(即植片植床层间)见酵母菌样病原体附着(见图 8-6)。植片培养结果:念珠菌属阳性(见图 8-7),经质谱分析鉴定为光滑假丝酵母菌。

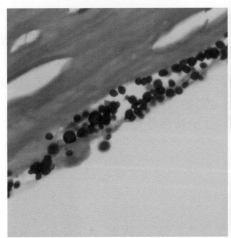

图 8-6　PAS 染色见植片后表面大量含有糖原的酵母菌样病原体附着(PAS阳性)

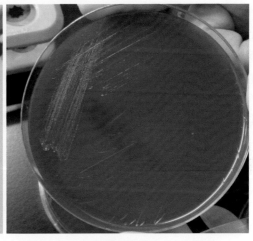

图 8-7　病原培养结果为念珠菌属

因此该患者的最终诊断为"深板层角膜移植术后念珠菌感染所致的层间角膜炎",给予两性霉素滴眼液 q2h,氟康唑滴眼液 q2h,左氧氟沙星滴眼液 q2h,他克莫司滴眼液 tid。治疗 4 天后病变仍无法控制,最后患者接受穿透性角膜移植术。术后根据病原培养和药敏结果,给予两性霉素滴眼液 q2h,伏立康唑滴眼液 q2h,他克莫司滴眼液 tid。术后随访 6 个月,感染未复发。

三、病例分析

1. 诊断与诊断依据

(1) 深板层角膜移植术后早期发生的视力下降。

(2) 病变位于植片与植床(患者后弹力层)层间。

(3) 共聚焦显微镜在层间未见到有类上皮细胞样结构,可以排除上皮植入。

（4）病原学检查结果。

2. 鉴别诊断

1）症状的鉴别诊断

角膜移植术后的视力下降：术后早期视力下降可见于感染或感染复发、急性内皮细胞功能衰竭、术后急性眼压升高、上皮层间植入；术后晚期视力下降可见于免疫排斥反应、慢性植片失功能、原有疾病复发、继发性白内障、继发性青光眼等。

2）角膜移植术后感染的鉴别诊断

（1）细菌感染：大多发生在术后 2 年之内。除术中污染、植片本身携带条件致病菌外，角膜移植术后长期使用糖皮质激素类药物是导致植片继发细菌感染的主要原因。另外，老年患者较为多见。常见致病原包括凝固酶阴性葡萄球菌、莫拉氏菌、肺炎球菌、金黄色葡萄球菌、绿脓假单胞菌等。

（2）真菌感染：发生率低于细菌感染，多见于 70 岁以上老年供体，特别死亡原因为肿瘤或其他与免疫缺陷有关的疾病。绝大多数感染均由念珠菌属病原所致，如白色念珠菌、光滑假丝酵母菌、热带假丝酵母菌等。大多为迟发性感染（术后数周至数月），也有少数为早发性感染，如本病例中的患者。

四、处理方案及基本原则

本病治疗的基本原则是控制感染，消除病因，保护植片。

（1）抗感染治疗：在病原学检查结果和药敏试验结果未明确之前，先根据经验性用药，使用耐药率较低的药物进行治疗。待培养和药敏结果明确之后，再调整用药。

（2）抗排斥治疗：真菌感染时禁用糖皮质激素，因此需要使用免疫抑制剂如环孢素、他克莫司等进行抗排斥治疗，尽可能保护植片的功能。使用时需要注意药物的不良反应。

（3）其他治疗：可适当使用无防腐剂人工泪液等，减少频繁使用抗感染药物对眼表组织的毒性反应。

五、要点与讨论

（1）角膜移植术后念珠菌感染的绝大多数患者的免疫功能低下，例如：长期使用免疫抑制剂、长期住院、接受侵入性治疗如深静脉插管、感染免疫缺陷病毒等。

（2）角膜移植手术中仅将保存液送病原学检查还远远不够，将剩余的角膜缘组织送病原学检查才是及早发现术后植片感染高危人群的有效方法。据国外大样本量研究报道，角膜移植术后角膜缘病原学检查阳性率为 $10\% \sim 13\%$，其中 90% 以上携带细菌，不到 10% 携带真菌。根据培养的结果，对于接受细菌或真菌培养阳性供体组织的受体，及早进行相应的抗感染治疗，能有效降低发生植片感染乃至感染性眼内炎的风险。

（3）激光共聚焦显微镜是诊断真菌性角膜感染的主要工具。但是与其他临床上常见的真菌如曲真菌、镰刀菌相比，光滑假丝酵母菌不形成菌丝，而是呈集落样生长（见图 8-8），因此，在共聚焦显微镜下形成无细胞结构的团块状或云雾样结构，比较有特征性，有助于对角膜移植术后

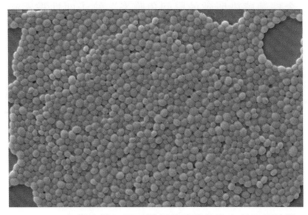

图 8-8　扫描电镜下见光滑假丝酵母菌的生长呈集落样

感染进行早期诊断和鉴别诊断。

六、思考题

1. 通过本案例的分析,你对深板层角膜移植术后感染的分析和规范有何体会?

2. 通过本案例的分析,你对角膜移植术后念珠菌感染的诊断和鉴别诊断有什么认识?

七、推荐阅读文献

1. Fontana L, Parente G, Di Pede B, et al. Candida albicans interface infection after deep anterior lamellar keratoplasty [J]. Cornea, 2007, 26: 883 - 885.

2. Constantinou M, Jhanji V, Vajpayee RB. Clinical and microbiological profile of post-penetrating keratoplasty infectious keratitis in failed and clear grafts [J]. Am J Ophthalmol, 2013, 155 (2): 233 - 237.

3. Rodrigues CF, Henriques SM. Candida glabrata: a review of its features and resistance [J]. Eur J Clin Microbiol Infect Dis, 2014, 33: 673 - 688.

案例 *9*

圆锥角膜

一、病历资料

1. 现病史

患者,男,22 岁,因"右眼出现白点,伴视力下降 1 周"就诊。1 周前无明显诱因下发现右眼出现白点,伴视力下降、畏光,无虹视,无眼胀等,在当地医院就诊诊断为"右眼角膜炎",经左氧氟沙星滴眼液、阿昔洛韦滴眼液,牛重组促上皮生长因子凝胶治疗,未见好转,遂来我院就诊。

2. 既往史

眼部:近视,双眼视力欠佳。

全身疾病:否认高血压、糖尿病等。

外伤手术史:否认。

过敏史:否认。

3. 体格检查

眼科专科检查如表 9-1 所示。

表 9-1 眼科专科检查

	右眼	左眼
视力	远视力:HM/BE	远视力:0.5
	近视力:—	近视力:—
眼压	11 mmHg	14 mmHg
眼睑	无下垂	无下垂
结膜	无充血	无充血
角膜	中央圆形隆起,可见空泡,基质水肿、浑浊(见图 9-1)	中央未见明显前突(见图 9-2)
前房	Flare(—) cell(—)	Flare(—) cell(—)
虹膜	平伏	平伏
瞳孔	窥不清	直径 3 mm,对光反射灵敏,RAPD(—)
晶体	窥不清	清

（续表）

	右眼	左眼
玻璃体	窥不清	透明
视盘	窥不清	界清色淡红,C/D=0.3
黄斑	窥不清	中央反光凹(+)
周边视网膜	窥不清	平伏

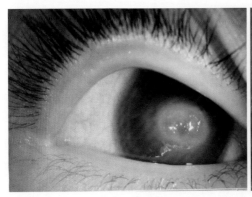

图 9-1　右眼

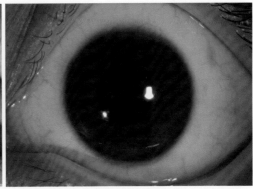

图 9-2　左眼

4. 实验室及影像学检查或特殊检查

（1）验光:OD:视力无法矫正提高,OS:-5.00DS/-2.00DC×175=0.7。

（2）角膜地形图:如图 9-3 所示。

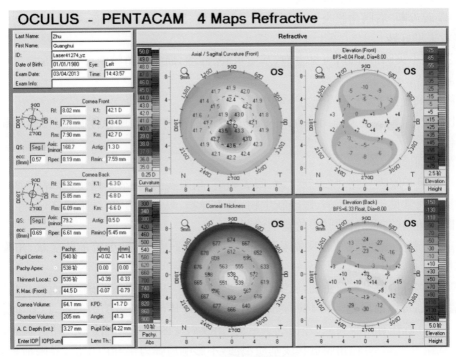

图 9-3　左眼角膜地形图

（续表）

二、诊治经过

患者"右眼出现白点,伴视力下降1周"。1周前无明显诱因下发现右眼出现白点,伴视力下降、畏光,无虹视,无眼胀等,在当地医院就诊为"右眼角膜炎",经左氧氟沙星滴眼液、阿昔洛韦滴眼液、牛重组促上皮生长因子凝胶治疗,未见好转,遂来我院就诊。

三、病例分析

1. 病史特点或术前小结

1) 病史询问

注重问诊技巧和病史资料的真实、系统及全面。对于主诉的问诊:

(1) 什么时间出现白点? 伴视力下降?

(2) 是否症状有改善?

(3) 哪只眼睛出现白点? 伴视力下降?

(4) 初次就诊的诊断?

(5) 曾进行过哪些辅助检查?

(6) 初次治疗后症状是否有改善?

2) 全身情况

(1) 否认高血压、糖尿病等。

(2) 否认手术外伤史、药敏史。

2. 诊断与诊断依据

(1) 右眼出现白点,伴视力下降1周。

(2) 于外院曾诊断"右眼角膜炎",左氧氟沙星滴眼液、阿昔洛韦滴眼液,牛重组促上皮生长因子凝胶治疗后,症状未见好转。

(3) 右眼角膜中央圆形隆起,可见空泡,基质水肿、浑浊,而左眼角膜中央稍前凸。

(4) 辅助检查:

角膜地形图:高度散光,角膜屈光力>48D。

基于以上病史、眼部表现及辅助检查结果分析:双眼圆锥角膜(右眼急性圆锥)诊断明确。

3. 鉴别诊断

1) 症状的鉴别诊断

(1) 白点:常见于眼表异物、眼表新生物、眼表瘢痕、角膜疾病、角结膜挫伤,等等。

(2) 视力下降:常见于角膜疾病、眼表新生物、眼表异物、眼表瘢痕、角结膜挫伤,等等。

2) 双眼圆锥角膜(右眼急性圆锥)的鉴别诊断

(1) 病毒性角膜炎:患者往往有反复发作病史,常有感冒、熬夜、疲劳等前驱症状,角膜基质和(或)上皮浸润、水肿,严重者可出现坏死。

(2) 角膜新生物:角膜出现新生物,质实,密度高于角膜组织,界限较明确,表面高于角膜上皮面,部分有滋养血管长入,可以前段光学相干断层成像(OCT)了解其与角膜组织的关系,以辅助诊断。

(3) 角膜瘢痕:既往有角膜炎症、外伤或手术史,角膜病变区域基质混浊,无水肿,病史有助于确诊。

(4) 云片状角膜营养不良:角膜盘状浅基质混浊,不影响后弹力层和内皮层,界限清晰,视力一般比较稳定,进展缓慢,前段OCT和共聚焦有助于明确诊断。

(5) 角膜带状变性:既往眼部有慢性疾病或手术史,起病于睑裂区角膜边缘部,上皮下或前弹力层出现细点状白色钙质沉着,病变外侧与角膜缘之间有透明区域间隔,病变进展缓慢。

四、处理方案及基本原则

圆锥角膜治疗的基本原则是早期框架眼镜矫正、中期控制进展、晚期角膜移植。

（1）早期：对于规则散光或低度不规则散光进行框架眼镜矫正、角膜表层镜片术。

（2）中期：无角膜瘢痕者，可选择 RGP 佩戴，角膜厚度＞400 μm，可进行核黄素（维生素 B_2）紫外线角膜交联术治疗、深板层角膜移植术。

（3）晚期：穿透性角膜移植术。此患者右眼可行穿透性角膜移植术，左眼可选择 RGP 佩戴。

五、要点与讨论

1. 圆锥角膜的病因学说

（1）胶原学说：圆锥角膜的主要病理改变为角膜基质变薄、角膜前突，分析原因可能与胶原的数量减少或胶原纤维的结构变化造成的异常分布排列有关。正常状态下，角膜中的胶原与胶原酶处于一种平衡状态。一旦这种平衡被打破，胶原蛋白被降解，则可能发生圆锥角膜。目前研究发现金属蛋白酶（MMP）为主要的胶原降解酶。而又有研究报道，胶原及胶原酶均有角膜基质细胞分泌，因而两者的量与胶原结构的异常可能与角膜基质细胞有关。

（2）遗传学说：多数研究认为圆锥角膜属于常染色体显性遗传。6%～8% 的圆锥角膜有阳性家族史。越来越多的学者注意到圆锥角膜的发生可能与胶原遗传基因的变异或缺失有关。

（3）上皮学说：Bechare 等认为蛋白水解性胶原的降解是圆锥角膜基质变薄的溶解机制，并且上皮可能是蛋白水解物的来源。Takeo 通过对圆锥角膜结膜上皮结构的观察，发现圆锥角膜上皮内溶酶体酶水平增加，表明上皮组织在圆锥角膜中起作用。

（4）代谢与发育障碍学说：有学者推测圆锥角膜可能是高歇病（脂代谢异常）的一种早期表现。圆锥角膜患者常伴有结缔组织病，角膜胶原纤维韧性及硬度降低导致圆锥角膜。

（5）变态反应学说及其他：圆锥角膜患者的 IgA 反应降低，IgG 反应增高，细胞免疫也存在缺陷。也有人认为一些生活和环境因素（如佩戴接触镜等）似乎也与圆锥角膜发病有一定关系。

继发性圆锥角膜的发病主要与感染、外伤等原因造成的角膜基质变薄、生物力学强度变弱有关。

2. 圆锥角膜的临床分期

（1）潜伏期：圆锥角膜不明显，角膜曲率＜48D，常一眼已确诊为圆锥角膜，另一眼为潜伏期。角膜散光＞2～3D 的单纯近视患者，并且近视和散光每年都有加剧时，应高度重视可能是圆锥角膜的潜伏期。

（2）初期：角膜曲率一般 48～50D，开始为进展性近视，逐渐发展为散光或不规则散光，一般可用框架眼镜矫正，散光大的可以用 RGP 矫正。角膜地形图也可表现为后圆锥，前表面曲率可正常。

（3）完成期：角膜曲率＞50D，框架眼镜不能矫正视力，中央角膜明显变薄，往往只有正常角膜厚度的 1/3，有 4 个临床特征：①Munson 征：嘱患者向下看时，下眼睑缘弯曲度因前凸角膜的异常支撑而变畸形；②Fleischer 环：在前凸的角膜锥底部的角膜上皮及基底内有铁质沉着，为一棕褐色环，在裂隙钻蓝色光下更易发现；③Vogt 线：在圆锥角膜的中央，见基质深板层皱褶增多而引发的数条混浊或半透明的白色细线，多见为垂直状，还有水平状。在对眼球施压后，此线消失；④角膜呈锥状明显前凸，中央变薄。

（4）瘢痕期：一般在角膜中央的圆锥顶部形成丝网状及片状混浊、白色瘢痕，视力下降，不能被矫正。

急性圆锥角膜是圆锥角膜的一种特殊情况，可在初期出现，并不一定在完成期出现，主要表现在初期为突然视力下降,眼部疼痛,中央角膜水肿、混浊、上皮下有大量水泡,水肿明显者呈水滴状、空泡状前凸。水肿可自行消退,一般要6~10周,消退后即出现角膜瘢痕。

3. 圆锥角膜的治疗

(1) 框架眼镜或RGP:圆锥角膜的潜伏期和初期,角膜还未明显变薄,角膜曲率一般不超过50D。

(2) 深板层角膜移植:圆锥角膜佩戴框架眼镜或RGP都不能耐受,或不能有效矫正视力,角膜中央明显变薄,可考虑进行深板层角膜移植,不但可以减少术后排斥率,又不会影响内皮细胞数。但术后散光是必然的。

(3) 角膜基质内基质环植入。

(4) 核黄素(维生素B₂)紫外光角膜交联术:核黄素紫外光角膜交联是指核黄素在一定波长的紫外光照射下被激活,产生氧自由基或者单态氧,从而诱导胶原纤维之间共价键的形成,以此来增加胶原纤维共价键的密度,增加胶原纤维的直径,提高组织对蛋白水解酶的耐受性,从而使组织的生物机械强度增加如图9-4所示。

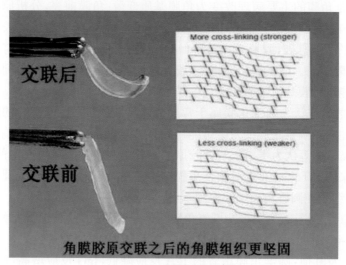

图9-4 角膜交联示意图

(5) 穿透性角膜移植术:角膜中央形成瘢痕是穿透性角膜移植的主要适应证。但急性圆锥目前认为也是尽早行穿透性角膜移植术的适应证。

(6) 前房注射膨胀气体联合后弹力层前缝合术:急性圆锥角膜主要是因为角膜后弹力层破裂,房水进入角膜基质,致使基质水肿。有报道前房注射膨胀气体联合后弹力层前缝合术使破裂的后弹力层愈合形成瘢痕,再前房注射膨胀气体,顶压后弹力层贴附,以减轻基质的水肿。

六、思考题

1. 通过本案例的分析,你对圆锥角膜病例分析的过程与规范有何体会?

2. 通过本案例的分析,你对圆锥角膜的特征性体征有何了解?

3. 通过本案例的分析,你对圆锥角膜的治疗方法有什么认识?

七、推荐阅读文献

1. Yu Xia,Baichen Liu,Zhengjun Fan,et al. Corneal Collagen Fibril Changes after Ultraviolet A/Riboflavin Corneal Crosslinking [J]. Cornea,2014,33:56-59.

2. Nir Sorkin a David Varssano. Corneal Collagen Crosslinking：A Systematic Review ［J］. Ophthalmologica，2014，232：10－27.

3. Holopainen JM，Krootila K. Transient corneal thinning in eyes undergoing corneal cross-linking ［J］. Am J Ophthalmol，2011，152：533－536.

4. H Yahia Chérif，J Gueudry，M Afriat. et al. Efficacy and safety of pre-Descemet's membrane sutures for the management of acute corneal hydrops in keratoconus ［J］. Br J Ophthalmol，2015，99：773－777.

案例 10

睑板腺功能障碍

一、病历资料

1. 现病史

患者,女,26 岁,因"双眼红,伴不适 1 月余"就诊。1 月前无明显诱因下出现双眼红,伴不适,稍有畏光,无分泌物增多,无虹视,无眼胀等,曾于外院就诊,诊为"双眼结膜炎",予左氧氟沙星(可乐比妥)、阿昔洛韦眼水点眼 tid,未见明显好转,今为求进一步诊治来我院门诊。

2. 既往史

眼部:目前用药治疗,1 年前曾发作过。

皮肤:颜面部经常生疖肿。

外伤手术史:否认。

过敏史:否认。

3. 体格检查

眼科专科检查如表 10-1 所示。

表 10-1 眼科专科检查

	右眼	左眼
视力	远视力:1.0	远视力:1.0
	近视力:J1	近视力:J1
眼压	16 mmHg	15 mmHg
眼睑	上睑缘肿胀,充血,挤压睑板腺未见分泌物	上睑缘肿胀,充血,睫毛根部见油性分泌物,挤压睑板腺未见分泌物
结膜	轻度充血(+)(见图 10-1)	混合充血(++)(见图 10-2)
角膜	下方周边浅基质浸润(见图 10-1)	下方周边浅基质浸润(见图 10-2)
前房	Flare(一) cell(一)	Flare(一) cell(一)
虹膜	平伏	平伏
瞳孔	直径 3 mm,对光反射灵敏,RAPD(一)	直径 3 mm,对光反射灵敏,RAPD(一)

（续表）

	右眼	左眼
晶体	透明	透明
玻璃体	透明	透明
视盘	界清色淡红，C/D＝0.3	界清色淡红，C/D＝0.3
黄斑	中央反光凹（＋）	中央反光凹（＋）
周边视网膜	平伏	平伏

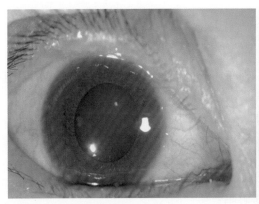 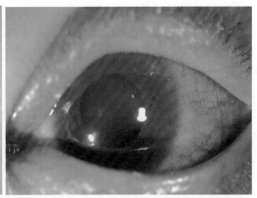

图 10-1　右眼　　　　　　　　　　图 10-2　左眼

4. 实验室及影像学检查或特殊检查

共聚焦显微镜观察睑板腺腺泡的改变，如图 10-3、图 10-4 所示。

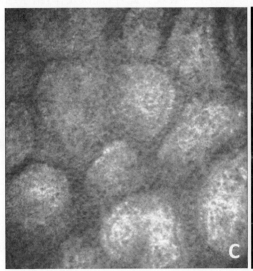 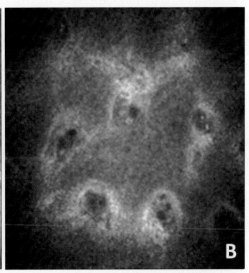

图 10-3　右眼睑板腺泡密度下降及阻塞性腺　　图 10-4　左眼睑板腺泡密度下降和萎缩
　　　　　　泡增大

（1）泪膜破裂时间：右眼 2 s，左眼 1 s。

（2）泪液分泌实验：双眼 2 mm/5 min。

二、诊治经过

患者双眼红,伴不适1月余,在外院就诊,拟"双眼结膜炎"予左氧氟沙星(可乐比妥)、阿昔洛韦眼水点眼 tid,使用1月未见明显好转来我院门诊,根据眼科专科检查和辅助检查,初步诊断为"双眼睑板腺功能障碍,双眼睑缘炎相关角结膜病变",给予对症治疗:①清洁、热敷、按摩;②妥布霉素地塞美松眼膏(典必殊眼膏)涂睑缘 ou qd;③玻璃酸钠眼水 ou q2h,0.1%氟米龙 ou bid;④2周复查随访。

三、病例分析

1. 病史特点或术前小结

1)病史询问

注重问诊技巧和病史资料的真实、系统及全面。对于主诉的问诊,需要遵循 FLODAR 原则:

(1)频率(frequency):多长时间发生一次眼红?

(2)发生时间(onset):什么时候开始出现眼红的?

(3)眼别(location):哪只眼睛出现眼红?

(4)持续时间(during):眼红出现多长时间?

(5)并发症(associated factors):有什么其他症状伴随眼红吗?

(6)缓解因素(relief):有什么情况可以使眼红缓解吗?

(7)程度或性质(quality):眼红评分打几分?

2)全身情况

除了上述重要的7点主诉问询,同样要询问患者的诱因、就诊经过和全身情况。该患者1年前曾经发作过,并且颜面部经常生疖肿,是毛囊皮脂腺功能障碍的全身表现。此外,此次发作,给予结膜炎的抗感染治疗效果欠佳。

2. 诊断与诊断依据

(1)双眼红,伴不适1月余。

(2)1年前曾经发作过,且颜面部经常生疖肿。

(3)睑缘充血、肿胀,睫毛根部见油性分泌物,挤压睑板腺未见分泌物,结膜充血,角膜周边部见浅基质浸润,可考虑双眼睑板腺功能障碍,双眼睑缘炎相关角结膜病变。

(4)辅助检查:共聚焦显微镜观察睑板腺腺泡,发现左眼睑板腺泡密度下降和萎缩,右眼睑板腺泡密度下降及阻塞性腺泡增大。

基于以上几点做出诊断:双眼睑板腺功能障碍,双眼睑缘炎相关角结膜病变。

3. 鉴别诊断

1)症状的鉴别诊断

(1)眼红:常见于青光眼发作、干眼症、结膜炎、表层巩膜炎、发炎的胬肉、眼表异物、角膜疾病、隐形眼镜相关疾病、眼前段缺血综合征,等等。

(2)畏光:常见于角膜疾病、结膜炎、后葡萄膜炎、巩膜炎、白化病、先天性青光眼,等等。

2)双眼睑板腺功能障碍的鉴别诊断

(1)结膜炎:结膜充血,水肿,伴或不伴有分泌物增多。

(2)干眼症:以眼部干涩、不适症状为主,可伴有结膜充血,以泪膜破裂时间和泪液分泌测试为主要检测方法确诊。

(3)巩膜炎:结膜充血,局部巩膜肿胀、压痛,B超检查发现巩膜厚度增加,巩膜间隙增宽,水肿,有助于确诊。

四、处理方案及基本原则

本病治疗的基本原则是拮抗炎症、消除病因。

1) 传统治疗

清洁、热敷、按摩。

(1) 清洁:无泪婴儿洗发液或生理盐水清洗睫毛根部,bid;睑缘区涂抗生素眼膏如:妥布霉素/地塞米松(典必殊)、妥布霉素(托百士)、红霉素、夫西地酸等,qd。如图 10-5、图 10-6 所示。

(2) 热敷:正常人睑板分泌脂质需要温度 28~32℃,睑板腺功能障碍患者溶点 35℃,所以热敷温度要达 45℃。

(3) 按摩:顺着睑板腺走行并向开口方向按摩,即顺着垂直于睑缘的方向并向着睑缘按摩。

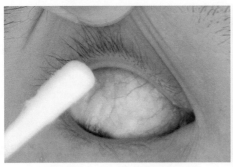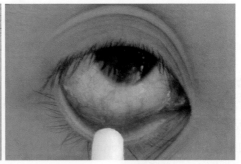

图 10-5 上睑睑缘清洁   图 10-6 下睑睑缘清洁

(4) 伴有双眼睑缘炎相关角结膜病变治疗:①清洁、热敷、按摩;②局部 0.1% 氟米龙或氯替泼洛bid~tid,渐减量或 0.05% 环孢素;③人工泪液;④口服:多西环素 50~100 mg, bid, 1~2 周;或红霉素 125 mg, bid, 1~2 周;或阿奇霉素 100 mg, qd, 1 周。补充维生素 B、C、ω-3 脂肪酸;调整饮食习惯,避免辛辣、油腻及甜食,戒烟酒。

2) LipiFlow ® Thermal Pulsation System

利用仪器同时对上下眼睑进行机械性加压并恒温加热,使睑板腺内的分泌物溶解排出,管道通畅,其仪器及使用如图 10-7 所示,设计原理如图 10-8 所示。

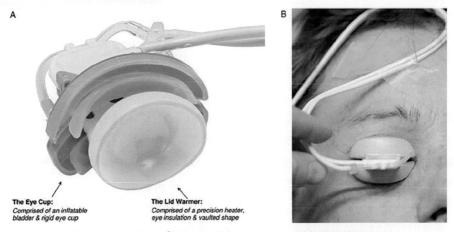

图 10-7 LipiFlow ® Thermal Pulsation System 的仪器及使用图示

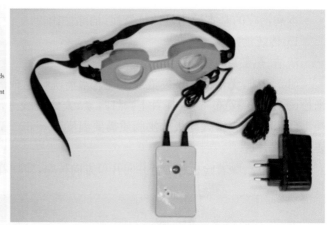

图 10-8　LipiFlow® Thermal Pulsation System 的设计原理　　图 10-9　Blephasteam® device 新型眼睑加热装置

3）Blephasteam® device 新型眼睑加热装置

对上睑进行加热，使睑板腺分泌物溶解排出，其装置如图 10-9 所示。

4）睑板腺管内探针使用

特制的睑板腺探针（直径仅 76 μm）进行阻塞腺管的探通，并可联合腺管内注药，探针如图 10-10 所示，探道治疗如图 10-11 所示。

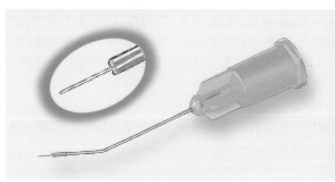

图 10-10　睑板腺管内探针

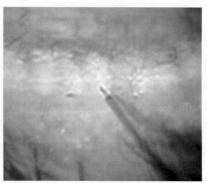

图 10-11　睑板腺管内探针治疗（探通）

五、要点与讨论

1. 睑板腺的解剖

睑板腺是一种特殊的皮脂腺，位于睑板内上睑有 25～40 个腺体，下睑有 20～30 个腺体。开口位于灰线与 marx 线之间，睫毛位于灰线之前，睑板腺位于灰线之后。每个睑板腺有一根主导管，每根主导管均有 30～40 个葡萄样的腺泡与之相连。单个睑板腺的组成：腺泡-周围导管-中央导管（内壁为复层鳞状上皮）-分泌导管（内壁为全角化上皮）。睑板腺解剖示意图如图 10-12 所示。

2. 睑缘炎

根据病变累及的位置分为前部睑缘炎和后部睑缘炎两类。

（1）前部睑缘炎：炎症位于灰线前部，常累及睫毛。

（2）后部睑缘炎：炎症位于灰线后，包括多种病因，如睑板腺功能障碍等。

3. 睑板腺的生理功能

睑脂的屈光指数为 1.46～1.53,但泪膜脂质层非常薄,对整体屈光状态无明显影响;睑缘的脂质 300 μg,泪膜的脂质约 9 μg,尚不清楚脂质如何从脂质库分布到眼表形成泪膜。它的表面活性剂是脂质分布于液体所必需的。脂质对泪膜的作用主要表现在阻止泪液的蒸发;阻止周围皮脂腺分泌物对泪膜的污染;降低泪液表面张力,维持泪膜厚度;睡眠时在上下睑缘之间起到密封作用;提供光滑的光学界面。

4. 睑板腺功能障碍的机制

睑板腺功能障碍的机制如图 10-13 所示。

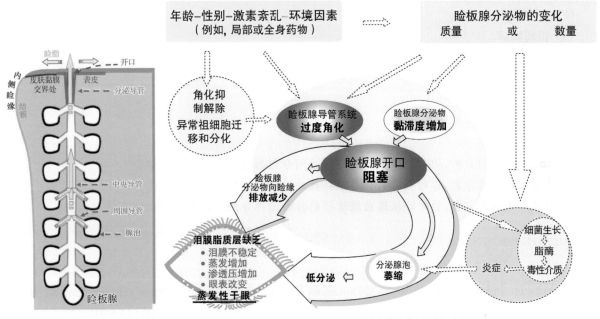

图 10-12　睑板腺解剖示意图　　　　　图 10-13　睑板腺功能障碍机制

5. 睑板腺功能障碍的分类

睑板腺功能障碍的分类如图 10-14 所示。

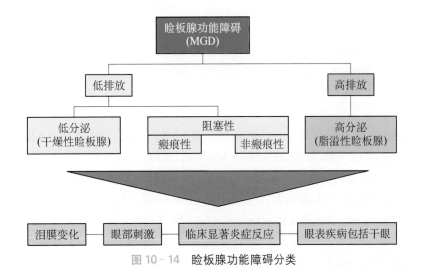

图 10-14　睑板腺功能障碍分类

6. 睑板腺功能障碍的相关因素

(1) 年龄:睑板腺功能障碍是一种年龄相关性疾病,分泌随年龄增长而降低,腺体缺失,腺泡萎缩。

（2）激素分泌异常：雄激素减少如帕金森病、绝经期、抗雄激素治疗患者易患睑板腺功能障碍。

（3）瞬目减少：帕金森病、视频终端综合征等瞬目减少，脂质排出受限，导致睑板腺功能障碍。

（4）酒渣鼻：是一种慢性皮肤病。临床表现为皮肤红斑、毛细血管扩张、丘疹、脓疱疹，皮脂腺肥大。酒渣鼻患者睑板腺功能障碍：表现睑缘为毛细血管扩张，睑板腺脂质浓缩。伴有酒渣鼻的睑板腺功能障碍病情较为严重，大环内酯类药物有利于病情的控制。

（5）瘢痕性天疱疮。

（6）造血干细胞移植。

（7）Stevens-Johnson 综合征。

（8）变应性皮炎。

（9）银屑病癣。

（10）先天性卵巢发育不良（Turner 综合征）。

（11）多囊卵巢综合征等。

六、思考题

1. 通过本案例的分析，你对睑板腺功能障碍病例分析的过程与规范有何体会？

2. 通过本案例的分析，你对全身病引起眼科疾病的认识有哪几方面的提高？

3. 通过本案例的分析，你对睑板腺功能障碍的传统治疗方法及新型治疗方法有什么认识？

七、推荐阅读文献

1. Arita R，Itoh K，Inoue K，et al. Noncontact infrared meibography to document age-related changes of the meibomian glands in a normal population [J]. Ophthalmology，2008，115(5)：911 – 915.

2. Jie Y，Xu L，Wu YY，et al. Prevalence of dry eye among adult Chinese in the BeijingEye Study [J]. Eye (Lond)，2009，23：688 – 693

3. David Finis，Nadja Pischel，Stefan Schrader et al. Evaluation of Lipid Layer Thickness Measurement of the Tear Film as a Diagnostic Tool for Meibomian Gland Dysfunction [J]. Cornea，2013，32：1549 – 1553.

4. Youngsub Eom，Jong-suk Lee，Su-yeon Kang et al. Correlation Between Quantitative Measurements of Tear Film Lipid Layer Thickness and Meibomian Gland Loss in Patients With Obstructive Meibomian Gland Dysfunction and Normal Controls [J]. Am J Ophthalmol，2013，155：1104 – 1110.

5. Edoardo Villani，Veronica Canton，Fabrizio Magnani et al. The Aging Meibomian Gland：An In Vivo Confocal Study [J]. Invest Ophthalmol Vis Sci，2013，54：4735 – 4740.

6. Reiko Arita，Jun Suehiro，Tsuyoshi Haraguchi et al. Topical diquafosol for patients with obstructive meibomian gland dysfunction [J]. Br J Ophthalmol，2013，97：725 – 729.

7. Rashmi K. Shrestha，Douglas Borchman，Gary N. Foulks et al. Analysis of the Composition of Lipid in Human Meibum from Normal Infants，Children，Adolescents，Adults，and Adults with Meibomian Gland Dysfunction Using 1H – NMR Spectroscopy [J]. Invest Ophthalmol Vis Sci，2011，52：7350 – 7358.

8. Christine Purslow. Evaluation of the ocular tolerance of a novel eyelid-warming device used for meibomian gland dysfunction [J]. Contact Lens & Anterior Eye，2013，36：226 – 231.

案例 11

Sjögren 综合征

一、病历资料

1. 现病史

患者,女性,50岁,因"左眼痛畏光10天"来诊。10天前无明显诱因下出现左眼痛,刺激症状明显,无脓性分泌物,无视力下降,无虹视,无眼眶痛等不适,曾于当地医院就诊,予利巴韦林眼水 tid,左氧氟沙星眼水 tid 点眼一周,未见明显好转,今为求进一步诊治来我院门诊。

2. 既往史

相关病史:近3年来双眼反复存在沙粒感、眼红、畏光,平素口干症状明显。

家族史:无家族遗传病史。

用药史:眼部用药见现病史,否认全身用药。

外伤手术史:否认。

过敏史:否认。

3. 体格检查

眼科专科检查如表11-1所示。

表 11-1　眼科专科检查

	右眼	左眼
视力	远视力:1.0	远视力:1.0
	近视力:J1	近视力:J1
眼压	13.6 mmHg	14.2 mmHg
眼睑	无下垂	无下垂
结膜	轻度混合充血(+)(见图 11-1)	轻度混合充血(+)(见图 11-2)
角膜	荧光素染色见弥漫性的点状上皮糜烂(见图 11-1)	荧光素染色见弥漫性点状上皮糜烂,部分融合成斑片状,下方见角膜卷丝(见图 11-2)
非表麻泪液分泌量	0 mm/5 min	0 mm/5 min
泪膜破裂时间	2 s	1 s
前房	Flare(-) cell(-)	Flare(-) cell(-)

（续表）

	右眼	左眼
虹膜	平伏	平伏
瞳孔	直径3 mm，对光反射灵敏，RAPD（－）	直径 3 mm，对光反射灵敏，RAPD(－)
晶体	皮质轻混	皮质轻混
玻璃体	轻混	轻混
视盘	界清色淡红，C/D=0.3	界清色淡红，C/D=0.3
黄斑	中央反光凹(＋)	中央反光凹(＋)
周边视网膜	平伏	平伏

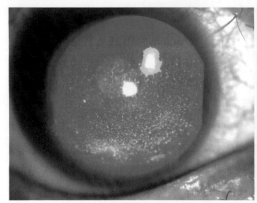

图 11－1　右眼角膜荧光素染色

图 11－2　左眼角膜荧光素染色，红色箭头表示角膜卷丝

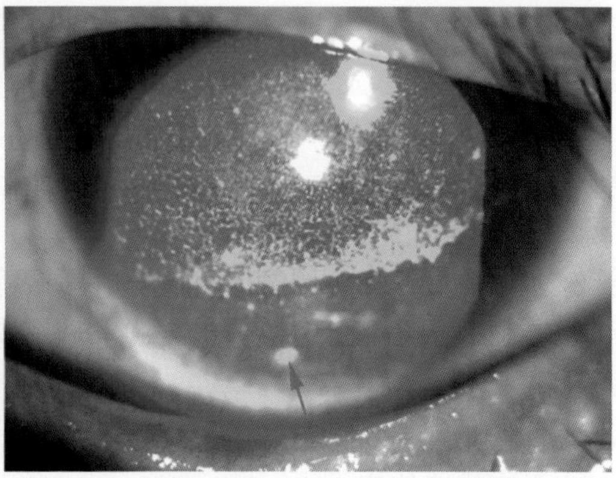

4. 实验室及影像学检查或特殊检查

抗核抗体（ANA）检查：阴性（见图 11－3）。

RJ-QR-46-16

风湿科实验室自身抗体检测报告单

姓名：朱　　样本编号：A0110
科室名称：西风湿病科　病区：　床位号码：　就诊类别：门诊
临床诊断：—　送检医师：　标本种类：静脉血
采样时间：2013-09-27 09:35 收样时间：2013-09-30 08:26 报告时间：2013-10-04 13:59 条码号：D013092700797

项目	结果		参考值	提示	项目	结果		参考值	提示
间接免疫荧光抗核抗体检测（IFANA）	核型	阴性		—	免疫印迹法检测ENA多肽抗体谱（IBT）	抗Sm	阴性		—
	滴度1	阴性		—		抗SSA/Ro	阴性		—
	滴度2	阴性		—		抗SSB/La	阴性		—
	滴度3	阴性		—		抗Jo-1	阴性		—
						抗Scl-70	阴性		—
						抗核糖体	阴性		—
						抗U1RNP	阴性		—
抗心磷脂抗体检测（ACA）	IgG型	阴性	<12	—	抗核小体抗体检测	抗核小体检测	0.326	<1	
	IgM型	阴性	<12	—					

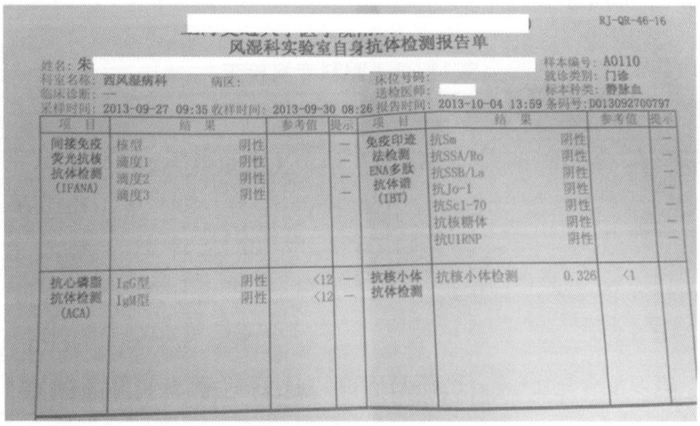

图 11－3　自身抗体检测报告

抗 SSA/Ro：阴性（见图 11－3）。
抗 SSB/La：阴性（见图 11－3）。
类风湿性因子（RF）：未见升高。
免疫球蛋白 G：轻度升高。

ESR:轻度加快。

唇腺活检:唇腺腺体未见明显萎缩,个别脂肪细胞浸润,见 1 灶淋巴细胞浸润(见图 11-4)。

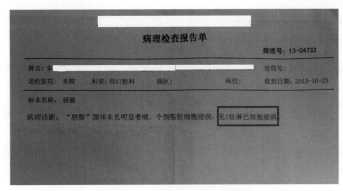

图 11-4　唇腺活检病理报告

二、诊治经过

患者左眼疼痛畏光 2 周,在当地医院就诊,拟"左眼角膜炎"予利巴韦林眼水、左氧氟沙星(可乐必妥)眼水 os tid 使用 1 周未见明显好转来我院门诊,根据角膜特征性病变和泪液分泌量严重下降,追问病史发现患者近 3 年来双眼反复存在沙粒感、眼红、畏光,并伴有明显的口干症状,拟诊为"Sjögren 综合征",嘱患者于风湿免疫科进行排查确诊,但自身抗体报告显示抗核抗体,抗 SSA 和抗 SSB 均为阴性,暂不能确诊。因此进一步建议患者于口腔科进行唇腺活检,病理显示存在淋巴细胞浸润灶。结合患者的眼部特征和病理表现,确诊为"Sjögren 综合征",风湿免疫科给予帕夫林、羟氯喹全身药物口服治疗,眼科给予局部抗炎治疗和人工泪液补充:0.1%氟米龙眼水 ou tid,聚乙二醇滴眼液 ou prn。并嘱患者定期风湿免疫科和眼科随访复查。

三、病例分析

1. 病史特点

(1) 病史询问:绝大多数根据眼部体征进行病史追问,本病例由于角膜病变和泪液分泌量严重下降,提示全身免疫性疾病可能,进一步了解发现患者近 3 年来双眼沙粒感、眼红、畏光等不适症状,并伴有明显的口干症状。

(2) 全身情况:在怀疑全身免疫性疾病引起的眼部问题时,需要询问和检查患者是否有其他全身症状和体征,部分患者可能合并有类风湿关节炎,如果观察到手指关节畸形异常也有助于诊断。

2. 诊断与诊断依据

(1) 近 3 年来患者有双眼沙粒感、眼红、畏光等眼部不适症状,平素有明显口干症状,属于慢性疾病。

(2) 双眼结膜充血,角膜染色表现为弥漫性的点状上皮糜烂,左眼部分糜烂上皮融合成斑片状,下方见一角膜卷丝,左眼角膜卷丝引起的眼痛以及明显的刺激症状是本次患者就诊的主要原因。泪液分泌量检测双眼均为 0 mm/5 min,泪膜破裂时间极短,结合患者有明确的口干症状,高度怀疑"Sjögren 综合征"。

(3) 辅助检查显示抗核抗体(一)、抗 SSA(一)、抗 SSB(一),类风湿因子未见升高,自身抗体的阴性结果暂不支持"Sjögren 综合征"的诊断。

(4) 唇腺活检报告中发现有淋巴细胞浸润灶存在,根据病理结果可以明确诊断。

基于以上几点分析:诊断为双眼干眼症,Sjögren 综合征。

3. 鉴别诊断

1) 症状的鉴别诊断

(1) 眼痛:常见于青光眼发作、睑缘炎、结膜炎、表层巩膜炎、发炎的胬肉、眼表异物、角膜疾病、隐形眼镜相关疾病、眼前段缺血综合征,等等。

(2) 畏光:常见于角膜疾病、结膜炎、后葡萄膜炎、巩膜炎、白化病、先天性青光眼,等等。

2) 角膜点状上皮病变的鉴别诊断

(1) 干眼症:泪河狭窄,泪膜破裂时间缩短、泪液分泌量下降,严重患者睑裂区可见浅层点状上皮病变。

(2) 干燥综合征:泪液分泌量严重下降,泪膜破裂时间极短,角膜上皮弥漫性点状糜烂,部分上皮融合成片,偶可见角膜卷丝。结膜囊以及角膜表面可见丝状分泌物或颗粒状的碎屑,结膜虎红或丽丝胺绿染色可见"楔形"染色。自身抗体检测或唾液腺活检有助于 SS 诊断。患者常伴有口干症状,此外继发性的 SS 还可有全身其他症状和体征。

(3) 药物毒性角膜病变:常伴有高危因素如糖尿病病史、青光眼病史、局部不合理用药。

(4) 移植物抗宿主病:患者有明确的器官移植病史,常见于骨髓移植患者。

(5) Thygeson 浅层点状角膜病变:角膜上皮粗大的点状混浊,轻度隆起,多位于角膜中央,伴或不伴有病变下的上皮浸润。

四、处理方案及基本原则

对于干燥综合征相关性干眼治疗的基本原则是在全身治疗的基础上联合眼部抗炎和眼表保湿。

1. 全身治疗

风湿免疫科会诊,进行免疫调节,抑制进一步的免疫损伤,临床用药有激素、抗疟疾药物(羟氯喹)、免疫抑制剂(环孢素、硫唑嘌呤、甲氨蝶呤、麦考酚酸、来氟米特),生物制剂(抗 TNF - α、抗 CD20)。

2. 眼科局部用药

(1) 眼部保湿:人工泪液或凝胶的补充,泪道栓塞,湿房镜等。

(2) 局部抗炎治疗:干燥综合征往往引起重度干眼,眼表以及泪液中有大量炎症因子的存在,局部抗炎治疗有助于缓解患者干眼的症状和体征,常用药物有激素和免疫抑制剂,局部激素建议低强度短期使用。

3. 其他

注意口腔保护,谨防口腔念珠菌病。干燥综合征作为一种全身系统性疾病,在累及其他器官系统时,应及时就诊。此外,SS 患者患淋巴瘤发病率明显升高,需要定期体检。

五、要点与讨论

1. 干眼的分类

目前干眼的诊断分类标准仍没有统一,根据 1995 年美国干眼研究小组提出的分类方法,主要将干眼分为泪液生成不足型和蒸发过强型两种类型。前者是由于泪腺疾病或者功能不良导致的干眼,即为水样液缺乏性干眼症,又可分为 Sjögren 综合征所致干眼症及非 Sjögren 综合征所致干眼症。蒸发过强型主要指睑板腺功能障碍引起(见图 11 - 5)。

2. 相关辅助检查的意义

(1) 抗核抗体(ANA):Sjögren 综合征患者往往有明显升高。

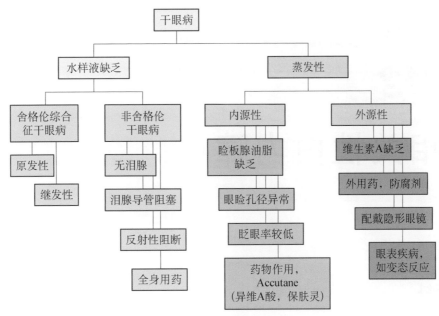

图 11 - 5　干眼的分类

(2) 抗 SS - A/SS - B：阳性提示 Sjögren 综合征，具有一定的特异性。

(3) 唇腺活检：在自身抗体检测阴性，而高度怀疑 SS 时可行病理活检以明确诊断。

3. 干燥综合征引起的干眼和非干燥综合征型干眼区别

干燥综合征引起的干眼往往是重度干眼，在泪液分泌量、泪膜破裂时间、角膜荧光素染色、结膜虎红或丽丝胺绿染色表现一般重于非干燥综合征型干眼。特别是角膜上皮病变的表现对于临床中干眼患者排查 Sjögren 综合征有重要的提示作用。Sjögren 综合征引起的角膜上皮病变常表现为弥漫性的点状上皮糜烂，部分糜烂上皮可融合成斑片状，偶可见角膜卷丝。而非 Sjögren 综合征型干眼往往表现为睑裂区浅层点状上皮病变。此外，Sjögren 综合征患者血清抗核抗体、抗 DNA 抗体、抗 ENA 抗体（抗 SS - A/SS - B）、类风湿因子（RF）均可表现异常，唾液腺活检见淋巴细胞浸润灶。自身抗体检测和唾液腺活检对于 Sjögren 综合征诊断有重要意义。

六、思考题

1. 通过本案例的分析，你对干眼病例分析的过程与规范有何体会？

2. 通过本案例的分析，你是否能够对自身免疫性疾病引起的干眼和普通干眼进行区分？

七、推荐阅读文献

1. [No authors listed] The definition and classification of dry eye disease：report of the Definition and Classification Subcommittee of the International Dry Eye WorkShop（2007）[J]. Ocul Surf，2007，Apr；5(2)：75 - 92.

2. Tincani A，Andreoli L，Cavazzana I et al. Novel aspects of Sjögren's syndrome in 2012 [J]. BMC Med，2013，Apr 4；11：93.

3. Liew M S，Zhang M，Kim E et al. Prevalence and predictors of Sjögren's syndrome in a prospective cohort of patients with aqueous-deficient dry eye [J]. Br J Ophthalmol，2012，Dec；96(12)：1498 - 1503.

案例 12

年龄相关性白内障

一、病历资料

1. 现病史

患者,女性,56岁,因"双眼视物模糊2年,左眼加剧1年"就诊。患者2年前无明显诱因下出现双眼视物模糊,视远、视近均不清楚,无眼红、畏光、流泪、虹视、眼痛等不适,今为求进一步诊治来我院门诊。

2. 既往史

家族史:无殊。

用药史:无殊。

外伤手术史:否认。

过敏史:否认。

3. 体格检查

眼科专科检查如表12-1所示。

表12-1 眼科专科检查

	右眼	左眼
视力	远视力:0.4	远视力:手动
	近视力:J4	近视力:<J7
眼压	15 mmHg	16 mmHg
眼睑	无下垂	无下垂
结膜	无充血	无充血
角膜	透明	透明
前房	Flare(—) cell(—)	Flare(—) cell(—)
虹膜	平伏	平伏
瞳孔	直径3 mm,对光反射灵敏,RAPD(—)	直径3 mm,对光反射灵敏,RAPD(—)
晶状体	C3N3P2(见图12-1)	C5N4(见图12-1)
玻璃体	无明显混浊	窥不清

（续表）

	右眼	左眼
视盘	边界清,色泽正常	窥不清
黄斑	中心凹反光存在	窥不清

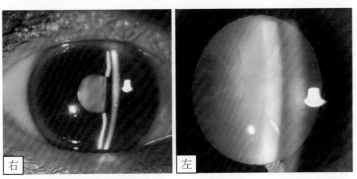

图 12-1 双眼白内障裂隙灯下所见:右眼为未成熟期,左眼为成熟期

4. 影像学检查或特殊检查

B超:双眼玻璃体轻度后脱离,未见视网膜脱离改变。

二、诊治经过

根据眼科专科检查和B超、A超、角膜地形图及角膜内皮细胞计数等辅助检查,诊断为"双眼年龄相关性白内障(右未成熟期,左成熟期)",患者入院后,拟行左眼超声乳化白内障摘除联合人工晶状体植入术(见图 12-2),术后予:百力特眼药水 os qid×2 周,左氧氟沙星 os qid×2 周,普拉洛芬眼药水 os qid×4 周,术后1月裸眼视力左眼 0.5,矫正视力:—0.50DS/—0.75×95—0.8,瞳孔规则,对光反应好,人工晶状体位置正,后囊膜透亮,眼底未见明显异常。

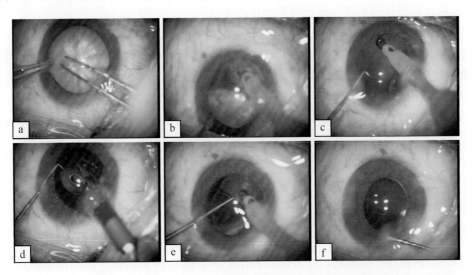

图 12-2 左眼超声乳化白内障摘除联合人工晶状体植入术

a. ICG染色前囊膜并环形撕囊;b. 劈核,超声乳化;c. 皮质注吸;d. 人工晶状体植入;e. 粘弹剂注吸;f. 水密切口,结束手术

三、病例分析

1. 病史特点或术前小结

（1）病史询问：注重问诊技巧和病史资料的真实、系统及全面。对于此类患者，要注重分析视力下降的时间及视力下降的原因是晶状体混浊所致为主还是眼底等其他病变所致为主，以判断是否需要手术及手术预后。

（2）全身情况：注意询问有无糖尿病及外伤史，有无全身病手术禁忌证如心脑血管疾病及用药史，如抗凝药物应用等。

（3）眼部情况：着重观察白内障的程度尤其是核分级及悬韧带状态，决定了手术方案是常规超声乳化手术、囊外摘除术还是囊内摘除术，以及是否植入人工晶状体。此外，还要注意评估患者的眼底状态，尤其是视乳盘和黄斑功能情况，必要时借助 OCT、荧光素眼底血管造影（FFA）等检查以判断患者的手术预后。

2. 诊断与诊断依据

1）诊断

双眼年龄相关性白内障（右未成熟期，左成熟期）。

2）诊断依据

（1）女性，56 岁，双眼视物模糊 2 年，右眼加剧 1 年。

（2）双眼不同程度晶状体混浊，视力下降与晶状体混浊程度成正比。

（3）没有明确的外伤、手术史，不伴有糖尿病、高血压等全身性疾病。

（4）B 超检查未见玻璃体视网膜疾病。

3. 鉴别诊断

（1）糖尿病性白内障：有无糖尿病史可供主要鉴别。糖尿病性白内障一般分为两类：真性糖尿病性白内障和糖尿病患者的年龄相关性白内障。前者多见于 1 型青少年糖尿病患者，双眼发病，晶状体短期内可发展为白色混浊。后者是糖尿病因素使年龄相关性白内障提前出现或进展加速，早期密集的前囊膜下小空泡形成，进而发展为灰白色斑片状混浊，位于前、后囊膜下皮质浅层，最后可发展成全混浊。发病进程中随血糖高低变化而出现屈光近视和远视改变。

（2）并发性白内障：由于眼部疾病引起的晶状体混浊，眼部炎症或退行性变导致晶状体营养或代谢发生障碍，出现晶状体混浊。常见于葡萄膜炎、视网膜色素变性（RP）、视网膜脱离、青光眼、眼内肿瘤、高度近视、低眼压等。由眼后节病变引起的白内障多最早出现晶状体后极部的后囊下混浊，后渐向晶状体核心部及周边部扩展，继之向前皮质蔓延，逐渐使晶状体全混浊；由眼前节炎症形成的虹膜后粘连附近可出现局限性的晶状体前囊下混浊；由青光眼引起者多由前皮质和核开始；由高度近视所致者多为核性白内障。

四、处理方案及基本原则

1. 手术

摘除是目前白内障唯一有效的治疗方法。具体手术方案选择要根据实际情况如核的硬度、角膜内皮情况、其他眼部手术史、手术者的经验、患者的经济状况等综合评估后决定，表 12-2 所列方案可供参考。

表 12-2　年龄相关性白内障的手术方案选择参考

	核分级	悬韧带状态	目前实施情况	手术评价
超声乳化手术(phaco)	2~5	好	绝大多数	并发症少、切口小、视力恢复快
白内障囊外摘除术（ECCE）	5~6	好	少数	切口大需缝合、散光大耗时较长、需拆线
白内障囊内摘除术（ICCE）	4~6	脱位大于180度	极少数	并发症较多、视力恢复慢相对差，需Ⅱ期 IOL 缝合固定或眼镜矫正

2. 手术适应证

（1）当白内障影响患者的学习、工作和生活，而根据术前评估手术后可以改善视功能并提高生活质量者。一般情况下，矫正视力下降至 0.1~0.5 左右时手术比较合适；而驾驶员、精细工作者等对视力要求较高的人，视力下降至 0.6~0.8 以下时也可手术，具体根据术者的经验加以把握。

（2）晶状体混浊妨碍眼后节疾病的最佳治疗，如视网膜脱离、糖尿病视网膜病变、眼内炎等。

（3）晶状体炎症或膨胀导致其他威胁眼部视力的并发症出现如晶状体溶解、过敏或膨胀导致继发青光眼时。

（4）虽然患眼视力已丧失，但白内障使瞳孔区变白，影响外观者。

3. 手术禁忌证

（1）患者不愿手术，不能获得患者及其代理人的知情同意。

（2）患者的生活质量未受到明显影响，或通过眼镜及其他辅助装置能获得患者的满意生活视力时。

（3）全身重大疾病或眼部其他疾病，估计不能安全完成手术者。

五、要点与讨论

1. 年龄相关性白内障的常见类型

年龄相关性白内障常双眼先后发病，可以有严重程度不一致，根据晶状体开始出现的混浊部位，一般分为 3 种类型：皮质性白内障、核性白内障和后囊下白内障，如图 12-3 所示。

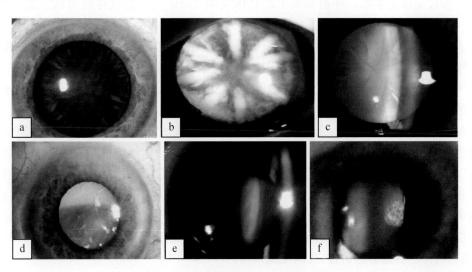

图 12-3　年龄相关性白内障常见类型

a. 皮质性白内障：初发期；b. 皮质性白内障：未成熟期；c. 皮质性白内障：成熟期；d. 皮质性白内障：过熟期；e. 核性白内障；f. 后囊下白内障

2. 临床检查要点

除了常规检查外,要注意以下几点:

(1) 虹膜:有无异色,瞳孔缘有无异常物质沉积,瞳孔能否散大,虹膜与晶状体的间隙,虹膜震颤,等等。

(2) 晶状体:混浊类型,视力下降与晶状体混浊是否对称,注意排除由其他眼部或全身病变引起视力下降。

(3) 散瞳:一方面可以判断核硬度,制订手术参数和方案,另一方面要进行彻底的眼底检查。

3. 辅助检查要点

(1) B超检查:观察有无玻璃体视网膜病变,以防影响白内障手术或预后。

(2) OCT检查:观察视网膜尤其是黄斑部有无劈裂、裂孔、前膜、局限性脱离、玻璃体视网膜牵引、脉络膜新生血管等,对术前充分解释预后很有必要。

(3) 眼底照相/眼前节照相:给患者直观的认识,包括自身白内障程度及眼底病变程度等。

(4) 角膜地形图:角膜散光的评估,不规则散光排除以及有助于人工晶状体类型选择和告知患者术后需佩戴眼镜矫正散光提高视力等。

4. 人工晶状体植入选择

不同类型的人工晶状体,有着不同的视觉功能。人工晶状体的选择,很大程度上影响了术后的视觉效果和生活质量。

(1) 硬性和软性两种人工晶状体:人工晶状体根据制作材料的不同分为硬性和软性两种人工晶状体。硬性人工晶状体应用于临床的时间很长,临床效果得到了充分的验证,价格相对便宜。但该晶状体不可折叠,植入眼内时手术切口较大,一般达6 mm以上。软性人工晶状体也称为可折叠人工晶状体,它的特点是可折叠,植入时的切口小,一般在2~3 mm,无须缝合,术后视力恢复快,但价格略高。随着白内障超声乳化手术的开展与普及,目前临床普遍使用的都是可折叠人工晶状体。

(2) 单焦点晶状体和多焦点晶状体:单焦点人工晶状体只有单一清晰的焦点,根据不同的目标屈光度,可以实现看近清晰(看远时必须戴矫正眼镜)或者看远清晰(看近时必须戴矫正眼镜)。常用的两种单焦点晶状体分别是普通的非球面晶状体和能够矫正术前角膜散光的Toric人工晶状体。如果患者在术前检查出有角膜规则散光,使用普通的人工晶状体,会出现视物模糊和扭曲,需要视近、视远佩戴两副眼镜或者进一步接受屈光手术。环曲面人工晶状体又叫Toric人工晶状体或可矫正散光型人工晶状体,可以在去除白内障的同时,有效矫正角膜规则散光,提高裸眼视力。

多焦点人工晶状体可以实现远、中、近的全程视力。无论是视近(看书、看报),视中(看手机、看电脑),视远(外出购物、体育运动),都可以最大限度地实现术后脱镜(脱镜率大概80%~90%),但因多焦点人工晶状体设计的关系,目前还是无法避免夜间眩光、光晕、对比敏感度不同程度下降等不良反应,患者有再适应的过程。

(3) 球面和非球面人工晶状体:人工晶状体的表面设计可分为球面和非球面人工晶状体。在人工晶状体设计之初,光学面设计均为球面,该晶状体完全可以满足白内障摘除后复明的需要,但在夜间瞳孔大时,其产生的正球差导致视觉质量下降。近年来,在眼科屈光领域引入了人眼波前像差概念。正常人眼角膜呈正球差,晶状体呈负球差,这种正负球差的互补减小了人眼总球差,从而可获得良好的视觉质量。随着人们对生活质量要求的不断提高,人工晶状体的设计也由原来的球面过渡到非球面,通过人工晶状体表面的非球面设计,使其具有零球差或负球差,平衡角膜的正性球差,降低白内障术后的总球差,从而提高白内障术后患者的黄昏、夜间视觉质量。

由于非球面人工晶状体是在光学部的周边进行非球面化,也就意味着只有当瞳孔大于4 mm时,光线通过周边部才会呈现与球面人工晶状体的成像差异。因此,只有瞳孔大小和对光反应均正常的白内障患者选择非球面人工晶状体才会提高术后的视觉质量。

（4）可矫正散光的人工晶状体也叫 Toric 人工晶状体（见图12-4）：正常人中有一部分人角膜存在散光。散光大于1.5D 的人群占15%~29%。如果植入普通的人工晶状体，术后会残留原有的角膜散光，影响视觉质量。因此对于合并角膜散光的白内障患者，可选用矫正散光的人工晶状体即 Toric 人工晶状体。这种人工晶状体的光学球面上附加一个柱镜，柱镜的度数从+1D~+6D 不等，可以矫正不同程度的散光。当患者的角膜逆规散光>0.75或者顺规散光>1D 的患者，选择 Toric 人工晶状体可获得最佳术后视力。其优点是：①不需要特殊的技术及工具；②预测性强；③良好的稳定性；④可逆性。其缺点是价格昂贵及人工晶状体旋转的问题。常用有 Starr Toric IOL、HumanOptics Toric IOL、Acrysof Toric IOL 等。下面以 Acrysof Toric IOL 为例介绍：Acrysof Toric IOL 是一片式疏水性丙烯酸酯 IOL，光学部直径6.0 mm，全长13.0 mm，其柱镜面设计在光学面的后表面，植入的 IOL 型号及预定放置的轴位应用 Acrysof Toric IOL Calculator 软件计算得到。登陆 www.Acrysoftoriccalculator.com 网站后输入术前角膜曲率及轴向、IOL 球镜度数、手术切口位置、手术源性散光，即可得到所需植入的 IOL 型号及轴位，同时可以得到预期残余散光。软件中所需手术源性散光值由回顾性分析手术者不同轴位透明角膜切口植入 Acrysof 的白内障患者术前和术后3个月角膜曲率计算得到。登陆 www.doctor-hill.com/physician/download.htm 网站，下载手术源性散光计算软件，输入术前和术后3个月的角膜曲率数据、透明角膜切口位置、切口大小，矢量分析法自动计算得到手术医师的手术诱导的散光（SIA）值。术前小瞳孔坐位裂隙灯下进行角膜水平位或切口位置和人工晶状体（IOL）的轴位标记。消毒，常规铺巾，开睑器开睑，表面麻醉，做透明角膜切口和辅助切口。前房注入黏弹剂后行直径约为5.5 mm 的连续环形撕囊，水分离后行超声乳化白内障摘出术，清除晶状体皮质后在囊袋内植入 IOL，先吸出 IOL 后面的黏弹剂，再吸出 IOL 前面的黏弹剂，最终调位至预定轴位并下压 IOL 贴附于后囊膜。术后重点检查患者的裸眼视力和最佳矫正视力、角膜曲率、残余散光度数和眼压，散瞳后裂隙灯检查并记录 IOL 轴位，拍照，采用数字图像分析技术确定 Toric 人工晶状体轴偏离度数准确性更高（见图12-5）。目前，有更为先进的图像导航和手术规划系统，对术者提供实时的数字影像跟踪功能，眼球自动跟踪定位系统可根据手术计划方案，自动确定角巩膜缘位置、角膜中心位置和切口位置，自动确定瞳孔中心，自动确定撕囊位置，自动补偿仰卧位旋转角度，从而完成切口、Toric 人工晶状体轴位的标记（见图12-6）。

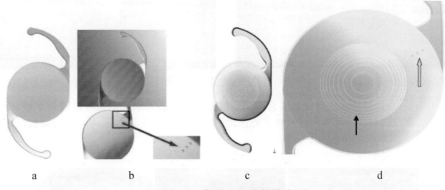

图 12-4　常见人工晶状体类型

a. 单焦点非球面人工晶状体；b. 单焦点 Toric 人工晶状体；c. 多焦点人工晶状体；d. 非球面多焦点 Toric 人工晶状体

（5）多焦点人工晶状体（见图12-4、图12-7）：多焦点晶状体的光线经过聚焦后可形成两个或以上焦点，达到既能看近也能看远的目的，更接近于生理的晶状体。但此类晶状体一般将进入眼内光线能量一分为二：一半左右用于看近，一半左右用于看远。部分患者会出现夜间视觉干扰、眩光、对比敏感度下降等问题。部分植入多焦点人工晶状体的患者术后会有一个学习和适应的过程。

（6）多焦点可矫正散光的人工晶状体（见图12-4、图12-7）：当患者的角膜逆规散光>0.75或者

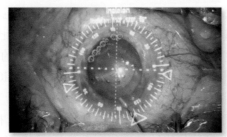

图 12-5　Toric 人工晶状体植入手术示意图（所用图片来源非同一患者）

a. 术前小瞳孔坐位裂隙灯下进行角膜切口位置和 IOL 轴位标记；b. 显示裂隙灯刻度；c. 术前小瞳孔坐位裂隙灯下标记笔 IOL 轴位标记；d. 自制轴偏离计算器核查标记准确度；e. 角膜切口位置和 IOL 轴位标记术中所见；f. 散瞳后裂隙灯后照法检查 IOL 散光轴位

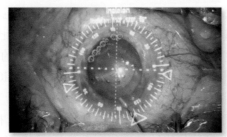
切口引导

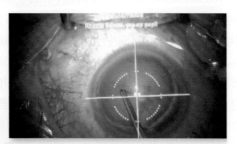
撕囊术引导以获得精确的ELP

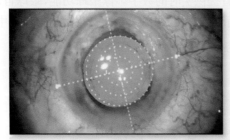
中心定位引导以定位多焦人工晶状体

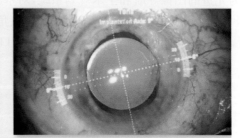
引导散光晶体定位，不再需要手动散光标记

图 12-6　白内障超声乳化摘除联合可矫正散光的 IOL 植入术中图像导航和手术规划系统，对术者提供实时的数字影像跟踪功能，切口、撕囊引导，IOL 中心定位，Toric IOL 轴位标记引导

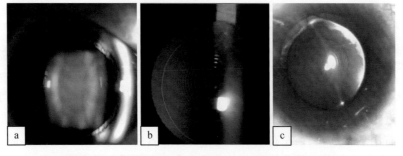

图 12-7　多焦点及多焦点 TORIC 人工晶状体植入手术

a. 年龄相关性白内障裂隙灯所见；b. 多焦点人工晶状体植入（术后）；c. 多焦点 TORIC 人工晶状体植入（术毕）

顺规散光＞1D,同时迫切拥有良好的远视力和近视力的患者,视网膜功能良好,无多焦点人工晶状体手术禁忌证者,可选择多焦点 Toric 人工晶状体。

5. 人工晶状体的个体化选择

人工晶状体的度数计算很复杂。在进行白内障手术之前,必须测量手术眼的角膜曲率、前房深度和眼轴长度等参数。根据这些数据选择相应的人工晶状体公式进行计算。计算出的度数还需与不同的人工晶状体 A 常数相匹配,最后确定拟植入的人工晶状体度数。对于普通的年龄相关性白内障患者来说,基本上这些人工晶状体都是适用的。具体采用哪种人工晶状体,需要结合患者及手术医生的具体情况(见图 12-8)。目前普遍使用的是折叠式人工晶状体。对视觉质量要求不高,经济不宽裕的患者也可考虑普通球面单焦点人工晶状体。经济条件优越且追求较高视觉质量的患者,可考虑特殊设计的人工晶状体包括非球面,多焦点或矫正散光的人工晶状体,甚至是多焦点矫正散光的人工晶状体。

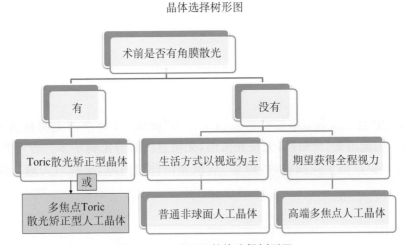

图 12-8　人工晶状体选择树形图

六、思考题

1. 年龄相关性白内障的手术方案如何选择?
2. 如何根据患者情况,进行人工晶状体的个体化选择?

七、推荐阅读文献

1. 李凤鸣,谢立信. 中华眼科学[M]. 3 版. 北京:人民卫生出版社,2014.

2. Horn J D. Status of toric intraocular lenses. Curt Opin Ophthalmol [J]. 2007,18:58-61.

3. 卢奕,季樱红. 重视可调节型和多焦点人工晶状体的临床应用局限性[J]. 中华眼科杂志,2009,45(8):676-678.

案例 13

先天性白内障

一、病历资料

1. 现病史

患儿,女,3岁,因"家长发现双眼瞳孔区发白1月余"就诊。1月余前无明显诱因下家长发现患儿双眼瞳孔区发白,但能追光,无眼红,无畏光流泪,无明显结膜分泌物增多。曾于当地医院就诊,具体治疗不详。为进一步诊治于我院就诊,拟诊"双眼先白性白内障、弱视",为进一步手术治疗收治入院。

2. 既往史

外伤手术史:否认。

过敏史:否认。

用药史:否认最近使用大量抗菌药物。

系统回顾:无特殊。

个人史:足月剖宫产。否认早产、吸氧史。

家族史:否认家族遗传病史,否认家族内先天性白内障病史。

3. 体格检查

眼科专科检查如表13-1所示。

表 13-1 眼科专科检查

		右眼	左眼
视力	远视力:不配合	远视力:不配合	
	近视力:不配合	近视力:不配合	
眼压	Tn	Tn	
眼睑	无下垂	无下垂	
结膜	无充血	无充血	
角膜	透明,KP(—)	透明,KP(—)	
前房	深浅正常,Tyn(—)	深浅正常,Tyn(—)	
虹膜	纹理清,未见新生血管,无后粘连	纹理清,未见新生血管,无后粘连	

（续表）

	右眼	左眼
瞳孔	直径3 mm,对光反射灵敏,RAPD（一）	直径3 mm,对光反射灵敏,RAPD（一）
晶体	绕核性混浊（见图 13 - 1a）	绕核性混浊（见图 13 - 1b）
玻璃体	不配合	不配合
视盘	不配合	不配合
黄斑	不配合	不配合
周边视网膜	不配合	不配合

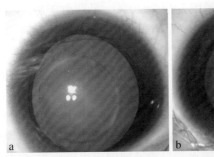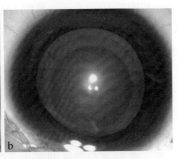

图 13 - 1　晶状体混浊的形态
a. 右眼；b. 左眼

4. 实验室及影像学检查或特殊检查

胸部 X 线检查:心肺未见明显活动性病变。

心电图检查:正常。

B 超检查:双眼内未见明显异常回声。

二、诊治经过

患儿家长 1 月余前发现患儿双眼瞳孔区发白,曾于当地医院就诊,具体治疗不详。现拟诊"双眼先天性白内障、弱视"收治入院,拟行白内障吸除、后囊膜切开、前段玻璃体切割、人工晶状体植入术。

三、病例分析

1. 病史特点或术前小结

患儿,女,3 岁,双眼发病,无家族史,无早产吸氧史,无宠物接触史。

2. 诊断与诊断依据

(1) 家长发现患儿双眼瞳孔区发白。

(2) 否认外伤史。

(3) 检查发现双眼晶状体绕核性混浊,右眼明显。

(4) B 超提示双眼内未见明显异常回声。

基于以上几点分析:初步诊断为双眼先天性白内障,双眼弱视。

3. 鉴别诊断

1）白瞳症的鉴别诊断

（1）永存胚胎血管：见于足月顺产的婴幼儿,90％为单眼发病。患侧眼球小,前房浅,晶状体小而扁平,瞳孔不易散大。晶状体后面可见坚硬的纤维膜,中心部位最厚,其上血管丰富。散大瞳孔常可发现睫状突因牵拉而聚向晶状体后极部,形成放射状条纹。

（2）早产儿视网膜病变：又称未成熟儿视网膜病变。见于早产儿,吸入高浓度氧和低出生体重可能是其危险因素。根据国际分类法,按病情轻重将本病分为 5 期,最终以广泛结缔组织增生和机化膜形成为其主要表现。在晶状体后面形成纤维血管组织,并向心性牵拉睫状体,可同时发生白内障和视网膜脱离。如晶状体透明,检查眼底可以发现视网膜血管扩张迂曲,周边部视网膜新生血管形成,伴视网膜水肿。

（3）视网膜母细胞瘤：是儿童期最常见的原发性眼内恶性肿瘤,多发生于 2～3 岁以前,但也有出生后数月乃至数日发病者。双眼发病占 60％,单眼发病为 40％。早期由于肿瘤在眼内有限范围内生长,不易被发现,特别是单眼患儿。仅当肿瘤长到一定大小,合并继发性视网膜脱离时,在玻璃体内可见到黄白色肿瘤团块。由于肿瘤本身呈现乳白色或黄白色,此时瞳孔区即可出现黄白色反光,即白瞳症,俗称"猫眼"。此外,常见的临床表现还包括斜视、眼红、前房积脓、青光眼、葡萄膜炎等。所以 B 超需首先排除眼内占位。

（4）外层渗出性视网膜病变：又称 Coats 病。本病大多数见于男性儿童,女性比较少见。90％单眼罹患,偶为双眼。发病隐匿,进展缓慢,早期很难被发现,直到视力明显减退、斜视或出现"白瞳"时,才会引起家长注意到医院检查。典型改变为视网膜血管异常及视网膜渗出病变,病变可位于眼底任何象限,多位于赤道部和周边部,以颞侧最为常见。眼底可见单个或多发性病灶,病变部位视网膜呈黄白色隆起,间或类脂样渗出。视网膜动脉和静脉均受累,尤以动脉为著。血管扩张、迂曲,管径粗细不均,囊样、梭形扩张可排列呈串珠样,伴有新生血管和血管瘤形成。FFA 检查显示典型"灯泡"样高荧光,为毛细血管扩张所致。同时也可以观察到毛细血管阻塞和无灌注,晚期可见弥漫性荧光素渗漏。

（5）弓蛔虫病：通常有接触猫狗宠物病史,弓蛔虫感染。临床分两型：肉芽肿型,表现为后极部、周边部视网膜可见灰白色隆起；弥漫性眼内炎型。也可见眼组织局限性炎症。玻璃体牵拉带伴黄斑牵拉、视网膜脱离和并发性白内障。多发于 2～10 岁儿童,以单眼发病为主,很少双眼发病,血、前房水中可查到嗜伊红细胞,酶联免疫吸附试验弓蛔虫抗体阳性可确诊。

（6）其他：如视网膜星形细胞瘤、视网膜脉络膜缺损、视网膜脱离、家族性渗出性玻璃体视网膜病变、有髓神经纤维、葡萄膜炎、色素失调症等。

2）先天性白内障病因的鉴别诊断。

（1）特发性：原因不明,即散发病例。

（2）家族性：多为常染色体显性遗传。

（3）风疹病毒感染（母体风疹综合征）：晶状体核性或完全性混浊,并常伴有小眼球,角膜混浊,瞳孔不易扩大,视网膜色素沉着。可有先天性心脏病、耳聋等。

（4）半乳糖血症：乳激酶或半乳糖-1-磷酸尿苷转移酶缺乏,可出现晶状体典型的油滴状混浊。可有精神发育迟滞和肝脾肿大。

（5）眼脑肾综合征（Lowe 综合征）：有先天性白内障,角膜混浊,青光眼,肾小管功能异常,精神迟滞,为 X 连锁隐性遗传。

（6）其他：包括宫内感染、外伤以及代谢障碍等。

四、处理方案及基本原则

手术是治疗先天性白内障的主要方法。

(1) 先天性白内障的手术指征:直径大于 3 mm、位于视轴中心显著影响视力的白内障;致密的核性白内障;影响检查者观察眼底及伴发斜视的白内障。其他类型如前极性、缝性和点状白内障可能对视力无影响,可随访观察其进展。

(2) 手术时机:手术应在出生后及早进行,最迟不超过 6 个月。双眼白内障者另一眼应在较短的间隔时间内完成手术,一般间隔一周比较合适。

(3) 手术方式:可选择前部入路或后部入路的白内障吸除/切除术,对于 6 岁以下的儿童,由于其无法配合激光后囊膜切开,手术时必须联合后囊膜切开及前段玻璃体切除,以减少后囊膜混浊的发生。

(4) 人工晶状体植入:婴幼儿由于眼球的生长发育较为迅速,且手术并发症相对较多,对于人工晶状体的植入年龄尚有争议。目前多数学者认为 2 岁以上植入人工晶状体是安全的。而在人工晶状体度数的选择上,一般也是保留相应程度的远视以补偿将来的近视漂移,剩余的屈光不正使用眼镜矫正。

(5) 术后应及时积极治疗弱视,这和手术本身一样重要。可以佩戴框架眼镜、RGP、遮盖等方法来进行并坚持视功能的重建治疗。

(6) 预后:单眼、年龄越大的先白或伴有眼球震颤、斜视者视功能重建效果差。

五、要点与讨论

1. 先天性白内障的临床类型

(1) 全白内障:约占先天性白内障总数的 20%,仅次于核性和绕核性白内障,是整个晶状体的全白色混浊。

(2) 核性白内障:是最常见的先天性白内障类型之一,约占先天性白内障的 1/4。病变累及胚胎核和胎儿核,呈致密的白色混浊。混浊范围直径可达 4~5 mm,位于晶状体核心部,完全遮挡瞳孔区。多为双眼发病。

(3) 绕核性白内障:较常见。男性多于女性,双眼发病。表现为在透明的皮质和相对比较透明的核之间,呈向心性排列的细点状混浊。

(4) 胚胎核性白内障:混浊仅局限于胚胎核内,胎儿核不受影响。混浊呈粉尘样外观,混浊区内密集的细小白点,位于 Y 字缝附近。双眼发病,通常不影响视力。

(5) 膜性白内障:晶状体纤维在母体内发生退行性变,皮质逐渐被吸收而形成。临床表现为致密的灰白色机化膜,表面不规则,有时可看到睫状突粘连于膜表面,或有血管长入。

(6) 极性白内障:指晶状体前后极的混浊,可分为前极性、后极性和前后极性白内障。

(7) 缝合性白内障:双眼发病,病变静止,一般影响视力不明显。混浊由白色或浅蓝色斑点组成,沿缝合线分布。

(8) 珊瑚状白内障:混浊位于晶状体中心部,多呈盘状,周围伸出很多伪足样、条索样混浊。病变静止,常因累及晶状体核而影响视力。

(9) 发育性白内障:一般在出生后形成。混浊多呈圆形或类圆形轮廓,可随年龄加重,但进展缓慢,一般不影响视力。可分为点状白内障和冠状白内障。

2. 实验室诊断

先天性白内障病因复杂,在大多数情况下都合并眼部和其他系统异常,因此临床表现呈现多样性的特点。为明确诊断,有时需完成一些实验室检查,以提供更为准确的客观证据。

（1）先天性白内障合并其他系统的畸形，这些患者有可能是染色体病，因此要完成染色体核型分析和分带检查。

（2）糖尿病、新生儿低血糖症应查血糖、尿糖和酮体。

（3）肾病合并先天性白内障应查尿常规和尿氨基酸，以确诊 Lowe 综合征、Alport 综合征等。

（4）苯丙酮尿症：尿苯丙酮酸检查阳性，尿的氯化铁试验阳性。

（5）甲状旁腺功能低下：血清钙降低，血清磷升高，血清钙低于 1.92 mmol/L，有低钙性白内障发生。

（6）半乳糖血症：除了进行半乳糖尿的筛选以外，应查半乳糖-1-磷酸尿苷转移酶和半乳糖激酶。

（7）同型胱氨酸尿症：应做同型胱氨酸尿的定性检查，氢硼化钠试验阳性可以确诊本病。

（8）氨基酸测定：应用氨基酸自动分析仪测定血氨基酸水平，可以诊断某些代谢病合并先天性白内障，如同型胱氨酸尿症、酪氨酸血症。

（9）风疹综合征：母亲感染风疹病毒后，取急性期或恢复期血清，测血清抗体滴度，如果高于正常 4 倍，则为阳性结果。

六、思考题

1. 通过本案例的分析，你对先天性白内障病例分析的过程有何体会？
2. 通过本案例的分析，你对白瞳症的鉴别诊断的能力是否有提高？
3. 通过本案例的分析，你觉得对先天性白内障的治疗方面有什么注意点？

七、推荐阅读文献

1. 何守志. 晶状体病学[M]. 2 版. 北京：人民卫生出版社，2014.
2. Steinert R. Cataract Surgery [M]. Third Edition. US. Saunders. October 15,2009.
3. 徐亮，吴晓. 同仁眼科手册[M]. 北京：科学出版社，2002：375-381.

案例 14

糖尿病性白内障

一、病历资料

1. 现病史

患者,女性,59 岁,主诉"**双眼视力进行性下降 2 年余,加重 3 月**"。无眼红、眼痛,无视物变形,今为求进一步诊治来我院门诊。

2. 既往史

内分泌系统:患者诊断有 2 型糖尿病 8 年,目前服用降糖药物控制血糖。

用药史:目前服用二甲双胍,阿卡波糖控制血糖。

外伤手术史:1 年前曾行双眼视网膜激光光凝术。

过敏史:否认。

3. 体格检查

眼科专科检查如表 14 - 1 所示。

表 14 - 1　眼科专科检查

	右眼	左眼
视力	远视力:0.15	远视力:0.12
	近视力:J7	近视力:J7
	矫正:无助	矫正:无助
眼压	16 mmHg	15 mmHg
眼睑	无下垂	无下垂
结膜	无充血	无充血
角膜	透明	透明
前房	中深,Tyn(一)	中深,Tyn(一)
虹膜	平伏	平伏
瞳孔	直径3 mm,对光反射灵敏	直径3 mm,对光反射灵敏
晶状体	皮质混浊,前囊下混浊 (见图 14 - 1)	皮质混浊,前囊下混浊明显(见图 14 - 1)

（续表）

	右眼	左眼
玻璃体	轻度絮状混浊	轻度絮状混浊
视盘	界清色淡红，C/D＝0.3	界清色淡红，C/D＝0.3
黄斑	轻度水肿	中央反光凹（＋）
视网膜	平伏，可见激光斑，局部见少量微血管瘤	隐见平伏，可见激光斑

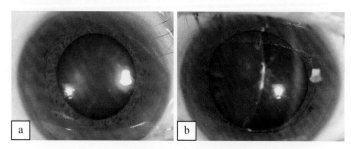

图 14-1　双眼皮质性混浊，左眼前囊下混浊明显

a. 为右眼；b. 为左眼

4. 实验室及影像学检查或特殊检查

空腹血糖：7.8 mmol/L，HBA1C 6.3％。

OCT：右眼黄斑部视网膜轻度增厚，黄斑前膜形成。左眼中心凹形态基本正常。

FFA：右眼造影早起见微血管瘤，视网膜下方和鼻侧见片状毛细血管无灌注区，晚期黄斑区见荧光渗漏。左眼因屈光间质混浊，造影图像不清。

二、诊治经过

患者 2 年前自觉双眼视力下降，未予重视。近 3 月来患者发觉视力下降明显，视物模糊，不伴有视物变形、眼红、眼痛，自行于眼镜店验光配镜，但被告知视力矫正无助，遂于我院门诊就诊。患者诊断有 2 型糖尿病 8 年，目前服用降糖药物治疗。根据眼科专科检查和辅助检查，初步诊断为"双眼糖尿病性白内障，双眼糖尿病性视网膜病变"，建议先行左眼 Phaco＋IOL 术，术后进一步行糖尿病性视网膜病变检查及治疗；右眼先行视网膜激光光凝术，稳定至少 3 个月后再行 Phaco＋IOL 术。

三、病例分析

1. 病史特点或术前小结

（1）病史询问：注重问诊技巧和病史资料的真实、系统及全面。仔细询问患者视力下降的时间，是否伴有其他症状，如视物变形、眼红、眼痛、视物遮挡等，是否有眼部手术史。

（2）全身情况：除了眼部症状的问询，同样要询问患者的诱因、就诊经过和全身情况。该名患者自行配镜时发现视力矫正无助，排除了屈光不正可能；患者有多年糖尿病病史，提示需要排除糖尿病性视网膜病变导致的视力下降，应仔细询问患者诊断糖尿病时间，血糖控制如何，服药或胰岛素使用情况。

2. 诊断与诊断依据

（1）双眼视力下降 2 年余，无视力变形，无眼红、眼痛；视力矫正无助。

（2）2 型糖尿病 8 年，曾行双眼视网膜激光光凝术。

（3）双眼晶状体皮质混浊，前囊下混浊明显，玻璃体絮状混浊，视网膜平，见激光瘢痕，余无明显阳性体征。

（4）辅助检查显示空腹血糖：7.8 mmol/L，HBA1C 6.3%。

基于以上几点分析：初步诊断为双眼糖尿病性白内障，双眼糖尿病性视网膜病变（右眼糖尿病性视网膜病变中度非增殖期）。

3. 鉴别诊断

（1）年龄相关性白内障：是白内障中最常见的一种类型，多发生在 40～50 岁以上的人群。晶状体本身逐渐混浊，而全身和局部未查出明显病因。常为双侧发病，可先后或同时发生，从发病到成熟可历时数月至数年，多数情况下双眼晶状体混浊程度对称。

（2）并发性白内障：由其他眼部疾病引起的白内障，眼前节、眼后节的许多疾病引起眼内环境的改变，是晶状体营养或代谢发生障碍，产生混浊，如青光眼、葡萄膜炎、视网膜脱离、眼内肿瘤、高度近视等；常有原发病的相应表现，其晶状体混浊与原发病成正比。该患者病史及眼部表现不符，暂不考虑此诊断。

四、处理方案及基本原则

糖尿病性白内障处理须结合患者血糖控制情况及有无糖尿病性视网膜病变及黄斑水肿、程度如何、治疗等情况综合加以决定。

（1）无 DR，或 NPDR 不需光凝治疗：Phaco＋IOL。

（2）NPDR 或 PDR 需光凝治疗：①视网膜会诊需光凝治疗，先光凝；②如眼底因白内障看不清，先行 Phaco＋IOL，1～2 周尽快光凝，以防术后糖尿病视网膜病变进展加快。

对于本患者，建议先行左眼 Phaco＋IOL 术，术后进一步行糖尿病性视网膜病变检查及治疗；右眼先行视网膜激光光凝术，稳定至少 3 个月后再行 Phaco＋IOL 术。

五、要点与讨论

1. 糖尿病性白内障特点

糖尿病患者中发生白内障主要有两种分型：

（1）糖尿病患者的年龄相关性白内障：发病较单纯年龄相关性白内障早，发病较快。

（2）真性糖尿病性白内障：主要见于青少年糖尿病患者，多位双眼发病，特点是发展迅速，最短可再数天内完全混浊。

糖尿病性白内障早期在晶状体囊膜下前后浅层皮质出现白色、细小、大小不一的混浊，或呈雪花样混浊，也可以是后囊下皮质呈放射样混浊，逐渐进展出现空泡、水裂及板层分离。

2. 白内障手术是否会加重糖尿病视网膜病变

（1）不伴 DR 或仅伴轻、中度 NPDR 的糖尿病患者，术后 DR 进展的可能性低。

（2）伴重度 NPDR 或 PDR 者，术后 DR 进展风险增加。

（3）伴有严重 DR，或者术前已有有临床意义的黄斑水肿（clinical siginificant macular edema，CSME），术后可能会增加 CSME 的发生及持续的风险。

（4）长期良好的血糖控制较术前快速降低血糖更有利于防止 DR 进展和 CSME 发生。

3. 白内障手术时机的选择

（1）术后 CSME 的发生率在伴轻、中度 DR 的患者和术前无 CSME 存在患者并不增加，而在严重 DR 和术前已存在 CSME 患者，术后 CSME 发生和持续的风险增加，因此建议不应过度推迟糖尿病患者的白内障手术。

（2）对于白内障术前已经存在的 CSME 和严重 DR 应首先进行治疗，建议术前 DR 至少静养 3 个月。

4. 糖尿病性白内障患者术后发生干眼的概率增加

（1）糖尿病患者泪膜功能较差，是干眼症的易患人群，行白内障超声乳化术后干眼症状较单纯年龄相关性白内障患者发生得早，症状更明显，持续时间更长。

（2）对于术后发生干眼症患者，常规辅以不含防腐剂的人工泪液，增加眼表面组织的黏度，减轻泪膜的损伤，缓解干眼症状，使术后泪膜尽早恢复。

5. 糖尿病性白内障患者白内障术后后发性白内障发生概率增加

糖尿病患者由于血糖高，术前晶状体渗透压升高，晶状体本身膨胀，皮质黏性偏大，后囊膜容易附着条状、丝状等纤维组织，且因附着牢固，术中无法彻底抛光干净，故而残留晶状体上皮细胞移行增生，术后相对容易发生后囊膜混浊，即后发性白内障。一旦术后后发性白内障发生影响视力，可行激光后囊膜切开提高视力。

6. 糖尿病史 5 年以上的患者需每年定期作眼底检查、随访和必要的激光治疗。

六、思考题

1. 通过本案例的分析，你对白内障合并糖尿病性视网膜病变患者如何进行合理的诊治有何体会？
2. 糖尿病性白内障围手术期处理需要注意哪些问题？

七、推荐阅读文献

1. 葛坚，赵家良，黎晓新. 眼科学［M］. 2 版. 北京：人民卫生出版社，2014.
2. 邹玉平，彭亮红. 白内障基础与临床［M］. 北京：人民卫生出版社，2014.
3. Shah AS，Chen SH. Cataract surgery and diabetes［J］. Curr opin ophthalmol，2010，21：4 - 9.

4. Kim SJ，Equi R，Bressler NM. Analysis of macular edema after cataract surgery in patients with diabetes using optical coherenee tomography［J］. Ophthalmology，2007，114：881 - 889.

5. Rashid S，Young LH. Progression of diabetic retinopathy and maculopathy after phacoemulsification surgery［J］. Int Ophthalmol Clin，2010，50：155 - 166.

6. Movahedan A，Djalilian AR. Cataract surgery in the face of ocular surface disease［J］. Curr Opin Ophthalmol，2012，23：68 - 72.

高度近视并发性白内障

一、病历资料

1. 现病史

患者,男性,56岁,主诉"双眼视物模糊2年"。2年前无明显诱因下出现双眼视物模糊伴近视度数加深,无眼红、畏光等不适,无虹视、无眼痛等不适,今为求进一步诊治来我院门诊。

2. 既往史

家族史:父母近视,具体不详。

用药史:无殊。

外伤手术史:否认。

过敏史:否认。

3. 体格检查

眼科专科检查如表15-1所示。

表 15-1　眼科专科检查

	右眼		左眼
视力	远视力:HM/BE		远视力:Fc/30 cm
	近视力:<J7		近视力:<J7
眼压	18 mmHg		19 mmHg
眼睑	无下垂		无下垂
结膜	无充血		无充血
角膜	透明		透明
前房	Flare(一) cell(一)		Flare(一) cell(一)
虹膜	平伏		平伏
瞳孔	直径3 mm,对光反射灵敏,RAPD(一)		直径3 mm,对光反射灵敏,RAPD(一)
晶状体	C1N5(见图15-1)		C1N4(见图15-2)
玻璃体	窥不清		窥不清

（续表）

	右眼	左眼
视盘	窥不清	窥不清
黄斑	窥不清	窥不清
周边视网膜	窥不清	窥不清

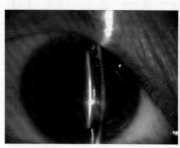
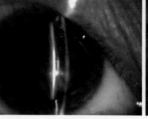

图 15 - 1　右眼晶状体　　　　图 15 - 2　左眼晶状体

4. 影像学检查或特殊检查

（1）B 超检查：双眼玻璃体后脱离，双眼后巩膜葡萄肿。

（2）A 超检查：右眼眼轴 33.25 mm 左眼眼轴 32.16 mm。

二、诊治经过

患者入院后，根据眼科专科检查和辅助检查，诊断为"双眼并发性白内障，双眼高度近视"，分别行双眼囊外白内障摘除＋人工晶状体植入术（humanoptic IOL），术后予：百力特眼药水 ou qid×2 周，可乐必妥 ou qid×2 周，普拉洛芬眼药水 ou qid×4 周。裸眼视力：右眼 0.2，左眼 0.3。术后一月矫正视力：右眼－4.00DS／－1.00×175—0.8，左眼－4.25DS／－0.75×5—0.9。术后 45 天，患者右眼视力突然下降到 0.05，矫正无提高，散瞳后见右眼如图 15 - 3a 所示，左眼如图 15 - 3b 所示，诊断为双眼囊袋收缩综合征，因右眼囊袋收缩严重，IOL 移位及半脱位，故予右眼 IOL 取出＋悬吊式 IOL 植入术，左眼予 YAG 激光松解前囊收缩环，术后右眼视力 0.15，矫正－4.25／－1.50×135—0.7，左眼视力 0.3，矫正同前。

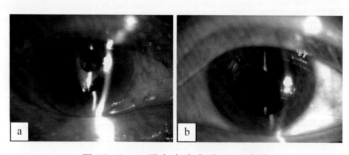

图 15 - 3　双眼白内障术后 45 天表现

a. 右眼；b. 左眼

三、病例分析

1. 病史特点或术前小结

（1）病史询问：注重问诊技巧和病史资料的真实、系统及全面。对于此类患者，要注重分析近视的情况,视力下降的时间及视力下降的原因是晶状体所致为主还是眼底病变所致为主,以判断手术预后。

(2) 眼部情况:要关注患者的屈光状态与客观检查眼轴长度等是否相符,先判断是轴性近视还是屈光性近视,排除球形晶状体可能,再判断白内障的原因。然后观察白内障的程度尤其是核分级以及悬韧带状态,决定手术方案是普通超声乳化手术、囊外摘除术还是囊内摘除术,以及是否植入人工晶状体。此外还要注意评估患者的眼底状态,可以判断患者的手术预后。

2. 诊断与诊断依据

1) 第一次手术前诊断依据

(1) 主要根据晶状体的混浊程度、多以核性白内障为主。

(2) 眼轴长度大于 26 mm。

(3) 没有明确的外伤、手术史,不伴有糖尿病等全身代谢性疾病。

(4) 注意是否有悬韧带的松弛或离断,尤其在黑核状态下易发。

(5) 若能窥清眼底的情况下,除了 B 超、OCT 常规眼底检查外,建议双眼散瞳彻查周边眼底,以便充分了解病情及预后。

2) 第二次手术前诊断依据

(1) 高度近视并发性白内障患者术后再次出现明显视力下降。

(2) 排除眼底的病变及后发障后要考虑到囊袋收缩综合征的可能。

(3) 为明确诊断可以散瞳检查,建议双眼散瞳,如一眼已经发生明显囊袋收缩,另一眼发生囊袋收缩的可能性也很大。

3. 鉴别诊断

(1) 眼轴跟屈光状态的匹配性:如果眼轴不长(通常<26 mm),患者近视很深且跟眼轴轴长明显不匹配,除了老年性白内障的核性近视,也要警惕球形晶状体可能,此时可询问患者年轻时是否有近视,及借助 UBM 或者 Lenstar 等测量晶状体的厚度等予以参考鉴别。

(2) 悬韧带的状态:高度近视并发性白内障容易伴有悬韧带自发的松弛或离断,因此术前仔细评估悬韧带的状态,也为手术方案的制定和手术的顺利进行提供保障,可以借助眼部查体下的虹膜震颤现象、辅助检查的 UBM 等。

(3) 囊袋收缩综合征:高度近视、视网膜色素变性、葡萄膜炎等是囊袋收缩的高危因素,高度近视并发性白内障术后要警惕其发生的可能性。

四、处理方案及基本原则

高度近视并发性白内障的手术方案选择参考,具体还是要根据实际情况比如角膜内皮情况等综合评估,如表 15 - 2 所示。

表 15 - 2　高度近视并发性白内障的手术方案选择参考

	核分级	悬韧带状态	眼底病变程度	不放 IOL 的屈光状态
Phaco+IOL	2～4	好	好	/
ECCE+IOL	5～6	好	尚可	/
ICCE+悬吊 IOL	4～6	脱位大于 180 度	尚可	中高度远视状态
ICCE 不植入 IOL	4～6	脱位大于 180 度	不好或尚可	正视或中低度近视状态

此外,在综合考虑核分级、脱位程度、术者手术操作熟练程度等的情况下,还可以借助囊袋张力环(标准或改良 CTR)、囊膜或囊袋拉钩等工具,减少手术创伤,进一步提高手术效果,具体参考晶状体脱位章节。

高度近视并发性白内障术后囊袋收缩综合征的处理:此类白内障术后往往会发生一定程度的囊袋收缩,需评估收缩环的大小决定处理原则,如收缩环直径已经小于自然瞳孔大小,影响视力,则需要积极处理:如只是囊袋收缩,悬韧带虽受拉伸但无明显离断,IOL 无明显移位,可考虑 YAG 激光前囊收缩环松解;如 IOL 移位严重甚至脱位,可能需要原有 IOL 取出改为悬吊式植入。

五、要点与讨论

1. 高度近视并发性白内障的解剖特点

眼轴:≥26 mm 或近视≥−6.0D;角膜曲率≈正常;前房深度＞正常;晶状体及囊袋大小＞正常;悬韧带更薄弱;巩膜伴后巩膜葡萄肿;脉络膜血管网异常,更脆弱;玻璃体液化更早;视网膜周边和黄斑区的更多病变。

2. 临床检查要点

除了常规检查,要注意:

(1) 虹膜:与晶状体的间隙、震颤等,来判断悬韧带状态。

(2) 晶状体:核性为主,少数后囊下型,裂隙灯下白内障程度与显微镜红光反射下的核硬度存在差异,注意参数的设置。

(3) 散瞳:一方面可以准确判断核硬度,决定手术参数和方案,另一方面要进行彻底的眼底检查。

3. 辅助检查要点

(1) 高度近视个性特点,通常对手术的要求较高。

(2) B 超检查:观察眼底的病变、葡萄肿。

(3) OCT 检查:劈裂、黄斑裂孔、局限性脱离、玻璃体视网膜牵引、脉络膜新生血管等,术前充分解释预后很有必要。

(4) 眼底/眼前节照相:给患者以直观的认识,包括自身白内障程度及眼底病变程度。

(5) 角膜地形图:散光的评估,不规则散光等。

(6) 眼压等排除开角型青光眼的存在。

4. 术后屈光状态选择注意阅读习惯、双眼手术间隔:

(1) A 超/IOL master 的区别(见表 15 - 3)。

表 15 - 3　A 超/IOL master 的区别

	A 超	IOLmaster
媒介	10 MHz 超声波	部分相干干涉(PCI)光学原理 780 nm 激光束
原理	接触(压陷或液体)	非接触
功能	眼轴、节段性测量	眼轴、角膜曲率、ACD、W - W、IOL 度数计算
界面	内界膜	RPE
	声波方向和视轴不同	视轴
误差	0.1～0.12 mm	0.01～0.02 mm
局限性	葡萄肿、硅油眼、IOL 眼、无晶状体眼、旁中心注视	致密白内障、注视困难(VA)、角膜异常、眼底病变

(2) 高度近视眼存在测量的困难:

① A 超：后巩膜葡萄肿的存在可导致术后 3.0D～4.0D 的误差，可用 B 超确定中心凹位置。

② IOLmaster：眼轴越长 IOLmaster 准确性也相对下降。

（3）误差的来源（见图 15-4）：

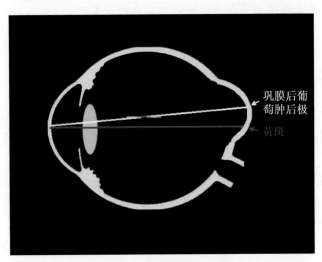

巩膜后葡
萄肿后极

黄斑

图 15-4　测量误差的来源

① 后巩膜葡萄肿的深度：经过视乳头和葡萄肿最深处的 B 超图测量。

分级（Grade）：0 级，平滑巩膜弧度；1 级，深度≤2 mm；2 级，2 mm＜深度≤4 mm；3 级，4 mm＜深度≤6 mm；4 级，深度＞6 mm。

② 劈裂的高度。

③ 劈裂的层次影响内界膜的判定。

④ 视网膜脱离和黄斑孔的影响。

5. IOL 公式选择

眼轴 26～28 mm：SRK/T≈Haigis。

眼轴＞28 mm：Haigis/Holiday Ⅱ/Ⅰ。

6. 设计术后屈光状态

关于这一点存在争议，但总体原则是：保留低度近视的状态，避免远视；眼轴越长，术后保留的近视度数越高；屈光参差＜3D，以免术后配镜矫正的不适。

7. IOL 的选择

（1）大光学面 IOL 更合适：

Human Optic OZ

OZ：≤18.0D 7.0 mm；≥18.5D 6.5 mm；≥28D 6.0 mm。

Rayner OZ 6.25 mm（＜21D）5.75（＞21D）

（2）应该植入 IOL：可以减少玻璃体前运动，减少玻璃体后脱离导致的牵引和视网膜脱离。

（3）不主张硅胶 IOL：未来可能需要玻璃体视网膜手术，硅油的使用受到影响。

8. 囊袋收缩综合征

（1）IOL 囊袋内植入后，由各种原因引起的以晶状体囊袋赤道部直径缩小为特征，伴有晶状体前囊纤维化和撕囊区面积缩小的一种综合征，最终导致 IOL 偏位、视力下降、眩光等。

（2）剥脱综合征、高度近视、RP、葡萄膜炎等多见。

（3）硅胶＞亲水性＞疏水性 IOL。

（4）建议在高度近视患者撕囊口适当的大些。

六、思考题

1. 高度近视眼白内障术后保留多少近视能达到满意的效果？
2. 高度近视眼白内障术后为什么容易发生囊袋收缩综合征？

七、推荐阅读文献

1. Praveen MR，Vasavada AR，Jani UD et al. Prevalence of cataract type in relation to axial length in subjects with high myopia and emmetropia in an Indian population [J]. Am J Ophthalmol，2008，145(1)：176－181.

2. Lim R，Mitchell P，Cumming RG. Refractive associations with cataract：the Blue Mountains Eye Study [J]. Invest Ophthalmol Vis Sci，1999，40：3021－6

3. Roessler GF，Dietlein TS，Plange N，et al. Accuracy of intraocular lens power calculation using partial coherence interferometry in patients with high myopia [J]. Ophthalmic Physiol Opt，2012，32(3)：228－33.

4. Hsiang HW，Ohno-Matsui K，Shimada N et al. Am J Ophthalmol. Clinical characteristics of posterior staphyloma in eyes with pathologic myopia [J]. 2008，146(1)：102－110.

外伤性白内障

一、病历资料

1. 现病史

患者,男性,15岁,因"一周前右眼不慎被眼镜玻璃碎片划伤"就诊,急诊至我院,检查见右眼角膜裂伤,晶状体混浊,诊断为"右眼角膜穿孔伤,右眼外伤性白内障",急诊行"右眼角膜裂伤修补术",术后予抗炎、抗感染治疗,恢复可。患者于我院门诊随访,诉右眼视物模糊加重,诊断为"右眼外伤性白内障,角膜裂伤缝合术后",拟行进一步治疗收住入院。

2. 既往史

呼吸、循环、消化、血液、内分泌、皮肤五官、精神神经、运动骨骼系统:无异常。家族史:无异常。

个人史:出生于原籍,无烟酒等不良嗜好。

外伤手术史:同现病史。

过敏史:否认。

3. 体格检查

眼科专科检查如表 16 - 1 所示。

表 16 - 1　眼科专科检查

	右眼	左眼
视力	远视力:HM/BE	远视力:1.0
	近视力:<J7	近视力:J1
眼压	19 mmHg	12 mmHg
眼位	位正	位正
眼睑	无下垂	无下垂
结膜	无充血	无充血
角膜	鼻上方见一横行瘢痕,缝线在位,KP(一)	透明,KP(一)
前房	偏浅,Tyn(一), cell(一)	中深,Tyn(一), cell(一)
虹膜	色泽正常,纹理清晰	色泽正常,纹理清晰

（续表）

	右眼	左眼
瞳孔	直径 6 mm，药物性散大	圆，直径 3 mm，对光反射灵敏
晶状体	全混，皮质外溢（见图 16-1）	透明（见图 16-1）
玻璃体	窥不清	透明
视盘	窥不清	界清色淡红，C/D＝0.3
黄斑	窥不清	中央反光凹（＋）
周边视网膜	窥不清	平伏

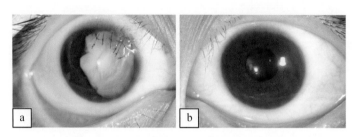

图 16-1　右眼晶状体混浊，皮质外溢；左眼正常
a. 右眼；b. 左眼

4. 实验室及影像学检查或特殊检查

B 超检查：右眼内少量点状回声。

二、诊治经过

患者入院后完善各项相关检查，初步诊断为"右眼外伤性白内障，角膜穿通伤缝合术后"，于局麻下行右眼白内障吸除＋人工晶状体植入术（见图 16-2），术后予泼尼松龙滴眼液 od qid，左氧氟沙星眼药水 od qid，普拉洛芬眼药水 od qid，地塞米松磷酸钠注射液 5 mg ivgtt qd。

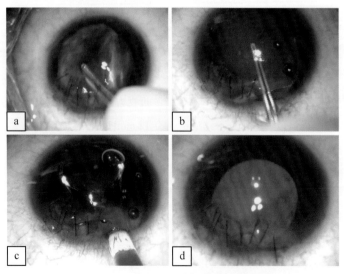

图 16-2　右眼外伤性白内障手术截图
a. 吸除皮质；b. 修整不规则裂开的前囊膜；c. 植入晶状体；d. 缝合切口，术毕

三、病例分析

1. 病例特点

(1) 病史询问:注意询问患者的受伤时间、既往眼部手术史,病程中的眼部并发症,如角膜水肿、继发性青光眼、眼内炎等情况及相关的药物治疗、手术干预情况。

(2) 全身情况:药物过敏史及有无激素全身应用的危险因素(如胃炎、胃出血史)。

2. 诊断与诊断依据

(1) 明确外伤史。

(2) 外伤眼晶状体混浊,皮质外溢。

(3) B 超检查提示未见玻璃体积血及视网膜脱离改变。

四、处理方案及基本原则

(1) 晶状体局限性混浊,视力影响不大者(例如视力超过 0.5),可暂随访观察。

(2) 晶状体已变为弥漫性混浊,视力明显下降(小于 0.3 或 0.4)则可行白内障摘除术及人工晶状体植入,白内障摘除可行囊外或超声乳化术。

(3) 晶状体皮质散入前房,应尽早行白内障摘除及人工晶状体植入术,如已引起继发性青光眼或葡萄膜炎者,应立即行晶状体摘除术,并尽可能除净皮质,同时按青光眼或葡萄膜炎治疗。

(4) 外伤性白内障如后囊膜完整,或后囊膜缺如小于 1/2 后囊膜面积者,大多可植入人工晶状体。对后囊膜缺如过大者,可考虑巩膜缝线固定后房型人工晶状体,虹膜夹型人工晶状体或前房型人工晶状体植入术,如有虹膜损伤,应同时修补。

五、要点与讨论

1. 外伤性白内障的病因及表现

外伤性白内障多数为穿通伤所致,其次为眼挫伤、爆炸伤和电击伤。除外伤性白内障外,常常合并眼内异物、眼前段组织以及眼后段组织的复合性损伤,并可由此引起一系列眼内并发症,如继发性青光眼、视网膜脱离、视网膜脉络膜出血及眼内炎等。眼球穿孔伤及挫伤均可造成晶状体囊膜损伤而导致外伤性白内障。多见于角膜穿孔伤,白内障在数小时内即可出现,并可见到混浊肿胀的皮质经破损的囊膜散发于前房内,少数局限混浊可以持续相当一段时间。

2. 诊断和治疗需要考虑的几个问题

(1) 合并虹膜损伤:要注意残留虹膜的多少、部位、范围:①切除游离的、无功能的虹膜;②根部离断的局部范围内的虹膜可试行虹膜缝合复位;③根据虹膜缺损的范围选择合适的虹膜植入术或带虹膜隔人工晶状体。

(2) 合并外伤性晶状体半脱位:可见赤道部悬韧带、晶状体偏位、残留虹膜部位的虹膜震颤,部分患者可有前房变浅、眼压升高等体征,UBM 有助于诊断。

(3) 合并继发性青光眼:可为炎症性、损伤性及机械性,注意分析致病因素,监测眼压,对症处理。

(4) 合并眼内异物:任何性质的球内异物,原则上均应取出。有时由于异物位置特殊(例如近视神经旁侧),或异物为非磁性,在取出时,都可严重破坏眼球组织,在这种情况下,必须慎重衡量手术的利弊因素,再作决定。磁性异物,一旦确诊,必须及早取出,如有炎症发生更应分秒必争,尽快取出。部分后极部磁性异物及球壁异物和非磁性玻璃体必须行玻璃体切割术取出。

① 前房及虹膜异物：一般均可经角膜缘切口（切口应靠近异物部位）取出异物。术前需缩瞳，以免术中虹膜脱出，或损伤晶状体。眼压可予适当降低，切口不宜过小。如异物为磁性，可用磁铁吸出，如为非磁性时，则可用镊子夹出。如有粘连，可切除部分虹膜连同异物取出。术后结膜下注射抗生素，散瞳包扎。

② 晶状体异物：一般认为如晶状体尚透明，视力尚后，可不必急于手术。如晶状体已变混浊，并逐渐发展，或已产生铁锈症，则应考虑先取出异物，也可在行白内障手术的同时取出异物。

③ 玻璃体和球壁异物：一般都采用后路法，即通过 X 线摄片对异物进行准确定位后，在正对异物所在的巩膜部位作一切口，取出异物，对于赤道部前的部分异物，可尝试平坦部切口取出。非磁性异物可用玻璃体切割方法取出。

（5）合并眼内炎：患者多有眼球破裂或球内异物史，伴视物模糊、眼红、眼痛，前房内可见明显的炎症反应，较为严重的患者玻璃体腔炎症也较为明显，B 超检查可发现中-大量玻璃体混浊。

（6）合并后囊损伤：部分患者可合并有后囊膜损伤，可为前囊膜裂伤累及后囊膜、异物穿破后囊膜或穿刺伤刺破后囊膜，吸水混浊肿胀的皮质或核可下坠到玻璃体腔，仔细检查晶状体混浊并不均匀一致，混浊较轻处往往提示后囊膜破裂，皮质或核入玻璃体腔（见图 16-3a、b），B 超可检查出前中段玻璃体混浊明显（见图 16-3c），或可看到坠入视网膜前的晶状体环状混浊影像（见图 16-3d）。手术时要小心操作，备好玻璃体切割设备，准备玻璃体切割方法取出晶状体及处理后段可能的并发症如玻璃体积血、视网膜裂孔等。

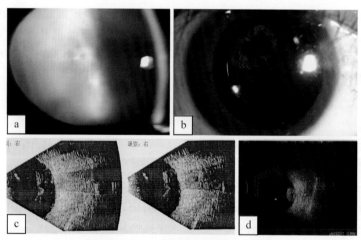

图 16-3　伤及后囊的外伤性白内障

a. 伤及后囊的外伤性白内障，晶状体混浊不均匀一致，混浊较轻处往往提示后囊膜破裂；b. 术后见后囊膜裂孔；c. B 超检查示前中段玻璃体混浊明显；d. B 超示坠入视网膜前的晶状体环状混浊影像。图片中 c 和 d 非同一病例

六、思考题

1. 如何把握外伤性白内障的手术时机？

2. 通过本案例的分析你对外伤性白内障的治疗方法有哪些了解？

3. 外伤性白内障诊断和治疗过程中需要注意哪些问题？

七、推荐阅读文献

1. 李凤鸣,谢立信. 中华眼科学[M]. 3 版. 北京:人民卫生出版社,2014.

2. De Juan, sternbeng P, Michels RG. Penetrating cular injuries: types of injuries and VisualResults [J]. Ophthalmology, 1983, 90(11):1318 – 1322.

3. Rumelt S, Rehany U. The influence of surgery and intraocular Lens implantation timing on visual outcome in traumatic cataract [J]. Graefes Arch Clin Exp Ophthalmol, 2010, 248:1293 – 1297.

案例 17

外伤性晶状体半脱位

一、病历资料

1. 现病史

患者,男性,30岁,主诉"右眼被木棒撞击后视物模糊伴胀痛3天"。3天前患者右眼被木棒击中,即感右眼视物模糊伴眼痛,至当地医院就诊,诊断为"右眼角膜穿孔伤",因创口自闭,未予缝合,给予局部应用糖皮质激素、抗生素眼药水点眼。1天后右眼胀痛明显加重,且视物更加模糊,为求进一步诊治来我院门诊。

2. 既往史

用药史:眼部用药见现病史,否认全身用药。

外伤手术史:3天前右眼外伤见现病史。

3. 体格检查

眼科专科检查如表17-1所示。

表 17-1 眼科专科检查

	右眼		左眼
视力	远视力:0.04		远视力:1.0
	近视力:J7		近视力:J1
眼压	34 mmHg		15 mmHg
眼睑	无下垂		无下垂
结膜	混合充血(++)		无充血
角膜	下方角膜穿通伤		明
前房	创口对合良好		
	Seidel 试验(—)		中深
	较对侧浅		
	无前房积脓		
虹膜	虹膜震颤		平伏
	下方虹膜周边前粘		

（续表）

	右眼	左眼
瞳孔	直径 4 mm，对光反射迟钝，RAPD（一）	直径 3 mm，对光反射灵敏，RAPD（一）
晶状体	透明，瞳孔放大后可见下方及两侧悬韧带离断（见图 17-1）	透明
玻璃体	透明	透明
视盘	界清色淡红，C/D=0.3	界清色淡红，C/D=0.3
黄斑	中央反光凹（＋）	中央反光凹（＋）
周边视网膜	平伏	平伏

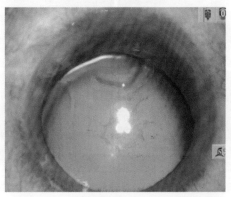

图 17-1 手术视野下可见下方悬韧带离断，晶状体半脱位；下方角膜穿孔伤，创口自闭

4. 实验室及影像学检查或特殊检查

眼眶 X 线检查：未见明显眼眶异物。

眼 B 超检查：玻璃体腔内少量点状回声，视网膜平伏，未见明显异常。

UBM 检查：右眼瞳孔直径 4.2 mm，右眼前房深度 1.34 mm，右眼前房浅，右眼下方角膜局限水肿浑浊，虹膜周边前黏连，睫状突轻度旋前，各方位房角关闭，除上方外各方位晶状体悬韧带稀少，晶状体赤道-睫状体距离增宽。

二、诊治经过

患者右眼被木棒击中当天至当地医院就诊，诊断为"右眼角膜穿孔伤"，因伤口自闭未予缝合，予局部应用糖皮质激素、抗生素眼药水。1 天后右眼胀痛明显加重，视物更加模糊，至我院门诊进一步诊治，根据眼科专科检查和辅助检查，初步诊断为"右眼晶状体半脱位，右眼继发性青光眼，右眼角膜穿孔伤"，给予降眼压药物治疗：甘露醇 250 ml 静 ivgtt st，盐酸卡替洛尔滴眼液（美开朗）od bid、布林佐胺滴眼液（派立明）od bid，1 天后患者眼压恢复正常（17 mmHg），3 天后行右眼前段玻璃体切割＋晶状体超声乳化＋改良囊袋张力环（MCTR）及人工晶状体植入术（手术过程见图 17-2）。术后第三天患者右眼裸眼视力 0.7，眼压 Tn，角膜穿孔伤口闭合良好，Seidel 试验阴性。

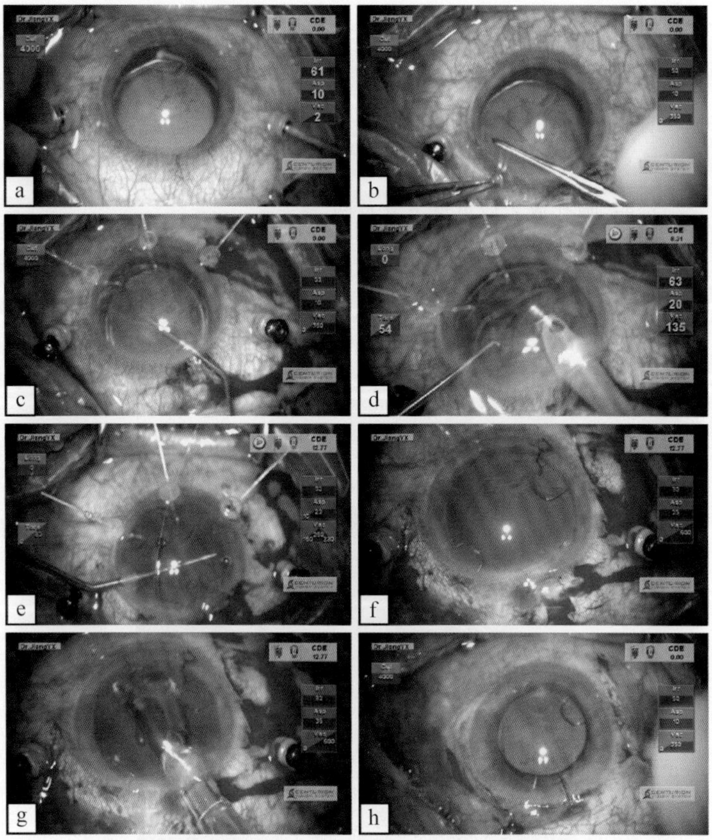

图 17-2　前段玻璃体切割＋晶状体超声乳化＋改良囊袋张力环及人
工晶状体植入术

手术步骤：a. 切除脱出到前房的玻璃体；b. 连续环形撕囊；c. 以囊袋拉钩固
定前囊口后做水分离；d. 行晶状体超声乳化术；e. 植入改良囊袋张力环并缝线
固定（悬吊张力环）；f. 张力环悬吊术完成，晶状体囊袋稳定居中；g. 植入人工晶
状体；h. 缝合切口，术毕，人工晶状体位正

三、病例分析

1. 病史特点或术前小结

（1）病史询问：注重病情的发展和病史细节中的重要信息。不应局限于既有的"角膜穿孔伤"这一诊断，应注意到该患者右眼木棒击伤后 1 天出现眼胀痛加重，并行进一步检查明确眼部情况，寻找原因。

（2）重要体征：一方面要注重眼部检查的系统性，一方面也要抓住重点体征。该患者存在虹膜震颤、瞳孔对光反应迟钝、前房变浅，均提示晶状体半脱位的可能，应散大瞳孔进一步检查。患者散大瞳孔后可见下方悬韧带离断、晶状体半脱位，可予确诊。此外，因患者存在眼外伤史，应仔细检查患者是否存在角巩膜裂伤、晶状体囊膜破裂、外伤性白内障、视网膜脱离、玻璃体积血、虹膜损伤等体征，该患者经检查后证实有角膜穿孔伤，排除其他病变。

（3）重点辅助检查：患者有眼外伤史，眼部检查见角膜穿孔伤，首先应行眼眶 X 线、CT 等明确排除眼内异物及眶内异物可能，行眼 B 超排除眼内炎及视网膜脱离等眼后段损伤。因患者主诉和体征提示晶状体半脱位和继发性青光眼可能，应行眼压检查进一步明确，并行 UBM 检查辅助判断晶状体脱位的方位及范围。

2. 诊断与诊断依据

（1）右眼木棒击伤史。

（2）受伤 1 天后右眼胀痛明显加重，伴视物模糊。

（3）体检见角膜穿孔伤、虹膜震颤、瞳孔对光反应迟钝、前房变浅，瞳孔放大后见下方及两侧悬韧带离断、晶状体半脱位。

（4）眼压 34 mmHg。

（5）UBM：右眼前房浅，除上方外各方位晶状体悬韧带稀少，晶状体赤道-睫状体距离增宽。

（6）辅助检查排除眼内异物及眶内异物，B 超检查未见明显异常。

基于以上几点分析：初步诊断为右眼晶状体半脱位，右眼继发性青光眼，右眼角膜穿通伤。

3. 鉴别诊断

患者存在眼穿孔伤史，伴眼胀痛、视物模糊，应考虑以下密切相关的鉴别诊断：

（1）眼内炎：患者存在角膜穿孔伤且未予缝合，伤后 1 天出现眼痛加重，故应密切关注是否存在眼内炎。患者体检见下方角膜穿孔伤，创口对合良好，Seidel 试验阴性，无前房积脓，B 超示玻璃体腔内少量点状回声，X 线片排除眼眶异物，故暂排除眼内炎可能。

（2）造成继发性青光眼的原因：除晶状体半脱位造成瞳孔阻滞或周边虹膜前粘连可导致继发性青光眼外，眼外伤还有诸多因素可能导致继发性青光眼，包括：晶状体前囊膜破裂、晶状体皮质溢出于前房、堵塞房角及造成炎症反应等；前房积血；血影细胞性青光眼；前房角后退继发青光眼；炎症性青光眼；外伤性睫状环阻滞；等等。需根据患者的体征予以鉴别。

（3）角膜内皮失代偿：患者存在晶状体半脱位且脱位范围大，伴有前房变浅，应考虑是否存在角膜内皮失代偿可能。因患者受伤后时间短且前房存在，晶状体未脱入前房，故体检仅发现下方角膜裂伤周围局限性水肿，余角膜尚透明，故暂排除角膜内皮失代偿可能。

（4）其他并发的眼部损伤：眼外伤患者应仔细体检并行相应辅助检查，排除玻璃体积血、视网膜裂孔、视网膜脱离、脉络膜脱离等可能同时存在的损伤性病变。

四、处理方案及基本原则

除抗炎、抗感染、降眼压对症处理外，对于晶状体半脱位的处理应遵循以下原则：

（1）晶状体半脱位或全脱位并非都需要立即手术。晶状体半脱位若没有明显影响视力、也没有引起相关并发症，可以暂不手术，配戴眼镜矫正，定期随访。但是，对于晶状体半脱位患者，需要密切随访眼压；对于晶状体全脱位到玻璃体腔的患者，需要密切观察视网膜情况；对于晶状体全脱位到前房的患者，则需要关注是否引起角膜内皮损伤和水肿。依据患者的具体情况，有时会建议早做手术，避免严重并发症的发生。

（2）若晶状体全脱位到前房，或者晶状体发生了混浊、溶解，或发生了青光眼及视网膜脱离等严重并发症，则应当及时手术。本例患者视力明显下降（0.04），并且已发生继发性青光眼，故采取了手术治疗。

（3）晶状体脱位的手术治疗是比较困难的，摘除脱位的晶状体比一般白内障摘除难度高、风险大。因此应慎重决定手术方案，方案的选择取决于晶状体的位置、晶状体的硬度、有无出现其他并发症等。可选择的摘除方式有超声乳化术吸除、囊外摘除、囊内摘除、经睫状体平坦部切除等。摘除晶状体后，由于晶状体半脱位或脱位的患者已经没有放置人工晶状体的稳定囊袋，因此不能像常规白内障手术一样直接将人工晶状体植入晶状体囊袋内。可选择的植入方式有标准囊袋张力环或改良张力环植入术（悬吊）联合囊袋内人工晶状体植入、虹膜夹人工晶状体植入、人工晶状体巩膜缝线固定或虹膜缝线固定术等。选择的原则是保证人工晶状体的稳定与居中。

五、要点与讨论

1. 晶状体半脱位的概念

由于先天、外伤或其他病变使悬韧带发育异常或断裂，可使晶状体位置异常，产生异位或脱位。若出生时晶状体不在正常位置，称为晶状体异位；若出生后因先天性因素、外伤或病变使晶状体位置改变，可统称为晶状体脱位或半脱位。但有时很难分清何时发生晶状体位置改变，因此晶状体脱位或异位并无严格的分界，常常通用。

2. 晶状体半脱位的发生

有以下三方面的因素会引起悬韧带的断裂或薄弱：先天性、外伤性或自发性。悬韧带发生变性或营养不良是晶状体自发脱位最常见的原因，常伴有玻璃体的变性和液化，如高度近视、陈旧性脉络膜炎或睫状体炎、视网膜脱离。眼外伤后铁或铜锈沉着症等也可使悬韧带逐渐变性分解。另一个常见的原因是老年性白内障的过熟期，晶状体的变性改变也累及晶状体悬韧带。

3. 晶状体半脱位的表现

晶状体半脱位常见的表现包括高度近视、高度远视、单眼复视、继发性青光眼等。此外，先天性晶状体半脱位的患者还可合并眼部或全身的先天性异常；外伤性晶状体半脱位的患者合并眼外伤的其他表现；自发性晶状体半脱位的患者合并其他并发眼病的表现，例如炎症、过熟期白内障、眼内肿瘤等表现。

4. 晶状体半脱位的诊断

较为明显的晶状体半脱位，瞳孔散大后可以在裂隙灯下直接看到晶状体偏离视轴中心，暴露某一侧的边缘。部分隐匿的晶状体半脱位，很难在裂隙灯下直接辨别，需要行某些特殊检查如超声生物显微镜（UBM），来确定晶状体的位置和悬韧带的情况。

5. 晶状体半脱位贻误治疗的常见原因

如前文所述，正因为晶状体半脱位没有特异性的症状，常被误以为其他眼病，或被其他眼病的症状所掩盖，造成延误诊断和治疗。对于先天性晶状体脱位，常由于家长没有重视患儿的视物模糊或高度近视症状，或单纯进行配镜矫正而没有进行正规的眼科检查，而延误了晶状体脱位的诊断和治疗，造成弱视；对于外伤性和其他自发性的晶状体脱位，常由于其症状被眼外伤的其他症状或其他合并眼病所掩盖，而延误了发现和治疗，这需要医生的细心检查和患者对于随访的良好配合来共同避免。

六、思考题

1. 通过本案例的分析，你对晶状体半脱位分析的过程有何体会？
2. 通过本案例的分析，你对晶状体半脱位与继发性青光眼的联系方面的认识有哪些提高？
3. 通过本案例的分析，你对晶状体半脱位的治疗原则有什么体会？

七、推荐阅读文献

1. Roger F. Steinert 著. 白内障手术学[M]. 刘奕志主译. 3 版. 北京：人民军医出版社，2012：339 - 363.

2. 何守志. 晶状体病学[M]. 2 版. 北京：人民卫生出版社，2013：337 - 343.

3. Gregory L. Skuta, Louis B. Cantor, Jayne S, Weiss. Basic and Clinical Science Course：Lens and Cataract 2012 - 2013. US. 2012. P197 - 199.

球形晶状体

一、病历资料

1. 现病史

患者,男性,19岁,主诉"双眼反复胀痛伴视物模糊12年,加重半年"。半年前无明显诱因下出现左眼胀痛,视力下降伴雾视、虹视,无畏光、流泪、眼分泌物增多等不适,曾于当地医院就诊,予甘露醇250 ml静滴及局部降眼压药物(毛果芸香碱滴眼液、美开朗滴眼液、派立明眼液、酒石酸溴莫尼定滴眼液(阿法根眼液)等)治疗,未见明显好转,今为求进一步诊治来我院门诊。

2. 既往史

外伤手术史:否认。

过敏史:否认。

用药史:眼部用药见现病史。

其他眼病史:双眼高度近视18余年,框架眼镜矫正;双眼闭角型青光眼病史10余年,局部降眼压眼液治疗,疗效欠佳。

眼部治疗史:双眼激光周边虹膜切除术史。

3. 体格检查

体格检查见该患者身材矮小、肌肉丰满,具有短指畸形。

眼科专科检查如表18-1所示。

表 18-1 眼科专科检查

	右眼	左眼
视力	远视力:0.1	远视力:0.05
屈光度	−14.0DS/−2.25DC×170°	−11.0DS/−2.00DC×176°
矫正视力	0.7	0.5
眼压	26.0 mmHg	30.6 mmHg
眼睑	无下垂	无下垂
结膜	无明显充血、水肿	无明显充血、水肿
角膜	透明	尚透明

(续表)

	右眼	左眼
前房	极浅,清,Tyn(一)	极浅(见图18-1),清,Tyn(一)
虹膜	纹理清楚,平伏,颞上方可见虹膜周切孔,通畅	纹理清楚,平伏,可见虹膜震颤,颞上方可见虹膜周切孔,通畅
瞳孔	直径3mm,对光反射灵敏,RAPD(一)	直径3mm,对光反射灵敏,RAPD(一)
晶状体	前突,呈球形,前后径增大,向颞上方异位	前突,呈球形,前后径增大,向颞上方异位,(见图18-2)
玻璃体	透明	透明
视盘	界清色淡,C/D=0.4	界清色淡,C/D=0.9-1.0(见图18-3)
黄斑	中央反光凹(+)	中央反光凹(+)
周边视网膜	平伏	平伏
房角镜检查	下方及鼻侧部分房角开放,余方位关闭	全周房角关闭

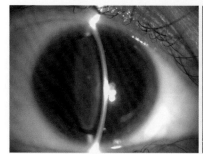

图18-1 浅前房

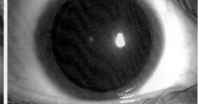

图18-2 晶状体呈球形,前移,向颞上方异位

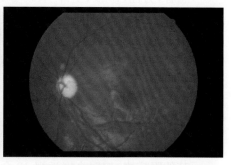

图18-3 眼底照相视乳头色淡,C/D=0.9-1.0

4. 实验室及影像学检查或特殊检查

胸部X线片检查:未见明显异常。

眼部B超检查:双眼玻璃体全段少量点状回声,后脱离带状回声不明显,眼内未探及明显视网膜脱离回声带。

眼轴测量:右眼22.38mm;左眼23.19mm。

角膜内皮CD:右眼2886/mm²;左眼2769/mm²。

晶状体厚度测量:右眼5.4mm;左眼5.5mm。

视野:右眼视敏度下降;左眼管状视野。

超声生物显微镜检查(UBM):双眼前房深度:R 0.65 mm/L 1.22 mm。双眼晶状体呈球形(见图18-4),右眼鼻侧及鼻下方,左眼鼻上、鼻侧及鼻下方见晶状体悬韧带稀疏,悬韧带拉长明显。右眼鼻下、下方见房角开放,余各方位均见虹膜小梁网接触。左眼各方位均见虹膜小梁网接触(见图18-5)。

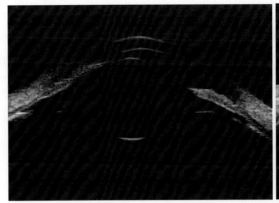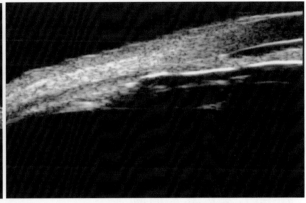

图 18-4　晶状体呈球形,前后表面曲率显著增高,　图 18-5　拉长的悬韧带及虹膜小梁网接触,房角关闭
　　　　　前房浅,虹膜晶状体接触

二、诊治经过

患者双眼反复胀痛伴视物模糊 12 年,加重半年,在当地医院就诊,拟"双眼闭角型青光眼"予全身及局部降眼压处理,未见明显好转,来我院门诊,根据眼科专科检查和辅助检查,初步诊断为"双眼球形晶状体,双眼继发性闭角性青光眼",术前给予甘露醇、尼目克司及局部降眼压眼液(美开朗滴眼液、派立明眼液、阿法根眼液 ou Bid)降压处理,右眼在神经阻滞麻醉下行 Phaco+CTR+IOL 植入术;左眼在神经阻滞麻醉下行晶状体切割+巩膜缝线固定 IOL 悬吊术,术后定期眼科随访复查。

三、病例分析

1. 病史特点或术前小结

(1) 病史询问:注重问诊技巧和病史资料的真实、系统及全面。详细了解患者的眼部发病的诱因、药物及手术治疗史等。

(2) 全身情况:除了眼部发病病史的详细询问,同样还需了解患者全身状况,有无合并骨骼及肌肉系统的发育异常,有无心血管系统的异常,有无口腔发育异常等。该患者体格检查见身材矮小、肌肉丰满,具有短指畸形,属于 Weil-Marchesani 综合征。

2. 诊断与诊断依据

(1) 双眼反复眼部胀痛,加重半年,局部降眼压眼液无法控制眼压。

(2) 缩瞳药可进一步促使眼压升高;睫状肌麻痹眼液可使眼压下降。

(3) 有高度近视病史,但眼轴属于正常范围,属于晶状体源性近视。

(4) 裂隙灯检查发现前房极浅,以中央前房浅明显。散瞳后可见晶状体呈球形,前突,悬韧带拉长,稀疏,伴晶状体脱位。

(5) A 超测量晶状体厚度较厚,超声生物显微镜检查可见晶状体呈球形,不同方位虹膜小梁网接触,房角关闭,晶状体半脱位。

基于以上几点分析:初步诊断为球形晶状体、继发性闭角型青光眼。

3. 鉴别诊断

(1) 原发性闭角型青光眼:原发性闭角型青光眼患者有着特征性的眼部解剖结构,前房较浅,尤其是周边前房,角膜(相对)较小,房角入口狭窄,加之眼球轴长较短,形成晶状体位置相对偏前,使得相对狭小的眼前段更为拥挤,使用拟胆碱作用药物,如毛果芸香碱滴眼液可缩小瞳孔降低眼压。而球形晶状体导致的继发性青光眼,由于高度前凸的前表面以及晶状体悬韧带的松弛使晶状体进一步前移,前房浅,尤其是中央前房浅,晶状体前移导致反复发生瞳孔阻滞,从而形成虹膜粘连的房角关闭,形成继发性青光眼,使用拟胆碱作用药物可进一步加重眼压升高,而使用睫状肌麻痹剂反而使得眼压下降。

(2) 轴性近视:主要是由于眼轴长度超过正常范围而导致的平行光线经眼球屈光系统后聚焦在视网膜之前,眼轴长度大于 24.00 mm。球形晶状体导致的高度近视属于屈光性近视,是由于晶状体呈球形,前后表面的曲率过大,是晶状体源性近视。

(3) 外伤性晶状体脱位:由于钝伤引起的晶状体悬韧带断裂,从而导致晶状体脱位,一般患者有明确的外伤史,且常伴有外伤性白内障的形成。

四、处理方案及基本原则

本病治疗的基本原则是解除晶状体导致的瞳孔阻滞,降低眼压:

1) 非手术治疗

对尚未引起严重并发症的球形晶状体可作密切随访。

晶状体源性近视可通过凸透镜或角膜接触镜矫正以获得部分视力。早期继发性青光眼可给予睫状肌麻痹剂、局部降眼压药物及激光虹膜周切术等控制眼压。禁忌给予拟胆碱药物(如毛果芸香碱滴眼液)治疗。

2) 手术治疗

根据晶状体半脱位的范围及眼压控制情况可行晶状体摘除手术及抗青光眼手术治疗。

(1) 晶状体手术:部分患者仅行晶状体手术就可良好的控制眼压。晶状体脱位范围小于 $1/2 \sim 1/4$ 象限,可行 Phaco+IOL+CTR 术。术中可使用虹膜拉钩或囊袋拉钩稳定晶状体囊袋,使其居中;晶状体脱位范围大于 $1/2$ 象限,可行经睫状体平坦部/角巩膜缘晶状体切除+巩膜缝线固定 IOL 悬吊术。

(2) 抗青光眼手术:当患者存在长时间的虹膜前粘连、房角关闭导致小梁功能的不可逆损伤或原先就已存在的小梁功能发育不良,单纯行晶状体手术不能良好控制眼压。可行小梁滤过手术或者引流钉植入术等进一步控制眼压,防止视神经的损伤。

五、要点与讨论

1. 发病机制

球形晶状体或微小球形晶状体,是指晶状体区别于正常双凸面的形态,呈现出前后径增加而直径变小的球形形状。该病最早是由 Hartridge 在 1886 年报道,Shapira 在 1934 年进一步总结描述。它可以独立发病,也可以合并其他系统性疾病,如 Weil-Marchesani syndrome,马凡综合征,Alport's syndrome,oculo-dento-digital syndrome 等。

球形晶状体的发生与胚胎时期中胚层的异常发育有关。晶状体在胚胎的第 $5 \sim 6$ 个月常规呈现球形形态。之后,区别于正常的晶状体逐渐发育成双凸面的形态,球形晶状体中胚层的睫状体和悬韧带发育异常,导致晶状体发育过程中缺乏正常的睫状体和悬韧带牵引而维持其球状。

2. 相关辅助检查的意义

(1) 眼轴测量:明确高度近视为轴性近视还是晶状体源性近视。

(2) 晶状体厚度测量:正常晶状体厚度为 $4.0 \sim 5.0$ mm,球形晶状体前后直径增厚。

(3) 超声生物显微镜检查:检查可见浅前房,虹膜晶状体接触,房角关闭,晶状体呈球形,前表面曲率显著增大,晶状体悬韧带的稀疏、拉长,可辅助球形晶状体的诊断和治疗。

六、思考题

1. 通过本案例的分析,你对球形晶状体病例分析的过程与规范有何体会?

2. 通过本案例的分析,你对晶状体异常引起的继发性青光眼疾病的认识有哪几方面的提高?

3. 通过本案例的分析,你对球形晶状体手术治疗方案的选择有什么认识?

七、推荐阅读文献

1. Nelson L B, Maumenee I H. Ectopia lentis [J]. Surv Ophthalmol, 1982, 27(3): 143 - 60.

2. Mathur S P, Sharma G K, Makhija J M. Spherophakia [J]. Ophthalmologica, 1967, 53(6): 419 - 22.

3. Shapira T M. Microphakia and spherophakia with glaucoma [J]. Amer J Ophthal, 1934, 17: 726 - 735.

4. Johnson V P, Grayson M, Christian J C. Dominant microspherophakia [J]. Arch Ophthalmol, 1971, 85: 534 - 542.

5. Macken P L, Pavlin C J, Tuli R et al. Ultrasound biomicroscopic features of spherophakia [J]. Aust N Z J Ophthalmol, 1995, 23(3): 217 - 20.

案例 19

后部型小眼球合并年龄相关性白内障

一、病历资料

1. 现病史

患者,女性,70岁,主诉"双眼自幼视力差,加重1月"。患者自幼双眼视力差,否认眼红、眼痛,否认畏光、流泪,否认复视、虹视,否认眼前黑影漂浮,否认视物变形,否认外伤史。1月前无明显诱因下出现症状加重,无眼痛、眼红等不适,遂来我院门诊诊治。

2. 既往史

否认高血压、糖尿病等全身疾病史。

家族史:两个哥哥视力差,具体不详。

用药史:否认眼部及全身用药。

外伤手术史:否认过敏史。

3. 体格检查

眼科专科检查如表19-1所示。

表 19-1　眼科专科检查

	右眼	左眼
视力	远视力:FC/30 cm	远视力:0.06
	近视力:<J7	近视力:<J7
眼压	15 mmHg	13 mmHg
眼睑	睑裂正常(见图19-1)	睑裂正常(见图19-1)
结膜	无充血	无充血
角膜	透明,直径约11.5 mm	透明,直径约11.5 mm
前房	偏浅, Flare(—) cell(—)	深度可, Flare(—) cell(—)
虹膜	平伏	平伏

（续表）

	右眼	左眼
瞳孔	直径 2 mm,对光反射可,RAPD(—)	直径 2 mm,对光反射可,RAPD(—)
晶状体	混浊,C5N5(见图 19-2)	混浊,C4N4(见图 19-3)
玻璃体	窥不入	窥不入
视盘	窥不入	窥不入
黄斑	窥不入	窥不入
周边视网膜	窥不入	窥不入

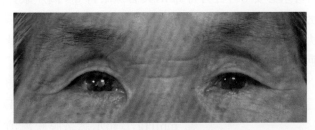

图 19-1　外眼正常外观

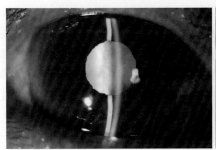 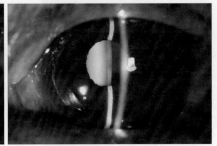

图 19-2　右眼晶状体混浊,C5N5　　　图 19-3　左眼晶状体混浊,C4N4

4. 实验室及影像学检查或特殊检查

B 超检查:双眼玻璃体前中段少量点状回声,各方位球壁较厚。

A 超检查:

(1) 右眼:眼轴 15.34 mm;前房深度 2.56 mm。

角膜曲率:D1/D2＝45.55D/50.07D。

IOL 度数(Haigis 公式):57.5D(Ref 0.09D)。

(2) 左眼:眼轴 15.87 mm;前房深度 3.09 mm。

角膜曲率:D1/D2＝46.68D/49.78D。

IOL 度数(Haigis 公式):53.5D(Ref 0.18D)。

二、诊治经过

患者于我院门诊就诊后,根据眼科专科检查和辅助检查,初步诊断为"双眼年龄相关性白内障、后部型小眼球",遂予以入院行白内障手术。

先于局麻下行右眼 phaco＋IOL 植入术,术中采用 Piggyback 背驼式人工晶状体(IOL)植入方法,使用 AcrySof IQ 非球面 IOL,一个 IOL 植入于囊袋内(＋37.0D),一个 IOL 植入于睫状沟内

（＋21.0D），术后予以百力特 qid、普拉洛芬滴眼液（普南扑灵）qid、可乐必妥 qid 滴术眼，术后第 1 天裸眼视力为 0.1，角膜轻度水肿，前房 flare（＋＋），cell（＋），两个 IOL 居中良好（见图 19-4）；术后 2 周，术眼稳定为＋3.50DS－3.50DC×85＝0.1。

术后 3 月，再次入院行左眼 Phaco＋IOL 植入术，同样拟采用 Piggyback 背驼式 IOL 植入方法，使用 AcrySof IQ 非球面 IOL，术中先成功植入一 IOL（＋36.0D）于囊袋内，拟植入第二枚 IOL 时，突然发现术眼眼压高，间接眼底镜检查示脉络膜上腔出血，遂迅速缝合切口，结束手术，放弃植入第二枚 IOL。术后当天予以甘露醇 250 ml＋地塞米松 5 mg 静滴。术后第 1 天，左眼裸眼视力为 HM/BE，眼压为 21.5 mmHg，角膜斑块状水肿，IOL 颞侧轻度倾斜（见图 19-5A），B 超示"左眼玻璃体全段少量点状回声，各方位球壁前探及多个弧形带状强回声，凸面向玻璃体腔，距离球壁 1～3 mm，下方为甚。"（见图 19-5B）予以普南扑灵、可乐必妥 tid，百力特 q2h，典必殊眼膏 qN 滴左眼，并地塞米松 5 mg qd 静滴，甲基强的松龙 20 mg 球旁注射；术后第 2 天，左眼视力为 FC/10 cm；术后第 3 天，左眼视力为 FC/10 cm，调整局部用药，百力特 tid，余药同前，复查 B 超示"左眼玻璃体全段少量点状回声，各方位球壁前探及带状强回声，与球壁回声弧度基本一致，距离球壁 0.5～3 mm，下方为甚。"（见图 19-5C）；术后第 4 天，改为强的松片 6♯ qd×5 d；术后第 10 天，左眼视力为 0.03，角膜透明，B 超示脉络膜脱离局限于后极部（见图 19-5D）；术后 2 月，左眼视力为 0.1（矫正：＋10.00DS－3.50DC×100），眼压为 11.5 mmHg，B 超示脉络膜脱离消失，角膜透明，IOL 颞侧轻度倾斜（见图 19-6A），此时右眼视力 0.1（矫正：＋3.00DS－3.50DC×90），眼压为 10.5 mmHg（见图 19-6B）。双眼视乳头拥挤，边界略糊，后极部散在视网膜皱褶，眼底 OCT 示黄斑中心凹正常结构消失，视网膜全层及 RPE 呈皱襞样隆起，内核层内可见数个小囊腔样结构（见图 19-7）。术后 11 月，双眼视力稳定于 0.1（右眼：＋3.75DS－3.00DC×85，左眼：＋9.00DS－3.75DC×100），角膜透明，右眼 IOL 居中位正，左眼 IOL 颞侧轻度移位，双眼视网膜仍呈皱襞样隆起，内核层内的小囊腔样结构部分消失（见图 19-8）。

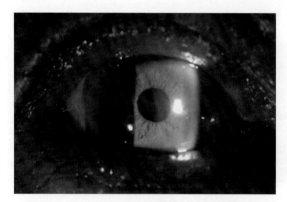

图 19-4　右眼术后第 1 天，两个 IOL 居中位正

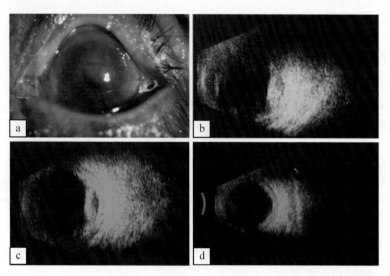

图 19-5　a. 左眼术后 1 天，角膜斑块样水肿；b. 术后第 1 天，B 超检查示脉络膜脱离（1～3 mm，下方为甚）；c. 术后第 3 天，B 超检查示脉络膜脱离缓解（0.5～3 mm，下方为甚）；d. 术后 10 天，B 超检查示脉络膜脱离局限于后极部

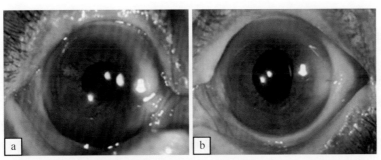

图 19-6 a. 右眼术后 5 月角膜透明,IOL 位正居中;b. 左眼术后 2 月角膜透明,IOL 轻度颞侧倾斜

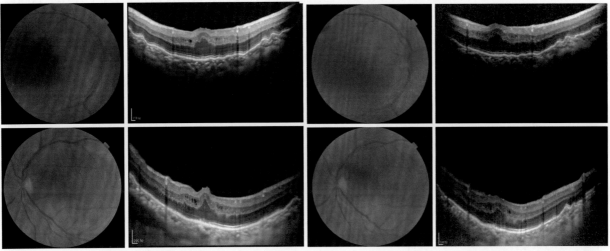

图 19-7 双眼(右眼术后 5 月,左眼术后 2 月)视乳头拥挤,边界略糊,后极部散在视网膜皱褶,眼底 OCT 示黄斑中心凹正常结构消失,视网膜全层及 RPE 呈皱襞样隆起,内核层内可见数个小囊腔样结构

图 19-8 双眼(右眼术后 14 月,左眼术后 11 月)视网膜仍呈皱襞样隆起,内核层内的小囊腔样结构部分消失

三、病例分析

1. 病史特点或术前小结

(1) 病史询问:面对一个眼前节检查正常范围的中老年白内障病患,不能过于简单归于"年龄相关性"一类,而须全面询问患者既往的视力变化、家族史、全身病史等。

(2) 辅助检查:白内障术前常规的 B 超、A 超检查可以有助于发现体格检查忽略的问题,如本例患者,虽然其外眼及眼前节表现无明显异常,容易被视为常规白内障患者进行手术,但是 B 超和 A 超检查发现其眼轴极短,属于后部小眼球范畴,白内障手术难度极高,术前及时发现,便于术者制定相应的手术方案以及向患者解释预后。

2. 诊断与诊断依据

(1) 双眼自幼视力差,加重 1 月。

(2) 双眼外观及眼前节正常。

(3) 双眼晶状体混浊。

(4) 患者全身情况可,否认糖尿病、高血压等慢性疾病,否认外伤史。

(5) 辅助检查显示双眼眼轴极短,右眼为 15.34 mm,左眼为 15.87 mm,并且各方位球壁增厚。

基于以上几点分析:初步诊断为"双眼年龄相关性白内障、后部型小眼球"。

3. 鉴别诊断

1) 年龄相关性白内障的鉴别诊断

(1) 并发性白内障：由眼的炎症或退行性病变，造成晶状体营养障碍或代谢紊乱，以致晶状体混浊，例如虹膜睫状体炎、青光眼、视网膜脱离、眼内肿瘤、视网膜色素变性、高度近视等眼病，晶状体混浊不均匀，伴有原发眼病并与该病程成正比。

(2) 代谢性白内障：包括糖尿病性白内障、半乳糖性白内障和低钙性白内障，老年人以糖尿病性白内障为多，可见晶状体前囊或后囊下皮质混浊，混浊不很均匀，后期与成熟期年龄相关性白内障不易区别，应特别注意检查虹膜表面有无新生血管，并测定血糖和尿糖。2) 小眼球的鉴别诊断

原始视泡发育后，因各种原因导致眼球发育停滞的先天异常，称为小眼球（microphthalmia）。可表现为散发或有家族遗传史，遗传方式可有常染色体隐性、显性或性连锁隐性遗传，另外多种环境致畸因素如酒精、糖尿病、宫内低眼压或蛋白聚糖降解和合成代谢异常可能也参与作用。其眼球轴长≤20 mm（15～20 mm），可存在不同程度的高度远视（屈光度7～15D）。按临床表现，可分为下列3种类型：

(1) 真性小眼球（单纯性小眼球）：胚裂闭合后眼球发育停滞，眼球体积较正常小但形态正常，无其他眼或全身先天畸形。表现为睑裂及眼眶小、眼窝深的眼外观，眼前段小，晶状体/眼球容积比例相对变大，晶状体状体虹膜隔前移，前房变浅，巩膜增厚，存在高度远视。

(2) 复杂性小眼球：胚裂闭合不全，合并各种眼部及全身先天畸形，如智力发育不全、唇裂、腭裂、面部畸形、多指（趾）、先天性心脏病等。

(3) 后部型小眼球：眼外观及前房深度均正常，仅眼后节明显变小，巩膜增厚，常合并有视乳头黄斑区视网膜条纹或皱褶改变，患者有高度远视，此类型临床较少见，易漏诊。

四、处理方案及基本原则

本病治疗的基本原则是手术摘除混浊晶状体，术前及术后积极抗炎，并控制眼压。

五、要点与讨论

1. 小眼球进行手术的难点

由于小眼球普遍巩膜增厚，导致涡状静脉严重受压，术中急性突然的眼压波动会导致大量葡萄膜渗漏，继发渗出性视网膜脱离、脉络膜上腔出血、恶性青光眼等严重并发症，从而使患者视力严重受损。因此术前充分评估、与患者及家属充分沟通显得尤为重要。

目前普遍认为，小眼球行内眼手术前预防性后巩膜切开术可很大程度上减少术中脉络膜上腔出血或渗漏等严重并发症的发生。而随着眼内白内障手术设备及技术日新月异的发展，同轴微切口白内障超声乳化手术可使眼球在相对闭合的状态下进行，切口小，术中眼内压相对稳定，发生严重并发症的概率相对降低。

术中若局麻患者眼部突然剧痛，患者烦躁，部分出现恶心、呕吐，随之眼内压突然升高使眼球变硬，红光反射消失，前房无法形成，虹膜、晶状体及玻璃体前移甚至脱出而难以回复，应高度怀疑急性脉络膜上腔渗出或出血。这时应立即停止手术，迅速关闭切口，用具有足够张力的缝线紧密缝合。全身及眼局部使用糖皮质激素以减轻眼内炎症反应，使用高渗剂降低眼压，待眼内解剖结构稳定后可再重新手术。B超检查对脉络膜上腔出血的诊断和治疗很有帮助。

2. 小眼球人工晶状体屈光度数测定

现代人工晶状体植入技术的发展，伴随着人工晶状体种类和型号的不断涌现，为临床精确计算和选

择人工晶状体以获得最佳矫正效果提供了条件。对影响眼屈光状态起重要作用的光学参数进行精确测量，以求得适合各种情况的计算公式，一直是人工晶状体植入技术发展中的重要研究课题，这些重要参数包括：角膜屈光度、前房深度、眼轴长度等。在实际应用中的不断发现和摸索，对于一些特殊情况的人工晶状体屈光度计算，如眼轴过长或过短的眼、角膜屈光手术后的眼，不断推出了新的计算公式便于临床医生选用（见图 19‑9）。总的来说，正常眼轴眼，Holladay Ⅰ、SRK/T、Hoffer Q 和 Holladay Ⅱ & Haigis 的计算结果相对准确，而在轴长较短/极长的情况下，Holladay Ⅱ 的计算结果较 Holladay Ⅰ 更为精确，在轴长较长的情况下，SRK/T 公式的计算结果更加准确。现代计算公式优化了计算方法，同时包括了所有可能会影响术后屈光度测算的因素。因此，现代公式更为精确，应用更广泛。

　　3. 双人工晶状体植入（piggyback IOL）的概述

　　当所需人工晶状体＞40D 时，必须植入双人工晶状体以减少像差。植入方法与常规人工晶状体植入无区别。人工晶状体的材料宜选用屈光指数高、镜片薄、可折叠式的疏水丙烯酸酯。目前公认最常用的固定方式是：一片人工晶状体植入囊袋内，另一片植入于第一片之前，睫状沟固定（见图 19‑10）。囊袋内固定的人工晶状体尽可能植入高度数，睫状沟固定的人工晶状体则为残余度数。术后常会出现远视飘移现象，所以在人工晶状体屈光度数选用上需考虑，可预留少许近视度数。

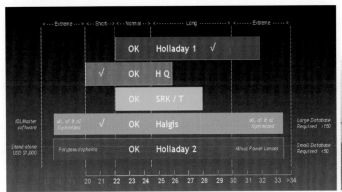 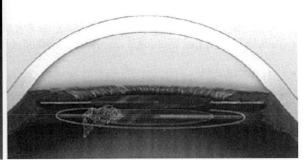

图 19‑9　人工晶状体屈光度计算公式适用范围　　　　图 19‑10　双人工晶状体植入示意图

六、思考题

　　1. 通过本案例的分析，你对后部型小眼球病例分析的过程与规范有何体会？

　　2. 通过本案例的分析，你对小眼球患者行内眼手术及术中遇脉络膜上腔出血相关处理的认识有哪几方面的提高？

　　3. 通过本案例的分析，你对目前人工晶状体屈光度数测量公式的选择是否有初步了解？

七、推荐阅读文献

　　1. Basic and Clinical Science Course（BCSC）. American Academy of Ophthalmology. The Eye M. D. Association. Section 8,2012‑2013:250‑252.

　　2. 何守志. 晶状体病学[M]. 2 版. 北京：人民卫生出版社，2013.

　　3. Warburg M. Classification of microphthalmos and coloboma [J]. J Med Genet, 1993,30: 664‑669.

　　4. Khan A O. Recognizing posterior microphthalmos [J]. Ophthalmology, 2006,113:718.

5. Oshika T，Imamura A，Amano S，et al. Piggyback foldable intraocular lens implantation in patients with microphthalmos. J Cataract Refract Surg，2001,27:841 - 844.

6. Jung K I，Yang J W，Lee Y C，et al. Cataract surgery in eyes with nanophthalmos and relative anterior microphthalmos [J]. Am J Ophthalmol，2012,153:1161 - 1168.

7. Terzi E，Wang L，Kohnen T. Accuracy of modern intraocular lens power calculation formulas in refractive lens exchange for high myopia and high hyperopia [J]. J Cataract Refract Surg，2009,35: 1181 - 1189.

案例 20

假性囊膜剥脱综合征

一、病历资料

1. 现病史

患者,男,66岁,农民,维吾尔族,主诉"右眼视力下降3年"。3年前,患者无明显诱因出现右眼视力下降,无眼痛、无畏光、流泪等不适。由于左眼视力佳,未引起重视,未进行治疗。近日来,患者右眼视力下降明显,影响日常生活,今为求进一步诊治来我院门诊。

2. 既往史

系统回顾:无特殊。

家族史:无特殊。

用药史:否认全身及局部用药。

外伤手术史:否认。

过敏史:否认。

3. 体格检查

眼科专科检查如表20-1所示。

表20-1 眼科专科检查

	右眼	左眼
视力	视力:0.1(矫正不提高)	视力:0.8
眼压	47 mmHg	16 mmHg
眼睑	无下垂	无下垂
结膜	未见充血、水肿	未见充血、水肿
角膜	透明,KP(-)	透明,KP(-)
前房	前房深度正常,有少量色素性颗粒浮游。	前房深度正常,房水清
虹膜	纹理清晰,色泽正常	纹理清晰,色泽正常
瞳孔	直径3 mm,对光反射灵敏,RAPD(-),瞳孔缘见大小不等灰白色头皮屑样物质沉积(见图20-1)	直径3 mm,对光反射灵敏,RAPD(-)

（续表）

	右眼	左眼
晶状体	晶状体轻度混浊,扩瞳见瞳孔中央区晶状体表面圆盘状半透明膜样物质沉积,周边部环状灰白色颗粒样混浊带。（见图20-2）	透明
玻璃体	未见明显混浊	未见明显混浊
视盘	边界清,色泽淡,C/D=0.9（见图20-3）	界清色淡红,C/D=0.3
黄斑	中心凹反射不清	中央反光凹（＋）
周边视网膜	平伏	平伏

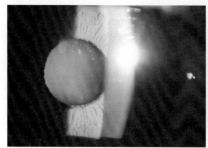

图20-1 瞳孔缘见大小不等灰白色头皮屑样物质沉积

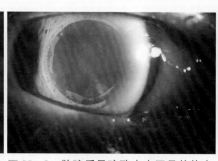

图20-2 散瞳后见瞳孔中央区晶状体表面圆盘状半透明膜样物质沉积,周边部环状灰白色颗粒样混浊带,两者之间为透明区

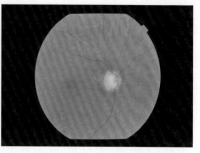

图20-3 视盘边界清,色泽淡,C/D=0.9,视网膜血管无异常,黄斑中心凹反射不清

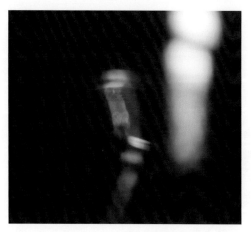

图20-4 前房角镜检查

4. 特殊检查

前房角镜检查:宽角,前房角见灰白色头皮屑样物质沉积。

二、诊治经过

根据眼科专科检查和辅助检查,初步诊断为"右眼假性囊膜剥脱综合征;右眼并发性白内障;右眼继发性开角型青光眼",给予:①术前抗生素滴眼液滴眼(托百士滴眼液,qid,点右眼)。②局部点眼降眼压治疗(噻吗洛尔滴眼液,bid,点右眼;派立明滴眼液一日2次,点右眼)。经上述处理,患者右眼眼压控制在17～22 mmHg。③局麻下行右眼白内障超声乳化＋标准囊袋张力环及人工晶状体植入＋小梁切除术。④术后抗炎对症点眼治疗妥布霉素/地塞米松(典必殊)滴眼液,qid,点右眼;普拉洛芬滴眼液,tid,点右眼)。⑤监测眼压。

三、病例分析

1. 病史特点或术前小结

1）病史询问

注重问诊技巧和病史资料的真实、系统及全面。

（1）患者视力下降是有无诱因？

（2）患者视力下降时间有多久？或者什么时候发现视力下降？

（3）哪只眼睛出现视力下降？

（4）有什么其他症状伴随吗？

（5）期间有无治疗史？患病以来有无处理？

（6）自患病以来症状有无好转？

（7）本次入院需要亟待解决的问题是什么？

2）全身情况

除了上述重要的 7 点主诉问询，还需要问询患者民族、职业（是否为高温作业工种），有无眼外伤史，有无葡萄膜炎病史，等等。本病患者否认以上情况。暂时排除真性晶状体囊膜剥脱症。

2. 诊断与诊断依据

（1）老年男性，从事农业劳动工作（长期接触外界紫外线），维吾尔族（患病率高）。

（2）右眼无痛性视力下降。

（3）右眼视力：0.1（矫正不提高）；角膜透明，前房深浅正常，有少量色素性颗粒浮游，瞳孔直径 3 mm，瞳孔缘见大小不等灰白色头皮屑样物质沉积，晶状体轻度混浊，扩瞳见瞳孔中央区晶状体表面圆盘状半透明膜样物质沉积，周边部环状灰白色颗粒样混浊带，两者之间为透明区。玻璃体未见明显混浊。视盘边界清，色泽淡，C/D=0.9，视网膜血管无异常，黄斑中心凹反射不清。眼压：47 mmHg。

（4）右眼前房角镜检查：宽角，小梁网色素沉着，房角见灰白色头皮屑样物沉积。

基于以上几点分析：初步诊断为右眼假性囊膜剥脱综合征；右眼并发性白内障；右眼继发性开角型青光眼。

3. 鉴别诊断

（1）**色素播散综合征**：是一种自发性疾病，主要表现在 30～40 岁近视患者，在男性患者更易伴发青光眼，而女性少见，两者之比为 2∶1～3∶1。从虹膜释放的色素颗粒较小，不弥散于虹膜表面，而是堆积在虹膜皱褶内。常有角膜后 Krukenberg 梭形色素沉着。透照法检查在虹膜中周部有裂隙状、放射状色素缺失。小梁网上的色素带常比 XFS 更为致密，在老年人鉴别较困难，色素带则较平滑，紧贴在小梁网的后带，而 XFS 的色素带呈明显的沙砾状。一些色素播散综合征的患者可发展为 XFS，双侧青光眼也易出现。因色素播散综合征几乎是双侧对称性的，一个伴有双侧色素播散综合征和单眼眼压高的老年的患者，应怀疑有 XFS 的可能。

（2）**真性晶状体囊膜剥脱症**：本病见于眼外伤、重度葡萄膜炎及暴露于高温作业等。裂隙灯检查见晶状体前囊有透明的伴有卷曲边缘的薄片，与本病的剥脱物呈霜样不同，且常不伴有青光眼。异物如铜、铁眼外伤也可出现晶状体剥脱，但十分少见。

四、处理方案及基本原则

本病治疗的基本原则控制眼压，早期手术，防治并发症：

（1）控制眼压：合并有青光眼的假性囊膜剥脱综合征患者，时常由于眼压控制不佳而失去手术时机，眼压的控制对于手术而言较为重要，不仅如此，控制眼压对患者视盘及视力预后均有重要意义。

（2）早期手术：由于合并有并发性白内障及继发性开角型青光眼。本患者手术选择为青光眼白内障联合手术。在治疗白内障的基础上，通过滤过性手术，进一步控制眼压和改善视力。

五、要点与讨论

1. 疾病产生机制

有关剥脱物的来源有以下两种学说:沉着物学说认为剥脱物来自晶状体前囊下的上皮细胞综合而成,继而沉着于晶状体表面。但在白内障囊内摘除术后,剥脱物仍继续存在,说明晶状体在形成剥脱物中不是主要的。亦有人提出剥脱物来自虹膜,因虹膜的前界膜、色素上皮层及血管壁上均有剥脱物。局部产生学说认为剥脱物来源于晶状体囊的退行性变或晶状体上皮细胞代谢异常而产生。随着年龄老化,晶状体上皮层的剥脱物逐渐经囊膜移向其表面。也有人持剥脱与沉着同时发生的观点。

2. 剥脱综合征一般临床表现

XFS 的病程非常缓慢,可长达 10～20 年。眼前节具有许多极轻微而又重要的改变,需在裂隙灯下仔细检查,才能识别:

(1)结膜:一般情况下结膜无明显异常进行性病例,荧光血管造影可显示规则性的边缘血管缺损和新生血管区。可表现有前睫状血管充血。

(2)角膜:内皮层后面有弥散的簇状或片状细小的碎屑状剥脱物沉着,偶呈 Krukenberg 梭状沉着。有的角膜内皮改变较轻,包括细胞计数下降,多形性改变,这种损害在双眼均可出现,与伴发青光眼的严重程度和病程无关。

(3)虹膜和瞳孔:虹膜前表面有粗大颗粒状色素沉着区,很少虹膜震颤。虹膜血管造影异常,包括血管数量减少正常放射状走形丢失新生血管丛和荧光渗漏。虹膜括约肌上有特殊的色素沉着而虹膜周边部少见是其特征。近瞳孔缘区的括约肌,经虹膜透照法检查呈不规则"蛾食"状或"漩涡"状的色素脱失斑块,多在下方。瞳孔缘呈现具有诊断性的灰白色碎屑小片,多数在未扩瞳时可查见。

(4)前房及房角:未扩瞳时偶见前房内少量色素浮游,扩瞳后色素性漂游物明显增加,而前房深度与正常眼多无区别虹膜角膜角的小梁网色素沉着分布不均匀,在 Schwalbe 线上方有时出现一色素线称 Sampaolesis 线,但此线不如色素播散综合征者明显。房角内可有少量分散状态的碎屑状剥脱物。前房内的色素性漂游物是由虹膜摩擦晶状体表面的剥脱物使其脱落所致,这也是 XFS 的特征性表现,小梁网色素倾向于参差不齐、斑点状、轮廓不清,这些是早期诊断的特点。小梁网色素沉着与眼压升高关系密切伴 XFS 的正常眼压性青光眼患者,这种色素沉着很少见。

(5)晶状体:经扩瞳后见晶状体表面的病变分为 3 区:即半透明的中央区、颗粒状的周边区及中间的透明区。中央区直径 1～2.5 mm 边界清楚,其边缘有剥脱碎屑物,18%～20%的患者无中心盘区。边缘的剥脱物常向前翻卷中间的透明区是由瞳孔的生理活动在晶状体表面由虹膜摩擦而产生的。周边区始终存在,可能在其周边呈颗粒状,而中央则呈雾状白色和放射状条纹后者常可见到。周边的颗粒层即是未受破坏的剥脱物堆集在缩瞳治疗中,中央盘区可能发展为颗粒状表现连接着中心区与周边区的中间带偶见桥状的剥脱物。晶状体上剥脱物早期的表现可为均匀一致的毛玻璃状或草席样外观,或有模糊的放射状非颗粒样条纹环分布在虹膜后晶状体前囊的中 1/3,这些体征用窄光带以 45°角聚焦在晶状体表面容易发现。随着时间发展条纹加宽和融合形成了一个连续齿线。用 Scheimbflug 照相技术有助于 XFS 的早期发现。

(6)睫状体及悬韧带:采用视野镜(cycloscope)检查,在晶状体中纬线区、悬韧带及睫状突上可有剥脱物积聚。悬韧带受累常常很严重可被剥脱物完全覆盖或替代,因脆性增加可断裂出现晶状体不全脱位或完全脱位。在 XFS 白内障囊外摘除术时因悬韧带病变使术后并发症大大增加。

(7)玻璃体:前玻璃体膜上有剥脱物积聚,在玻璃体纤维上也发现有剥脱物存在,有报道发现在白内障囊内摘除后数年玻璃体上的剥脱物仍继续增多,进一步说明剥脱物还来自除晶状体囊膜外的其他组织。

3. 剥脱综合征白内障和青光眼治疗原则

剥脱综合征患者常并发白内障和青光眼。手术治疗为首选。并发性白内障可按照视力、核混浊、晶状体囊膜剥脱物等分早、中、晚三期,可行 Phaco/ECCE＋IOL 植入术,由于剥脱综合征是进行性晶状体悬韧带病变,建议可同时植入囊袋张力环,早、中期白内障手术疗效好,并发症少。

继发性青光眼:可根据患者眼压情况,选择药物降眼压治疗、激光治疗以及滤过手术治疗。药物降眼压及激光治疗长期效果不佳,常需行滤过手术。

六、思考题

1. 剥脱综合征常见眼部有哪些改变?

2. 通过本案例的分析,若收治此类患者合并有白内障青光眼,对于手术方式选择以及预后评估有何见解?

七、推荐阅读文献

1. 李凤鸣,谢立信. 中华眼科学[M]. 3 版. 北京:人民卫生出版社,2014.

2. 赵家良. 眼科临床指南[M]. 2 版. 北京:人民卫生出版社,2013.

3. Jiang Y, Zhang F, Gao W et al. Investigation of phacoemulsification on exfoliation syndrome combined cataract with different nuclear hardness [J]. Eur J Ophthalmol, 2015,25(5):416－421.

案例 21

马凡综合征晶状体半脱位

一、病历资料

1. 现病史

患者，男性，13岁，主诉"双眼视物模糊10年，加重1年"。10年前无明显诱因下出现双眼视物模糊，无眼痛，眼红、虹视、畏光、流泪等不适，曾于当地医院就诊，诊断为晶状体半脱位，建议上级医院择期手术治疗，今为求进一步诊治来我院门诊。

2. 既往史

外伤手术史：心脏二尖瓣脱垂手术和脊柱侧弯矫正手术史。

过敏史：否认。

用药史：眼部用药见现病史。

其他眼病史：无。

遗传史：无家族类似疾病史。

3. 体格检查

体格检查见该患者身材瘦长、四肢细长、肌肉发育不良，皮下脂肪减少，如图21-1所示。

眼科专科检查如表21-1所示。

表21-1 眼科专科检查

	右眼	左眼
视力	远视力:0.1	远视力:0.05
眼压	16.0 mmHg	15.0 mmHg
眼睑	无下垂	无下垂
结膜	无明显充血、水肿	无明显充血、水肿
角膜	透明	透明
前房	正常，清，Tyn(—)	正常，清，Tyn(—)
虹膜	纹理清楚，色泽正常	纹理清楚，色泽正常
瞳孔	直径3 mm，对光反射灵敏，RAPD(—)	直径3 mm，对光反射灵敏，RAPD(—)

（续表）

	右眼	左眼
晶状体	向鼻上方异位,可见晶状体赤道部及过度拉伸的悬韧带(见图21-2)	向鼻上方异位,可见晶状体赤道部及过度拉伸的悬韧带(见图21-3)
玻璃体	透明	透明
视盘	界清色淡,C/D=0.2	界清色淡,C/D=0.2
黄斑	中央反光凹(+)	中央反光凹(+)
周边视网膜	平伏	平伏

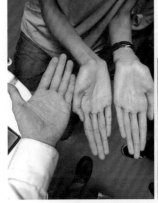

图21-1 与正常人相比较,患者手指及上肢细长,皮下脂肪少

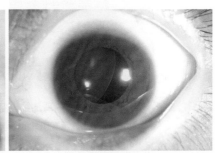

图21-2 右眼晶状体向鼻上方移位　　图21-3 左眼晶状体向鼻上方移位

4. 实验室及影像学检查或特殊检查

胸部X线检查:未见明显异常。

眼部B超检查:双眼玻璃体全段少量点状回声,后脱离带状回声不明显,眼内未探及明显视网膜脱离回声带。

眼前节OCT检查:晶状体脱位处悬韧带明显伸长(见图21-4)。

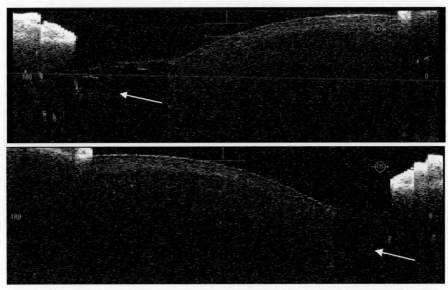

图21-4 双眼晶状体脱位处的悬韧带拉长而松弛(细箭头)

二、诊治经过

入院后左眼在神经阻滞麻醉下行 Phaco＋MCTR＋IOL 植入术；右眼择期在神经阻滞麻醉下行 Phaco＋MCTR＋IOL 植入术，术后定期眼科随访复查。如图 21－5 所示。

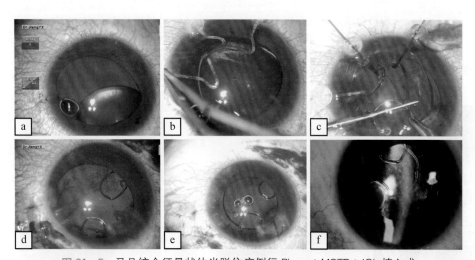

图 21－5　马凡综合征晶状体半脱位病例行 Phaco＋MCTR＋IOL 植入术

a. 术前照片显示有明显的晶状体半脱位；b. 囊袋拉钩下完成前囊膜环形撕囊；c. 虹膜和囊袋拉钩下，植入 MCTR；d. 拉紧巩膜固定的 MCTR，囊袋居中；e. 植入囊袋内 IOL，居中；f. 术后一月随访，IOL 居中，矫正视力 0.8

三、病例分析

1. 病史特点或术前小结

（1）病史询问：注重问诊技巧和病史资料的真实、系统及全面。详细了解患者的眼部发病的诱因、药物及手术治疗史等。

（2）全身情况：除了眼部发病病史的详细询问，同样还需了解患者全身状况，有无合并全身骨骼、肌肉系统和心血管系统的异常，如有，术前及时请心脏内、外科和骨科会诊。该名患者体格检查见身材瘦长、四肢细长、肌肉发育不良，皮下脂肪减少，有骨科及心脏手术史，属于马凡综合征。

2. 诊断与诊断依据

（1）双眼视物模糊 10 年，加重 1 年。

（2）裂隙灯检查发现向鼻上方移位，可见晶状体赤道部及过度拉伸的悬韧带。

（3）眼前节 OCT：晶状体脱位处悬韧带明显伸长。

（4）全身体格检查见身材瘦长、四肢细长、肌肉发育不良，皮下脂肪减少，有骨科脊柱侧弯及心脏二尖瓣脱垂手术史。

基于以上几点分析：初步诊断为晶状体半脱位、马凡综合征。

3. 鉴别诊断

（1）其他先天性晶状体半脱位：先天性晶状体半脱位一般分为单纯性晶状体半脱位、伴有眼部其他发育异常晶状体半脱位和伴有全身系统发育异常的晶状体半脱位。单纯性晶状体半脱位有较明显的遗传倾向，多为常染色体显性遗传，双眼对称发病，其发生原因尚不明确，但不伴有眼部其他发育异常，或伴有全身系统发育异常。伴有眼部其他发育异常晶状体半脱位：常见有小球形晶状体、晶状体缺损、虹膜缺损或无虹膜症、瞳孔异位。

（2）其他伴有全身系统发育异常的晶状体半脱位：常见有马切山尼综合征（Weil-Marchesani 综合征）、同型胱氨酸尿症。马切山尼综合征为染色体隐性遗传病，患者身材矮胖，胸、颈、指趾短粗，肌肉丰富而富于脂肪。心血管系统正常。眼部典型表现为小球形晶状体，晶状体脱位以鼻下方为主，常合并高度近视。同型胱氨酸尿症也为染色体隐性遗传病，患儿血中胱氨酸增多，随尿排出，称为高胱氨酸尿症。除马凡综合征样表现外，常伴有骨质疏松和全身血栓形成趋势、智力缺陷、癫痫等。眼部表现为双侧对称性晶状体脱位，以鼻下方多见，可合并先天性白内障、视网膜脱离和无虹膜症等病变。

（3）外伤性晶状体半脱位：由于眼外伤尤其是钝挫伤引起的晶状体悬韧带断裂，从而导致晶状体脱位，一般患者有明确的外伤史，多为单侧，并且常伴有外伤性白内障、房角后退、继发性青光眼或视网膜震荡伤等其他眼部的外伤病变。

（4）自发性晶状体半脱位：常由于眼部炎症或变性疾病引起的悬韧带薄弱或眼内病变引起的悬韧带机械性拉长。炎症见于眼内炎或全眼球炎，长期慢性虹膜睫状体炎；变性见于视网膜脱离、高度近视、过熟期白内障、假性囊膜剥脱综合征、铁或铜锈症；机械性拉长见于牛眼、葡萄肿或眼球扩张也可见于其他眼内病变的牵拉或推拉如睫状体炎症粘连、PHPV、玻璃体条索、眼内肿瘤等。

四、处理方案及基本原则

（1）非手术治疗：对晶状体尚透明、未引起严重并发症的晶状体半脱位可作密切随访。

晶体源性屈光不正可通过凸透镜或角膜接触镜矫正以获得部分有用视力。

（2）手术治疗：如晶状体脱位范围较大或无法完成前囊膜环形撕囊的患者，可行经睫状体平坦部/角巩膜缘晶状体切除联合前段玻璃体切割术，人工晶状体植入方式可选经巩膜固定后房型人工晶状体植入术、前房虹膜夹持型 IOL 植入术或周边虹膜缝线 IOL 固定术，术后须随访密切关注视网膜脱离等并发症发生。前房型人工晶状体植入因远期角膜内皮失代偿、继发性青光眼等并发症较多，不宜植入。对于晶状体脱位能完成前囊膜环形撕囊的患者，目前较为理想的手术方式是行晶状体吸除、MCTR 和人工晶状体囊袋内植入术。术中可使用虹膜拉钩或囊袋拉钩稳定晶状体囊袋，使其居中；MCTR 巩膜缝线固定，本术式最大的优点是尽量恢复晶状体囊袋的正常生理位置、不扰动玻璃体，减少玻璃体视网膜并发症的发生。

五、要点与讨论

1. 关于马凡综合征

马凡综合征是一种常染色体显性遗传性结缔组织病，是由法国儿科医生 Antoine—Bernard Marfan 在 1896 年提出并命名，其致病基因位于人类第 15 号染色体上，发病率为 1/5 000～1/10 000。主要表现为全身中胚叶组织广泛紊乱，以眼、骨骼和心血管系统异常为特征。除眼部特征性表现外，骨骼系统的表现主要包括身材瘦长、脊柱侧凸、细长指（趾）、胸壁畸形（漏斗胸或鸡胸）、蜘蛛脚样指（趾）、韧带松弛、异常关节运动等；心血管系统的表现，主要有主动脉根部及升主动脉进行性扩张所导致的主动脉关闭不全及夹层主动脉瘤，二尖瓣关闭不全、脱垂及主动脉瓣反流等。因此，眼科医生需要重视患者全身情况对于眼科手术的影响，防止发生相关手术意外。

患者骨骼、眼、心血管病变及家族史，四项中任何两项符合即可诊断马凡综合征。诊断此病最有效简单的手段是查体和超声心动图超声检查。升主动脉扩张是本病最主要的特征。

流行病学调查显示马凡综合征晶状体半脱位的发生率为 60.0%～87.2%。发育异常的晶状体悬韧带和半脱位的晶状体常引起严重的屈光不正和视力障碍、继发青光眼等并发症,对于儿童会影响其正常视觉功能的建立,从而导致弱视。因此,应及早摘除脱位的晶状体,最大限度地恢复患者的视功能。

半脱位的晶状体的取出一般采用超声乳化吸除或晶状体切割,或者往往需要联合前段玻璃体切割术。

根据不同的晶状体脱位范围及手术摘除方式,IOL 植入一般有以下几种:①标准囊袋张力环联合后房型 IOL 植入术;②前房虹膜夹持型 IOL 植入术;③后房型 IOL 经巩膜缝线固定术;④虹膜缝线固定后房型 IOL 术;⑤改良带钩型囊袋张力环联合折叠型后房 IOL 植入术。

马凡综合征患者属于晶状体悬韧带进行性病变,原则上应使用 MCTR 植入,以固定晶状体囊袋。与标准 CTR 相比,可更好地维持马凡综合征晶状体半脱位患者晶状体囊袋居中和人工晶状体囊袋内稳定性,并可避免进行性加重的晶状体悬韧带异常导致的术后人工晶状体明显脱位。同时可更好地抵抗晶状体囊袋纤维化、皱缩以及晶状体上皮细胞增生移行引起的 CTR 移位,更适用于年少患者。标准无缝合固定钩的 CTR 治疗马凡综合征晶状体的脱位,虽然可能取得较好的近期效果,但远期效果仍有待证实,一般不宜植入,以免引起远期囊袋-CTR-人工晶状体复合体偏位,甚至完全脱位于玻璃体腔,除非用聚丙烯缝线预先固定于标准 CTR,再穿过晶状体囊袋赤道部固定于睫状沟,但手术中易发生晶状体囊袋撕裂,并且 CTR 的受力可能不均,对术者技术要求较高,除特殊情况外,一般不推荐应用。

马凡综合征视网膜脱离的发生率为 $8\%\sim25.6\%$。晶状体半脱位患者,行传统晶状体摘除手术后,视网膜脱离的发生率更高,为 $19\%\sim31\%$。发生原因多为不稳定的晶状体或手术导致对玻璃体基底部的牵拉,发生周边视网膜裂孔。术前、术后应仔细眼底检查及密切随访。

2. 相关辅助检查的意义

一般马凡综合征晶状体半脱位根据病史、症状及裂隙灯检查结果,即可诊断。超声生物显微镜或眼前节 OCT 检查:可辅助马凡综合征晶状体半脱位的诊断和治疗,提供比较具体和量化的结果如浅前房,虹膜晶状体接触,房角关闭,晶状体悬韧带的稀疏、拉长,晶状体半脱位的范围,等等。

六、思考题

1. 通过本案例的分析,你对马凡综合征晶状体半脱位病例分析的过程与规范有何体会?
2. 通过本案例的分析,马凡综合征常见全身系统发育有哪些异常?
3. 通过本案例的分析,你对马凡综合征晶状体半脱位手术治疗方案的选择有什么认识?

七、推荐阅读文献

1. Maumenee I H. The eye in the Marfan syndrome [J]. Trans Am Ophthalmol Soc,1981,79:684-733.

2. Cionni I U,Osher R H,Marques D M V,et al. Modified capsular tension ring for patients With congenital loss of zonnular support [J]. J Cataract Refract Surg,2003,29:1668-1673.

3. Kohnen T,Baumeister M,Buhren J. Scheimpflug imaging of bilateral foldable in-the-bag intraocular lens implantation assisted by a scleral-sutured capsular tension ring in Marfans syndrome [J]. J Cataract Refract Surg,2003,29:598-602.

4. 李凤鸣,谢立信. 中华眼科学[M]. 3 版. 北京:人民卫生出版社,2014.

5. Pyeritz R E,Mckusick V A. The Marfan syndrome:diagnosis and management [J]. N Engl J Med,1979,300(14):772-775.

先天无虹膜合并其他眼部异常

一、病历资料

(一) 先天性无虹膜合并先天性晶状体异常

1. 现病史

患儿,女性,13岁,患儿家长主诉"自幼双眼畏光、喜靠近视物"。病程中患儿无双眼疼痛,伴眼红、畏光等不适,无虹视、无眼眶痛等不适,5岁时曾于当地医院就诊,诊断为"双眼先天性白内障,双眼无虹膜",后因家庭经济条件限制未进行进一步治疗。现患儿自觉双眼视力下降,为求进一步诊治来我院门诊就诊。

2. 既往史

呼吸、循环、消化、血液、内分泌、皮肤五官、精神神经、运动骨骼系统:无异常。

家族史:父亲为双眼先天性无虹膜。父母为非近亲结婚,母亲眼部无异常。家族中其他成员未发现有类似症状患者。

个人史:头胎足月顺产,出生体重为3 kg,无吸氧史,母亲孕期无患病史。现生长发育及智力同正常同龄儿。

外伤手术史:否认。

过敏史:否认。

3. 体格检查

眼科专科检查如表22-1所示。

表22-1 眼科专科检查

	右眼	左眼
视力	远视力:0.1	远视力:0.08
	近视力:J7	近视力:<J7
眼压	16 mmHg	15 mmHg
眼位	位正,水平震颤	位正,水平震颤
眼睑	无下垂	无下垂

（续表）

	右眼	左眼
结膜	无充血	无充血
角膜	透明,KP(—)	透明,KP(—)
前房	中深,Tyn(—),cell(—)	中深,Tyn(—),cell(—)
虹膜	全周缺如(见图22-1)	全周缺如(见图22-1)
瞳孔	无	无
晶状体	中央偏颞侧轻度混浊,可见晶状体赤道部及全周悬韧带(见图22-2)	中央轻度混浊,可见晶状体赤道部及全周悬韧带
玻璃体	透明	透明
视盘	界清色淡红,C/D=0.3	界清色淡红,C/D=0.3
黄斑	中央反光凹(+)	中央反光凹(+)
周边视网膜	平伏	平伏

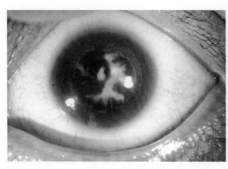 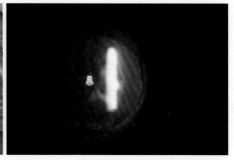

图22-1　虹膜全周缺损,晶状体混浊　　图22-2　后照法见晶状体赤道部及悬韧带,晶状体混浊

4. 实验室及影像学检查或特殊检查

B超检查:双眼内未见明显异常回声。

PAX6基因突变分析(患儿及其父亲采血提取DNA):位于PAX6基因第10外显子和第10内含子交界处的杂合突变(IVSlo+1G＞A),致使DNA剪接异常,使得PAX6基因的单倍表达不足。

(二)外伤性无虹膜合并外伤性晶状体异常

1. 现病史

患者,男性,45岁,主诉"3个月前右眼不慎被玻璃碎片划伤",急诊至我院,检查见右眼角巩膜破裂,虹膜根部离断,嵌顿于伤口处,晶状体混浊,玻璃体腔少量积血,诊断为"右眼角巩膜破裂伤,右眼外伤性白内障,右眼玻璃体积血",急诊行"右眼角巩膜破裂伤缝合术",术后予抗炎、抗感染治疗,恢复可。患者定期于我院门诊随访,诉右眼畏光、视物模糊,诊断为"右眼外伤性白内障,虹膜缺损,角巩膜破裂伤缝合术后",拟行进一步治疗收住入院。

2. 既往史

呼吸、循环、消化、血液、内分泌、皮肤五官、精神神经、运动骨骼系统:无异常。家族史:无异常。

个人史:出生于原籍,无烟酒等不良嗜好。

外伤手术史:同现病史。

过敏史:否认。

3. 体格检查

眼科专科检查如表 22-2 所示。

表 22-2　眼科专科检查

	右眼	左眼
视力	远视力:HM/BE	远视力:1.0
	近视力:<J7	近视力:J2
眼压	15 mmHg	18 mmHg
眼位	位正	位正
眼睑	无下垂	无下垂
结膜	无充血	无充血
角膜	鼻下方见一横行瘢痕,缝线在位,KP(—)	透明,KP(—)
前房	偏浅,Tyn(—),cell(—),鼻侧见陈旧性血块	中深,Tyn(—),cell(—)
虹膜	近全周缺如(见图 22-3)	纹理清晰,色泽正常
瞳孔	无	圆,直径 3 mm,对光反射灵敏
晶状体	全混,可见颞侧、下方悬韧带	透明
玻璃体	窥不清	透明
视盘	窥不清	界清色淡红,C/D=0.3
黄斑	窥不清	中央反光凹(+)
周边视网膜	窥不清	平伏

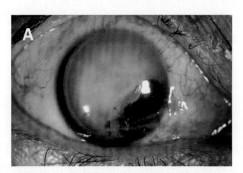

图 22-3　虹膜近全周缺损,晶状体混浊

4. 实验室及影像学检查或特殊检查

B 超检查:右眼内少量点状、条状回声。

UBM 检查:右眼颞侧、下方晶状体悬韧带较为稀疏,晶状体鼻侧略偏位。

二、诊治经过

(一) 先天性无虹膜合并先天性晶状体异常

患儿就诊于我院后,根据眼科专科检查和辅助检查,初步诊断为"双眼先天性白内障,双眼先天性无虹膜,双眼球震颤,双眼弱视",完善术前相关检查、排除手术禁忌后,于全麻下行右眼白内障摘除＋前段玻切＋虹膜隔人工晶状体植入术,术后予泼尼松龙滴眼液 od qid,左氧氟沙星眼药水 od qid,普拉洛芬眼药水 od qid,术后恢复可,无感染及眼压升高等并发症;3 个月后患儿又于全麻下行左眼白内障摘除＋前段玻切＋虹膜隔人工晶状体植入术。患儿诉术后畏光感明显降低,恢复可。

(二)外伤性无虹膜合并外伤性晶状体异常

患者入院后完善各项相关检查,初步诊断为"右眼外伤性白内障,外伤性无虹膜,晶状体半脱位,角巩膜破裂伤缝合术后",于局麻下行右眼白内障摘除＋前段玻切＋虹膜隔人工晶状体植入术,术后予泼尼松龙滴眼液 od qid,左氧氟沙星眼药水 od qid,普拉洛芬眼药水 od qid,地塞米松磷酸钠注射液 5 mg ivgtt qd。术后患者眼压升高达 32 mmHg,局部加予美开朗、阿法根、派立明 bid 控制眼压,眼压控制在 20 mmHg。

三、病例分析

(一)先天性无虹膜合并先天性晶状体异常

1. 病例特点

(1)病史询问:注意询问患儿家长发现患儿眼部异常的时间,眼位有否异常,有无歪头视物,畏光的程度。注重家族史的询问,必要时对家系内相关成员进行眼部检查,绘制家系图谱,分析其可能的遗传方式。

(2)全身情况:详细询问母亲孕产史、有无近亲结婚、出生史等情况,以及有否其他全身发育异常。

2. 诊断与诊断依据

(1)自幼发病。

(2)双眼畏光明显,视力较差。

(3)双眼全周/部分虹膜缺损,伴/不伴晶状体混浊/晶状体脱位。

(4)眼部可存在其他发育异常(角膜、前房角、视网膜、视神经等)。

3. 鉴别诊断

1)病因的鉴别诊断

(1)家族性/散发性。

(2)突变位点的鉴定。

2)无虹膜的鉴别诊断

(1)先天性无虹膜:双眼发病,自出生起可发现双眼畏光从而发现虹膜缺损。

(2)外伤性无虹膜:有明确外伤史,多为单眼,伤时或手术中发生虹膜缺损。

3)伴随晶状体异常的鉴别诊断

(1)先天性白内障:多为晶状体的部分混浊,可为核性/全白/缝性晶状体混浊,无虹膜缺损。

(2)先天性晶状体脱位:可有不同程度的脱离范围及程度,注意患者全身合并异常,与马凡综合征、球形晶状体、马切山尼综合征相鉴别(无虹膜缺损)。

(二)外伤性无虹膜合并外伤性晶状体异常

1. 病例特点

(1)病史询问:注意询问患者的受伤时间、既往眼部手术史,病程中的眼部并发症,如角膜水肿、继发性青光眼、眼内炎等情况及相关的药物治疗、手术干预。

(2)全身情况:药物过敏史及有无激素全身应用的危险因素(如胃炎、胃出血史)。

2. 诊断与诊断依据

(1) 明确外伤史。

(2) 外伤眼畏光明显,视力较差。

(3) 外伤眼全周/部分虹膜缺损,伴晶状体混浊/晶状体脱位/晶状体缺损。

3. 鉴别诊断

1) 残留虹膜处理方案的鉴别诊断

(1) 切除游离的、无功能的虹膜。

(2) 根部离断的局部范围内的虹膜可试行虹膜缝合复位。

(3) 根据虹膜缺损的范围选择合适的虹膜植入术或带虹膜隔人工晶状体。

2) 晶状体相关病变的鉴别诊断

(1) 无晶状体:有明确的晶状体脱出眼外或手术摘除史,查体见瞳孔区晶状体缺如,B超检查未发现晶状体脱入玻璃体腔内。

(2) 外伤性白内障:可见与损伤部位相关的晶状体局部或全部混浊,可伴有囊膜的破裂及晶状体皮质的溢出。

(3) 外伤性晶状体脱位:可见赤道部悬韧带、晶状体偏位、残留虹膜部位的虹膜震颤,部分患者可有前房变浅、眼压升高等体征。

3) 相关并发症的鉴别诊断

(1) 眼内炎:患者多有眼球破裂或球内异物史,伴视物模糊、眼红、眼痛,前房内可见明显的炎症反应,较为严重的患者玻璃体腔炎症也较为明显,B超检查可发现中-大量玻璃体混浊。

(2) 继发性青光眼:可为炎症性、损伤性及机械性,注意分析致病因素,监测眼压,对症处理。

四、处理方案及基本原则

(一) 先天性无虹膜合并先天性晶状体异常

需根据患儿的晶状体情况决定是否行手术治疗,伴有先天性白内障或晶状体脱位的患儿可进行手术摘除白内障,术中切除前段玻璃体,植入带虹膜隔人工晶状体,术后局部抗感染、抗炎治疗。根据第一术眼的术后恢复情况及患者意愿决定是否进行第二眼手术。术后需密切监测患儿眼压、角膜、眼底等情况,出现并发症须对症处理。强调弱视训练的重要性。晶状体透明、畏光症状较为严重的患儿建议配戴有色隐形眼镜,改善畏光症状,不建议手术植入带虹膜隔人工晶状体。

(二) 外伤性无虹膜合并外伤性晶状体异常

患者因眼部外伤往往眼内结构较复杂,多伴有角膜混浊,术后炎症反应较重。应待患者眼部情况较为稳定后行带虹膜隔人工晶状体植入术,术中需注意控制眼压,保持人工晶状体的稳定性,以减少术后并发症的发生。术后需密切监测患者眼压、角膜、眼底等情况,若角膜失代偿需进行穿透性角膜移植术,药物不能控制眼压升高者建议行减压阀植入术。

五、要点与讨论

1. 无虹膜的治疗方法

先天性和外伤性因素均可导致虹膜的缺损,但发生率较低。先天性无虹膜大多伴有视力低下、白内障及眼球震颤。外伤性虹膜缺损常伴有角膜瘢痕、大泡性角膜病变、外伤性白内障、青光眼及其他异常。其他疾病如带状疱疹和瞳孔括约肌损伤、白化病也可致使类似无虹膜症状的发生。虹膜缺损或无张力可因瞳孔过大、光线进入过多使患者感觉明显畏光，进而导致视力下降，且影响患者外观。为了解决这些问题，临床上曾采用以下措施：眼睑手术、戴角膜接触镜、角膜染色、白内障摘除术联合后房型 IOL 或人工虹膜合并 IOL 植入术。但上述治疗措施仍存在一些缺点：如眼睑手术可造成外观变形，上睑下垂；角膜接触镜有些患者不能耐受，并在外伤性无虹膜的病例往往角膜会发生损伤变形，不能配戴角膜接触镜；角膜染色会使角膜的一部分永久性混浊，并且色素易脱失，不易与另外一只眼的虹膜匹配，往往需要多次手术而达不到预期的效果；常规后房型人工晶状体植入，因瞳孔太大或无虹膜支撑造成人工晶状体光学面赤道部的暴露、人工晶状体平稳性差、畏光现象的改善亦不明显；而人工虹膜合并 IOL 植入可因有限的眼内空间导致青光眼、角膜失代偿等一系列并发症。因此，随后发明的虹膜隔型 IOL 相比上述传统方法具有明显的应用优势，能够在改善患者畏光症状的同时解决患者晶状体混浊的问题，并且相对具有较低的并发症发生率，目前已成为该类疾病较为主流的治疗方式。

2. 先天性无虹膜合并晶状体异常的手术治疗

先天性无虹膜为严重的先天性葡萄膜异常，群体发病率约为 1/96 000～1/64 000。该病患者通常为双眼发病，主要表现为无虹膜或虹膜组织严重发育不良，同时伴有其他眼部异常：50%～85%的患者伴有进行性发展的白内障，6%～75%患者伴有青光眼，并可合并原发性角膜缘干细胞缺乏、角膜混浊、晶状体异位、黄斑部和视神经发育不良等。由于患儿眼部条件复杂，先天性无虹膜白内障患者特别是婴幼儿患者的手术效果较差。先天性无虹膜合并白内障者应在条件允许时，应及早行白内障摘除手术。手术指征为：晶状体混浊区直径大于 3 mm；致密的核性白内障；混浊程度已影响医生进行眼底检查或验光；已出现斜视、眼球震颤等并发症。对于晶状体混浊未达手术指征的患者，不建议进行晶状体切除联合带虹膜隔 IOL 或其他人工虹膜材料植入手术。该手术能够明显改善畏光症状，但其并发症多、风险大，因此需严格把握手术指征。

3. 虹膜隔人工晶状体植入的相关并发症及其处理

采用植入带虹膜隔人工晶状体的方法治疗白内障/晶状体脱位合并虹膜缺损，患者在提高视力的同时，畏光、流泪、眩光失能等症状能够得到一定缓解。但由于虹膜隔人工晶状体及患者眼部情况的特殊性，与普通白内障摘除手术比较，其术后并发症多，主要为角膜失代偿、继发性青光眼、视轴区混浊、晶状体片尾及视网膜脱离，治疗较为困难。虹膜隔人工晶状体属后房型人工晶状体，可植入晶状体囊袋、睫状沟或巩膜缝线固定，因此其植入手术具有与普通后房型人工晶状体植入术相类似的并发症；而同时由于该人工晶状体直径大、材料较脆，其植入手术并发症又具有特殊性，如手术切口需＞10 cm，术后角膜散光严重，前房炎性反应持续时间长，黄斑发生囊样水肿的危险性高等。经巩膜缝线固定人工晶状体，术后可发生人工晶状体偏位、倾斜，前房或玻璃体出血等。以往的临床观察发现，术中保留全部或部分后囊膜其术后 PCO 的发生率较高，因此建议一期切除后囊膜，并进行前段玻璃体切除，进行悬吊式虹膜隔人工晶状体植入术。此外，文献报道带虹膜隔人工晶状体植入术后继发性青光眼的发生率高于普通后房型人工晶状体植入术，但发生机制尚不明确，可能是由于人工晶状体对于房角的挤压、刺激，继发性的房角粘连、关闭，术后慢性前房炎症以及先天性的房角发育不良等原因造成。术后高眼压发生率较高，多数患者能够局部使用降眼压药物控制，部分药物治疗失败的患者建议行减压阀植入术，而不选择传统的滤过手术，具有较好的降眼压效果。患者术后的角膜内皮丢失非常普遍，应密切随访患者角膜内皮技术，发生角膜失代偿时可行穿透性角膜移植术，以改善患者视力。由于虹膜隔人工晶状体的特殊性，因此，术后较长时间内都应关注患者的随访，及时处理，以保持较好的视力预后。

六、思考题

1. 通过本案例的分析,你对无虹膜病例分析的过程与规范有何体会?
2. 通过本案例的分析,你对该疾病的治疗方法有哪些了解?
3. 通过本案例的分析,你认为植入虹膜隔人工晶状体术后随访需要注意哪些问题?

七、推荐阅读文献

1. Hingorani M, Hanson I, van Heyningen V. Aniridia [J]. Eur J Hum Genet, 2012,20: 1011－1017.

2. Aslam S A, Wong S C, Ficker L A. et al. Implantation of the black diaphragm intraocular lens in congenital and traumatic aniridia [J]. Ophthalmology, 2008, Oct; 115(10):1705－12.

3. Arroyave C P, Scott I U, Gedde S J. et al. Use of glaucoma drainage devices in the management of glaucoma associated with aniridia [J]. Am J Ophthalmol, 2003,135:155－159.

4. Brown M J, Hardten D R, Knish K. Use of the artificial iris implant in patients with aniridia [J]. Optometry, 2005,76:157－164.

5. Qiu X, Ji Y, Zheng T, et al. Long-term efficacy and complications of black diaphragm intraocular lens implantation in patients with traumatic aniridia [J]. Br J Ophthalmol, 2015 May, 99 (5):659－64.

案例 23

白内障术后眼内炎

一、病历资料

1. 现病史

患者,男性,71 岁,因"左眼红痛 3 天伴视物模糊 1 天"就诊。患者 14 天前在我院行"左眼 phaco+IOL 术"。术中植入 Rayner IOL,+19.5D,术后常规应用可乐必妥眼药水、百力特眼药水、普南扑灵眼药水 os qid。术后第一天情况:左眼视力 0.3,角膜透明,前房中深,Tyn(一),cell(一),IOL 在位,玻璃体清亮,黄斑水肿。今为求进一步诊治来我院门诊。

2. 既往史

眼部其他疾病:左眼黄斑前膜史,右眼自幼外斜,视力差。

全身系统:糖尿病病史 2 年。

用药史:眼部用药见现病史。全身用胰岛素控制血糖。

外伤手术史:否认。

过敏史:否认。

3. 体格检查

眼科专科检查如表 23-1 和图 23-1 所示。

表 23-1 双眼眼科专科检查(左眼术后 14 天)

	右眼	左眼
矫正视力	FC/BE	FC/BE
IOP	12 mmHg	34 mmHg
结膜	无充血	充血
角膜	透明	水肿
瞳孔	圆,直径 3 mm	后粘连
前房	中深,清亮	浅,广泛周边虹膜前粘连(PAS)
晶体	核性混浊	IOL 位正
眼底	窥不清	窥不清

4. 实验室及影像学检查或特殊检查

眼科辅助检查:包括 B 超/Pentacam 等检查。

B 超检查:左眼内未见明显异常回声。

Pentacam 检查(见图 23-2):左眼前房浅伴周边虹膜前粘连。

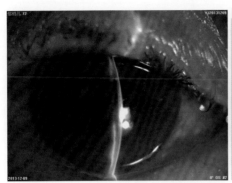

图 23-1　左眼角膜水肿,浅前房　　　　图 23-2　Pentacam 检查见左眼周边虹膜前粘

二、诊治经过

患者因"左眼红痛 3 天伴视物模糊 1 天"就诊,14 天前在我院行"左 phaco+IOL 术"。术后局部抗炎抗感染治疗。术后第一天眼部情况尚可。今为求进一步诊治来我院门诊。根据眼科专科检查和辅助检查,患者主要表现为浅前房和高眼压,门诊医生初步诊断为"左眼囊袋阻滞综合征?恶性青光眼?",并请青光眼医生会诊,认为"瞳孔阻滞型青光眼"可能大,于当日门诊行 YAG 虹膜周切两处(中周部),并予甘露醇联合激素静滴。激光后第 1 天红痛症状有所缓解,但出现前房积脓(见图 23-3)。左眼专科和辅助检查详见表 23-2。B 超示左眼未见明显异常回声,UBM 结果示左眼继发闭角型青光眼。图 23-4 显示 UBM 检查,可见 YAG 激光虹膜切开口。予甲强龙球旁注射和复达欣联合激素静滴治疗。虹膜激光后第 2 天患者前房积脓无好转,虹膜前粘连加重,IOL 表面渗出膜(见表 23-3 和图 23-5),考虑"白内障术后眼内炎"可能大。急诊入院治疗,并行左眼前房角分离+玻璃体腔注药术,抽取前房水和玻璃体液做细菌、真菌培养+药敏,玻璃体腔注入去甲万古霉素 0.8 mg/0.1 ml+复达欣 2.25 mg/0.1 ml。局部用药:可乐必妥眼药水 os q2h;百力特眼药水 os tid 和阿托品眼药水 os tid,全身头孢他定(复达欣) 2 g/DXM 5 mg 静滴。玻璃体腔注药后第 1 天,左眼角膜水肿减轻和前房积脓消退,但渗出仍较重(见图 23-6),眼压 31 mmHg。细菌及真菌涂片(一)。当天 B 超报告显示左眼玻璃体中后段少-中量回声,下方为甚(见图 23-7)。当时有医生认为眼内炎临床表现不典型,考虑"白内障术后葡萄膜炎反应"。玻璃体腔注药术后第 2 天,患者眼压升高,炎症加重,疼痛难忍,请玻璃体专家会诊,认为眼内炎可能大,并当日行左眼玻璃体切除术(玻切术)。玻切术中抽取前房水、囊袋内液和玻璃体液送细菌、真菌和厌氧菌培养与涂片,囊袋内液的细菌涂片结果显示为革兰氏阳性球菌。玻切术后第 5 天左眼术后视力0.06,眼压 16.8 mmHg。2月后左眼裸眼视力 0.15,矫正至 0.3,眼压正常。最终结果诊断为"白内障术后眼内炎"。

表 23-2　左眼虹膜激光后第 1 天的眼部专科检查

术后 15 天	左　　眼
VA	FC/BE
IOP	21 mmHg

(续表)

术后 15 天	左眼
结膜	轻充血
角膜	上皮轻度水肿
瞳孔	后粘连
前房	鼻侧虹膜周边 PAS,颞侧虹切口畅,前房渗出(＋),下方 0.5 mm 积脓
IOL	位正
眼底	糊
B 超	左眼内未见明显异常回声
UBM	左继发闭角型青光眼,右存在闭角型青光眼解剖因素

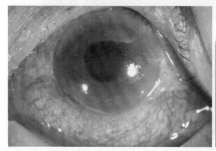

图 23-3 左眼虹膜激光后第 1 天:鼻侧虹膜前粘连,下方前房少许积脓

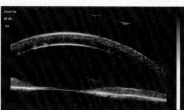

图 23-4 左眼继发闭角型青光眼,虹膜可见激光孔

表 23-3 左眼虹膜激光后第 2 天的双眼眼部专科检查

	左 眼
矫正视力	HM/BE
IOP/mmHg	20
前房	鼻侧浅,可见渗出与积脓,周边 360 度虹膜前粘连
虹膜	颞侧两处根切口畅
晶体	IOL 在位,IOL 前渗出
眼底	窥不清

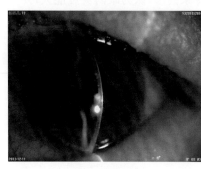

图 23-5 左虹膜激光后第 2 天积脓无好转,虹膜 360°周边前粘连

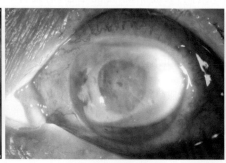

图 23-6 玻璃体腔注药后第 1 天,角膜水肿和前房积脓消退

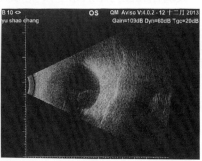

图 23-7 左眼玻璃体腔注药术后第 1 天 B 超

三、病例分析

1. 病史特点或术前小结

(1) 病史询问：①白内障手术史；②术后 2 周左右出现眼红眼痛伴视力下降；③激素全身和局部治疗后无好转。

(2) 全身情况：糖尿病病史，患者免疫能力较低。

2. 诊断与诊断依据

(1) 有白内障手术史。

(2) 术后 2 周左右出现眼红眼痛伴视力下降。

(3) 前房变浅，虹膜前粘连以及眼压升高。

(4) 最早前房无积脓，虹膜激光打孔后出现前房积脓。

(5) 虽然眼后段反应无或轻。

(6) 激素全身和局部治疗后无好转，不断加重。

(7) 玻璃体腔注药后前房积脓消失。

(8) 有糖尿病病史，患者免疫能力较低。

(9) 玻璃体切除术后好转。

(10) 囊袋内液细菌涂片阳性。

基于以上几点分析，初步诊断为：①左眼白内障术后眼内炎，尤其需与术后葡萄膜炎相鉴别；②左眼继发闭角型青光眼（瞳孔阻滞型）。

3. 鉴别诊断

1) 症状的鉴别诊断

(1) 白内障术后眼红眼痛：常见于青光眼发作、角结膜炎、感染性眼内炎和非感染性葡萄膜炎反应。

(2) 视力下降：角膜水肿、感染性眼内炎，非感染性葡萄膜炎反应和眼底病变等。

2) 眼内炎的鉴别诊断

(1) 非感染性术后炎症反应（葡萄膜炎反应）：往往这类患者存在残留晶状体皮质或核块，或者切口玻璃体嵌顿等，症状不严重，常被误诊为早期眼内炎。主要表现为前葡萄膜炎，并且容易继发青光眼，B 超检查眼后段反应无或轻，清除残留的晶状体物质可使炎症不再复发。目前由于 IOL 材料及加工物不合格，从而引起葡萄膜炎较少见。另外，眼内积血（沉积在 IOL 表面）也可能被误以为炎症渗出。一般激素治疗有效。糖尿病患者容易发生葡萄膜炎，绝大多数双眼受累，易发生虹膜红变、继发性青光眼等并发症，内眼术后容易发生严重的反应性葡萄膜炎或感染性眼内炎。两者往往难以区分，前房水、玻璃体或者晶状体囊袋内涂片或者细菌培养等进一步明确诊断。

(2) Tass 综合征：葡萄膜炎反应的一个亚型，继发于眼前段手术后的急性、无菌性眼前段炎症，原因多种多样，术后短期内（12～48 h）；群发；无疼痛；角膜水肿；前房渗出/积脓；B 超、病原学（－）。激素治疗有效。

(3) 囊袋阻滞综合征：表现为囊袋内液体积聚，多位于 IOL 后表面，可发生在术后早期：1 d～2 周或者术后晚期 2 周以后。

(4) 恶性青光眼：眼压高或部分可正常；前房浅；多发生在小梁切除或白内障术后。UBM 检查可表现为：睫状体前旋，睫状突与晶状体赤道部和玻璃体前界面距离减少；晶状体（或人工晶状体）-虹膜隔或玻璃体-虹膜隔（无晶状体）显著前移；前房极浅或消失。需与瞳孔阻滞型青光眼鉴别（见表23-4）。

表 23-4 恶性青光眼与瞳孔阻滞型青光眼的鉴别

	恶性青光眼	瞳孔阻滞
发病时间	术中、术后1周,有时数周或数月	术后早期或稍后
前房	整个前房一直变浅	周边浅,中央前房中等深度
眼压	升高或正常	升高或正常
虹膜根切口	畅通	不畅
周切后的治疗反应	加重	缓解

四、处理方案及基本原则

本病治疗的基本原则是玻璃体腔注药或者玻璃体手术。

(1)玻璃体腔注药:目前治疗眼内炎最适合的玻璃体注射用药为:万古霉素1 mg/0.1 ml或去甲万古霉素0.8 mg/ml+头孢他啶2～2.25 mg/0.1 ml;万古霉素(1～2)mg/0.1 ml+阿米卡星0.4 mg/0.1 ml。

(2)玻璃体切除手术:美国眼内炎玻璃体切除术研究(Endophthalmitis vitrectomy study,EVS)治疗规范:视力手动或以上:前房和玻璃体针吸活检以及玻璃体内注射抗生素;视力光感或以下:前房活检联合睫状体平坦部玻璃体切除术(PPV),以及玻璃体腔内注射抗生素。对于病情迅速恶化、糖尿病或者免疫功能低下患者,依临床情况判断是否积极采取PPV。也有研究认为早期玻璃体切除手术联合玻璃体抗生素注射比单纯玻璃体抗生素注射效果要好。

(3)全身抗生素:由感染因素引起的应选用敏感的抗生素全身或局部应用。尽管EVS认为全身抗生素治疗作用可能有争议,但相关研究可能存在一定的局限性,包括细菌种类以及采用的抗生素都不太一致。多数医师使用静脉滴注的方法来治疗细菌性眼内炎。随着技术的发展,全身抗生素如第四代氟喹诺酮类,抗细菌谱在扩大,并且眼内渗透性不断增强,尤其对于眼内感染期,此时血眼屏障相对较弱。

(4)局部抗生素:在细菌药物敏感结果出来之前,可局部频点光谱抗生素眼水,可选择前房穿透性较好的抗生素,如氟喹诺酮类,尤其是第三代甚至第四代氟喹诺酮类眼水。

(5)激素的作用:同时联合抗生素治疗,降低眼内炎症反应。

五、要点与讨论

1. 白内障术后感染性眼内炎

包括术后急性眼内炎和迟发性眼内炎,前者6周之内(88%),后者超过6周(12%)。在急性眼内炎中,80%左右的患者在2周以内发病。典型的急性眼内炎表现为眼红、眼痛、结膜水肿、角膜水肿、严重的前房反应甚至前房积脓、严重的玻璃体炎症反应和视网膜坏死或者静脉周围炎等。病原体大多为革兰阳性细菌(90%),表皮葡萄球菌最为常见,属弱致病菌(60%);其余是金黄色葡萄球菌、链球菌、肠球菌各占5%～10%;革兰阴性细菌约占7%,铜绿假单胞菌和变形杆菌等,是强致病菌;真菌约占3%。不同病原体有不同的临床表现,毒力强的细菌可引起角膜的环形浸润,前房反应很重,眼后段也可出现严重的炎症,毒力弱的细菌发病较慢,炎症反应也相对较轻。糖尿病患者白内障术后眼内炎特征表现为:屈光介质混;前房积脓高,易虹膜红变;G+凝固酶阴性球菌多见;视力预后更差。

2. 白内障术后眼内炎的诊断

主要根据患者的白内障手术史、典型的临床表现和实验室检查。房水和玻璃体细菌培养及涂片染色检查对确定诊断有重要价值。对于怀疑为眼内炎患者均应进行这些检查,怀疑囊袋内感染者,应尽可能取出囊袋内的物质进行培养和染色。

3. 白内障术后眼内炎的治疗

根据 EVS 治疗规范,针对术后早期眼内炎,若视力手动或以上:前房和玻璃体针吸活检以及玻璃体内注射抗生素,而视力光感甚至更差者,可进行前房活检联合睫状体平坦部玻璃体切除术(PPV),以及玻璃体腔内注射抗生素。而对于糖尿病患者,若视力手动或以上即建议 PPV,需大样本多中心随机研究。

4. 相关辅助检查的意义

(1) 眼部 B 超检查:是临床最常用的诊断方法,尤其对于眼内炎的诊断比较重要,判断是否存在玻璃体混浊,以及有无视网膜水肿、渗出或者脱离等,尤其在屈光间质混浊,光学仪器检查受到很大限制的情况下,B 超更具独特诊断价值。玻璃体混浊表现为点状、条或团回声,可随眼球活动而飘动。其量的多少可代表玻璃体混浊的程度,包括少量、中量和大量。根据分布的部位可分为玻璃体前段、中段、后段、前中段、中后段与全玻璃体腔。

(2) 超声生物显微镜(UBM)检查:目前该类仪器的检测深度为 5 mm,通常用于眼前段结构包括角膜、前房、虹膜睫状体、周边玻璃体以及部分晶状体的评价和精确测量。对于恶性青光眼,可观察睫状体位置以及虹膜人工晶状体隔等变化。

(3) Pentacam:为一台旋转式 Scheimpflug 摄像机。通过旋转扫描获得矩阵样数据点,并且生成三维 Scheimpflug 图像,并且获得眼前节完整图像。该仪器兼角膜地形图仪、角膜测厚仪、前节 OCT 和 UBM 部分作用,集 5 种分析功能于一体:①测量与分析角膜厚度;②分析角膜前后表面地形图;③分析 Scheimpflug 眼前节图像;④分析晶状体;⑤分析眼前房。

(4) 眼内液的送检:对术后眼内炎快速准确的诊断很重要,关系到患者的预后。当临床症状和体征像眼内炎时,在开始治疗前及时采集标本包括前房水及玻璃体标本进行涂片、培养检查和药物敏感试验以确诊和指导治疗。玻璃体量多、丰富、与前房水相比,其培养阳性率和菌落数均高,前者培养阳性率为 $56\%\sim70\%$,后者为 $36\%\sim40\%$,故前房水培养阴性并不能排除眼内炎的存在。对玻璃体来讲,玻璃体切割得到的阳性培养结果和玻璃体抽取液与活检无多大差别,有人认为两者联合检查可提高培养阳性率。标本取出后立即做革兰染色和真菌涂片检查。真菌检查阳性应同时注入抗真菌药。标本还应做厌氧菌培养,尤其是慢性眼内炎(如丙酸杆菌、放线菌等),这种培养至少持续 2 周。取标本应在手术室进行,可减少污染,同时小心操作,应用新鲜的培养基从而提高阳性培养率。怀疑囊袋内感染者,应尽可能取出囊袋内的物质进行培养和染色。

5. 浅前房与眼压在眼内炎患者中的变化

该病例属白内障术后急性眼内炎的非典型表现,考虑其病理生理过程为:由于细菌毒力弱,炎症先局限在囊袋内或者前后,导致虹膜后粘连,进而造成瞳孔阻滞引起浅前房,由于施行了虹膜激光打孔术,可能由于激光靠近虹膜卷缩轮,虹膜位置较薄,实际也切开囊膜,导致后房或者囊袋内细菌入前房,引起前房积脓。这和囊袋内细菌涂片阳性的结果是一致的。

六、思考题

1. 通过本案例的分析,你对白内障术后非典型性眼内炎的疾病过程有何体会?
2. 通过本案例的分析,你对白内障术后眼内炎的治疗认识有没有提高?

七、推荐阅读文献

1. 杨培增. 葡萄膜炎诊断与治疗[M]. 北京:人民卫生出版社,2009.

2. 中华医学会眼科学分会白内障和人工晶状体学组. 我国白内障术后急性细菌性眼内炎治疗专家共识(2010 年)[J]. 中华眼科杂志,2010,46:764 - 766.

3. 中华医学会眼科学分会白内障和人工晶状体学组. 关于白内障围手术期预防感染措施规范化的专家建议(2013 年)[J]. 中华眼科杂志,2013,49:76 - 78.

4. Doft BH. Treatment of postcataract extraction endophthalmitis:a summary of the results from the Endophthalmitis Vitrectomy Study [J]. Arch Ophthalmol, 2008,126(4):554 - 556.

5. Cornut P L, Thuret G, Creuzot-Garcher C. et al. Relationship between baseline clinical data and microbiologic spectrum in 100 patients with acute postcataract endophthalmitis [J]. Retina, 2012, 32(3):549 - 557.

6. Johnson M W, Doft B H, Kelsey S F et al. The Endophthalmitis Vitrectomy Study. Relationship between clinical presentation and microbiologic spectrum [J]. Ophthalmology, 1997,104 (2):261 - 272.

案例 24

无晶状体眼

一、病历资料

1. 现病史

患者,女性,55 岁,主诉"左眼白内障摘除玻切术后 9 个月"。患者 9 个月前因左眼孔源性视网膜脱离,左眼白内障行左超声乳化,玻璃体切除视网膜复位注气术,术后恢复良好,此次为行Ⅱ期人工晶状体植入来我院治疗。

2. 既往史

其他眼病史:近视,度数不详。

外伤史:否认。

3. 体格检查

眼科专科检查如表 24 - 1 所示。

表 24 - 1　眼科专科检查

	右眼	左眼
视力	远视力(裸眼):0.6	远视力(裸眼):FC
	矫正:−2.5DS:1.0	矫正:+15.0DS/−1.25DC×25:0.6
	近视力:J3	近视力:<J7
眼压	18 mmHg	15 mmHg
眼睑	无下垂	无下垂
结膜	无充血	无充血
角膜	透明,KP(−)	透明,KP(−)
前房	Flare(−) cell(−)	Flare(−) cell(−)
虹膜	纹理清	纹理清
瞳孔	直径 3 mm,对光反射灵敏,RAPD(−)	直径 3 mm,对光反射稍钝,RAPD(−)
晶状体	轻度皮质混浊	缺如,周边囊膜存(见图 24 - 1)
玻璃体	透明	清

（续表）

	右眼	左眼
视盘	界清色淡红,C/D=0.3	界清色淡红,C/D=0.3
黄斑	中央反光凹(+)	中央反光凹(-)
周边视网膜	平伏	平伏

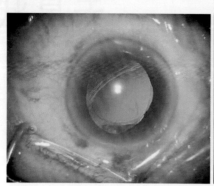 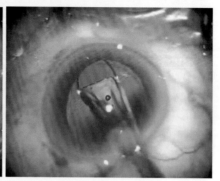

图 24-1　晶状体缺如,周边前囊膜存在　　图 24-2　术中睫状沟植入 IOL

4. 实验室及影像学检查或特殊检查

眼部 B 超检查:右眼玻璃体前中断少量点状回声,双眼视网膜未探及脱离回声带。

二、诊治经过

患者 9 个月前因"左眼白内障,视网膜脱离"于我院行左眼白内障超声乳化,玻璃体切除,视网膜光凝,注 C3F8 术。术后门诊随访,眼底恢复可。一周前来我院就诊,局麻下行左眼Ⅱ期人工晶状体植入,术中将人工晶状体置于睫状沟,如图 24-1 及图 24-2 所示。

三、病例分析

1. 病史特点或术前小结

1)病史询问

注重询问既往眼部外伤手术史,其他眼病史。

2)眼部检查

除外常规的眼部检查外应注意以下两点:

(1)注意患眼的矫正视力是否较裸眼有显著提高。

(2)注意囊膜的存留情况。

2. 诊断与诊断依据

无晶状体眼的诊断根据眼部的裂隙灯检查及既往的外伤手术史,不难诊断。

3. 鉴别诊断

无晶状体眼有时要与晶状体全脱位鉴别。晶状体全脱位可以由外伤或先天因素导致晶状体悬韧带完全离断,使晶状体完全离开正常的生理位置,向前房或玻璃体腔移位。当晶状体完全脱位于玻璃体腔时,容易与无晶状体眼混淆。此时通过仔细询问病史和查体,不难鉴别。

四、处理方案及基本原则

无晶状体眼是一个高度远视眼。只有附加一个适当度数的凸透镜，才能使无晶状体眼得到光学矫正，形成清晰的影像。对无晶状体眼的光学矫正可分为 3 种类型：

（1）角膜前矫正，即通过框架眼镜矫正。

（2）角膜平面矫正，即通过角膜接触镜矫正。

（3）眼内镜片矫正，即通过人工晶状体植入矫正。

通过人工晶状体矫正无晶状体眼，与前两种矫正方法相比，由于人工晶状体最接近晶状体的生理位置，成像质量上具有如下优点：基本无放大作用，无球面差的烦扰。而且通过一次手术，免去了角膜接触镜那样每天清洁取戴的繁杂操作。

五、要点与讨论

人工晶状体植入术矫正无晶状体眼，根据晶状体囊膜的存留情况，需选择不同的手术方式：

（1）囊袋或睫状沟内人工晶状体植入：有足够的囊膜存留，可通过囊袋或后房重建，将人工晶状体植入囊袋或睫状沟。如本例患者（见图 24 - 2），人工晶状体植入睫状沟。

（2）人工晶状体缝线固定术：当囊膜没有存留或存留不够时，可选择人工晶状体缝线固定术。若部分囊膜存留，有时可选择单襻缝线固定。如图 24 - 3～图 24 - 5 所示，外伤患者，角膜穿孔伤缝合，白内障摘除术后。下方存留部分囊膜，术中植入人工晶状体，并行上方襻的缝合固定。

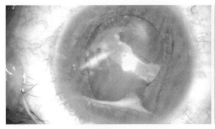 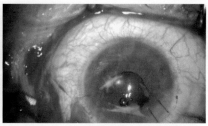

图 24 - 3　眼外伤患者，角膜穿孔伤缝合，白内障摘除术后无晶状体眼，下方前囊膜存在

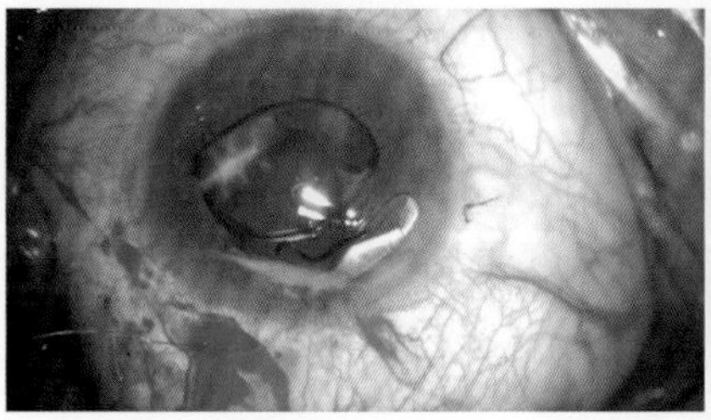

图 24 - 4　IOL 下襻植入残留前囊膜前，上襻悬吊固定于巩膜

图 24 - 5　单襻悬吊 IOL 术后观

（3）前房型人工晶状体植入：当囊膜存留不够支撑人工晶状体时，也可选择前房型人工晶状体植入术，包括房角支撑型人工晶状体或虹膜夹人工晶状体。前房型虹膜夹人工晶状体植入的患者（见图 24 - 6）。

（4）后房型虹膜夹人工晶状体植入：文献也有报道选择虹膜夹人工晶状体植入后房矫正无晶状体眼。

各种术式的优缺点比较：后房型人工晶状体植入，人工晶状体的位置更接近晶状体的生理位置，对角膜内皮细胞的影响较小。其中囊袋内或睫状沟植入手术操作相对简便，缝线固定和后房型虹膜夹固定手术操作相对复杂。前房型人工晶状体植入手术操作相对简便，对眼后段扰动小，但长期随访发现角膜内皮细

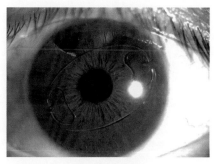

图 24 - 6　前房型虹膜夹人工晶状体植入

胞丢失明显。

六、思考题

1. 通过本案例的分析，你对无晶状体眼的认识有哪几方面的提高？

2. 通过本案例的分析，你对无晶状体眼的矫正方式选择有何认识，如何确保医疗安全？

七、推荐阅读文献

1. 何守志. 晶状体病学[M]. 2版. 北京：人民卫生出版社，2014.

2. 李凤鸣. 中华眼科学[M]. 2版. 北京：人民卫生出版社，2006.

3. Holt，D. G.，et al.，Anterior chamber intraocular lens，sutured posterior chamber intraocular lens，or glued intraocular lens：where do we stand？[J]. Current Opinion in Ophthalmology，2012，23 (1)：62 - 67.

4. Lindsay，R. G. J. T. Chi. Contact lens management of infantile aphakia. [J]. Clinical and Experimental Optometry，2010，93(1)：3 - 14.

5. Por，Y. M. M. J. Lavin. Techniques of intraocular lens suspension in the absence of capsular/zonular support [J]. Survey of Ophthalmology，2005，50(5)：429 - 462.

6. Kusaka S，et al.，Surgical results of artisan lens implantation in the posterior chamber of eyes lacking capsular support. Iovs 2005，46(Suppl. S)：774.

案例 25
原发性急性闭角型青光眼

一、病历资料

1. 现病史

患者,女性,58 岁,主诉"左眼球胀痛伴头痛、恶心、呕吐 2 天"。2 天前与家人吵架后出现左眼球胀痛,伴有眼红、眼眶痛、头痛、恶心、呕吐等不适,有视力下降,无脓性分泌物,曾至消化科就诊,给予解痉治疗,未见好转反而加重,遂至眼科就诊。

2. 既往史

家族史:母亲有青光眼病史,具体不详。

用药史:消化科就诊曾予 654 - 2 解痉,眼部尚未用药。

外伤手术史:否认。

过敏史:否认。

眼部其他疾病史:年轻时远视,不到 40 岁即有老花眼。

3. 体格检查

眼科专科检查如表 25 - 1 所示。

表 25 - 1 眼科专科检查

	右眼	左眼
视力	远视力:0.8	远视力:0.05
	近视力:J4	近视力:＜J7
眼压	16 mmHg	55 mmHg
眼睑	无下垂	无下垂
结膜	无充血	混合充血(＋＋＋)(见图 25 - 1)
角膜	透明	雾状混浊,少量色素性 kp
前房	浅(见图 25 - 3)	浅(见图 25 - 2)
虹膜	周边膨隆	局限性基质萎缩
瞳孔	直径 3 mm,对光反射灵敏,RAPD(一)	直径 4.5 mm,不圆,对光反射消失
晶体	轻度混浊	轻度浑浊,上皮下见青光眼斑

（续表）

	右眼	左眼
玻璃体	轻度混浊	不清
视盘	界清色淡红，C/D=0.3	不清
黄斑	中央凹反光（+）	不清
周边视网膜	平伏	不清

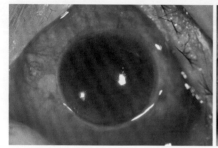 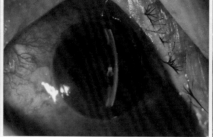 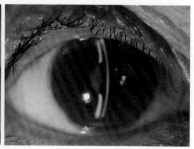

图 25-1 左眼结膜混合充血，角膜水肿　　图 25-2 左眼前房浅，虹膜膨隆　　图 25-3 右眼前房浅

4. 影像学检查或特殊检查

眼轴：右眼 21.68 mm，左眼 21.25 mm。

B 超检查：左眼玻璃体全段少量混浊，未见视网膜脱离光带。

超声生物显微镜（UBM）检查：双眼前房浅，ACD：OD 1.57 mm OS 1.49 mm；双眼前房浅，虹膜膨隆，根部附着点中前位，睫状突轻度肥大旋前，右眼全周房角裂隙状或窄开（见图 25-4），左眼各方位虹膜-小梁接触（见图 25-5）。

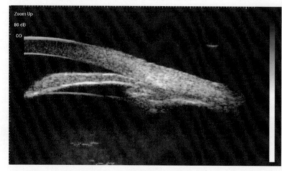 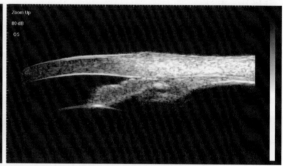

图 25-4 右眼 UBM 图像　　　　　图 25-5 左眼 UBM 图像

视野：右眼正常，左眼弥漫性视敏度下降（见图 25-6）。

二、诊治经过

患者左眼胀痛伴头痛、恶心、呕吐 2 天，至消化科就诊，给予 654-2 解痉治疗后症状加重，遂至眼科就诊，根据眼科专科检查和辅助检查，初步诊断为"双眼原发性急性闭角型青光眼（右眼：临床前期，左眼：急性发作期）"，积极给予缩瞳、降眼压治疗：①甘露醇 250 ml 静脉滴注，毛果芸香碱眼药水 os q15 min od tid，美开朗眼药水 os bid，阿法根眼药水 os bid，尼目克司 1 片 bid po，氯化钾缓释片 1 片 bid po；②百力特眼药水 os tid 减轻炎症；③次日眼科随访复查。

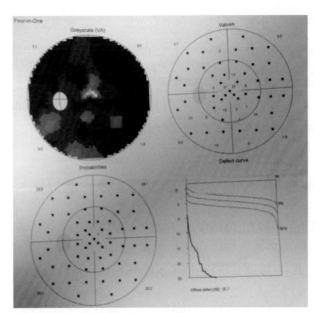

图 25-6 左眼视野

三、病例分析

1. 病史特点或术前小结

注重问诊技巧和病史资料的真实、系统及全面。对于主诉的问诊,要注意询问患者发病的诱因、就诊经过、用药情况等。该患者因伴有恶心、呕吐,误认为是胃肠疾病至消化科用 654-2 解痉药后导致急闭角型青光眼的发作更加严重。还要注意询问一些其他情况:外伤有无,以排除晶体半脱位引起的继发性青光眼发作。因角膜水肿无法看清眼底,需要做 B 超检查,排除眼内占位或后部葡萄膜炎等疾病。

2. 诊断与诊断依据

(1) 左眼胀痛,发病 2 天,属于急性。

(2) 有远视、眼轴短、前房浅的解剖基础,加上因吵架而导致情绪激动的诱因,后又使用 654-2 解痉药导致瞳孔阻滞进一步加重。

(3) 结膜充血,角膜水肿,有色素性 kp,前房浅,瞳孔中度大不圆,晶体见青光眼斑,眼压高达 55 mmHg。

(4) 辅助 UBM 检查显示左眼全周房角关闭。

基于以上几点分析,以及三联征"角膜后色素性 kp,虹膜局限萎缩,晶体青光眼斑",初步诊断为"双眼原发性急性闭角型青光眼(右眼:临床前期。左眼:急性发作期)"。

3. 鉴别诊断

1) 症状的鉴别诊断

(1) 眼痛:常见于葡萄膜炎、干眼症、睑缘炎、结膜炎、表层巩膜炎、发炎的胬肉、眼表异物、角膜疾病、隐形眼镜相关疾病、眼前段缺血综合征,等等。

(2) 眼红:常见于角膜疾病、结膜炎、结膜下出血、葡萄膜炎、巩膜炎,等等。

2) 青光眼的鉴别诊断

(1) 继发性青光眼:多有原发病因,如外伤导致晶体半脱位继发闭角型青光眼、外伤导致房角后退,仔细询问病史,仔细检查对比双眼前房深度,通常晶体半脱位的眼前房更浅。仔细检查有无晶体、虹膜震颤等,加上 UBM 检查,可以帮助晶体半脱位的诊断。或者葡萄膜炎、全身有扩瞳作用药物引起继发闭角型青光眼,可双眼同时发病,不像原发性闭角型青光眼一般单眼发病,即使双眼发作通常也有先后顺序。

(2)原发性慢性闭角型青光眼:顾名思义其病情较慢,房角逐渐关闭,眼压多缓慢升高,患者大多无症状,体检或视野缺损至一定程度才发现。结合眼压、房角、眼底、视野等通常不难鉴别。

(3)原发性开角型青光眼:房角开放,发病隐匿,不易发现,没有明显症状,眼底可出现特征性青光眼损害(视神经杯盘比扩大、盘沿切迹、线状出血、神经纤维层缺损等)。

四、处理方案及基本原则

本病治疗的基本原则是缩小瞳孔、降低眼压、拮抗炎症:

(1)缩瞳:一旦临床诊断确定应立即使用缩瞳眼药水,可以频点,使瞳孔缩小,这是治疗的关键措施,其目的在于通过收缩瞳孔,解除瞳孔阻滞,使房水能顺利从后房流至前房,同时拉开房角,使房水能顺利经由小梁网排出。

(2)降眼压药物:可以全身使用高渗剂(甘露醇250 ml静脉滴注)或口服降眼压药物(尼目克司1片bid po,氯化钾缓释片1片bid po),迅速把眼压降低,减轻患者眼痛症状,同时使用局部降眼压眼药水(美开朗眼药水 os bid,阿法根眼药水 os bid)来持久控制眼压。需要注意的是,口服降眼压药物尼目克司属于磺胺类药物,有该药过敏患者禁用;而且长期口服会引起手麻、肾结石甚至剥脱性皮炎等严重并发症,不宜长期使用。

(3)抗炎治疗:青光眼急性发作时由于眼压很高,伴有强烈炎症,使用局部糖皮质激素类消炎药如百力特眼药水,以控制炎症,利于病情缓解。

(4)其他疗法:如药物不能缓解急性发作,可试行激光治疗,发作眼做氩激光虹膜周边成形联合YAG激光虹膜打孔,对侧眼做YAG激光虹膜打孔预防发作,或对于眼痛明显患者,可对发作眼行前房穿刺放出部分房水,降低眼压。

(5)手术治疗:如经过前面保守治疗无效患者,或经过药物治疗后急性发作缓解的患者,需要行青光眼手术,发作眼做小梁切除术或白内障摘除联合房角分离术;对侧眼可做激光或手术的虹膜根切治疗。

五、要点与讨论

1. 青光眼的解剖

正常房水循环(见图25-7):房水在后房产生,经过瞳孔进入前房,然后通过外引流通道出眼。而闭角型青光眼中,由于瞳孔与晶体前表面的阻滞力增大,后房的房水经由瞳孔至前房受阻,后房压力大于前房压力,周边虹膜在压力差作用下向前膨隆,阻塞小梁网和房角,如图25-8所示。

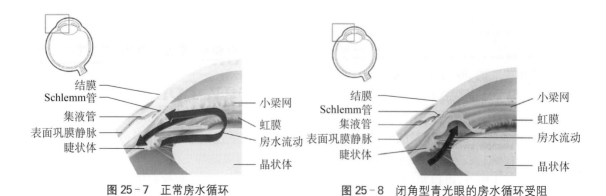

图 25-7　正常房水循环　　　　图 25-8　闭角型青光眼的房水循环受阻

2. 相关辅助检查的意义

（1）眼轴检查：闭角型青光眼患者眼轴多短于正常，但若眼轴甚至小于 18 mm，则提示小眼球甚至真性小眼球，如果行抗青光眼手术，术后脉络膜渗漏、爆发性脉络膜上腔出血、恶性青光眼的可能增大。

（2）B 超检查：对于眼底看不清的患者一律需要做 B 超检查，排出球内占位、出血等情况。

（3）房角镜检查：只要角膜条件允许，这是必须要检查的项目，可以帮助我们直观、全面了解房角的情况：虹膜根部附着位置、虹膜根部形态、房角开放与否、有无周边虹膜前粘连等。需注意的是，对于闭角型青光眼的房角检查，一定先静态（患者平视前方、检查者固定镜子不施压、检查的光带要短小）检查全周，再动态（让患者眼位配合朝相应方向转动或者检查者对镜子施压）检查全周。

（4）UBM 检查：在闭角型青光眼中是必须的检查，它作为房角镜检查的有效补充，可以提供虹膜后组织包括睫状体的情况、晶体悬韧带的情况等。

（5）眼底检查：了解视神经的情况，判断损害程度。

（6）视野检查：这是了解视神经功能的金标准检查，有静态视野和动态视野之分，一般早期损害做静态视野，中晚期联合动态视野。

（7）OCT 检查：作为眼底视乳头检查的补充，可以了解视乳头周围及黄斑区视网膜神经纤维层厚度的情况，可以定量测量，便于随访比较。

3. 白内障在闭角型青光眼中的处理

由于原发性闭角型青光眼患者多为老年人，同时可以合并白内障，至于是先治疗青光眼，再治疗白内障，还是两者一起治疗要根据眼部情况具体操作。一般来说：

（1）眼压不高的闭角型青光眼，白内障较重需要手术，可以单纯做白内障摘除术。

（2）眼压高的闭角型青光眼需要行青光眼手术，白内障较重也需要手术，如果房角粘连的范围小、时间短可以选择白内障摘除＋房角分离，否则需要做白内障摘除联合小梁切除术等。

（3）眼压高的闭角型青光眼，白内障尚未达到手术的程度，宜先做青光眼的手术，随访观察，等白内障达到一定程度再做白内障的手术。

六、思考题

1. 通过本案例的分析，你对原发性急性闭角型青光眼病例分析的过程与规范有何体会？
2. 通过本案例的分析，你对闭角型青光眼发病机制的认识有哪几方面的提高？
3. 通过本案例的分析，你对闭角型青光眼治疗有什么认识？

七、推荐阅读文献

1. 葛坚，赵家良，黎晓新. 眼科学[M]. 2 版. 北京：人民卫生出版社，2014.

2. Stamper R L，Lieberman M F，Drake M V. Becker-Shaffer's diagnosis and therapy of the glaucomas [M]. 2009.

3. Glaucoma. Basic and clinical science course，section 10 [J]. American Academy of Ophthalmology，2013.

案例 26

原发性开角型青光眼

一、病历资料

1. 现病史

患者,男性,36 岁,主诉"体检发现双眼视盘杯盘比增大"来我院门诊。

2. 既往史

家族史:否认家族青光眼病史。

用药史:否认慢性病史,眼部及全身用药史。

外伤手术史:否认。

过敏史:否认。

3. 体格检查

眼科专科检查如表 26-1 所示。

表 26-1　眼科专科检查

	右眼	左眼
视力	远视力:1.0(−4.5D)	远视力:1.0(−4.0D)
	近视力:J2	近视力:J1
眼睑	无下垂	无下垂
结膜	无充血	无充血
角膜	透明	透明
前房	深浅可,Tyn(−)	深浅可,Tyn(−)
虹膜	平伏	平伏
瞳孔	直径 3 mm,对光反射灵敏	直径 3 mm,对光反射灵敏
晶体	透明	透明
玻璃体	透明	透明
视盘	界清,C/D=0.7(见图 26-1)	界清,C/D=0.6(见图 26-2)
黄斑	中央凹反光(+)	中央凹反光(+)
周边视网膜	平伏	平伏

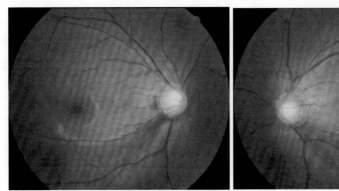

图 26‑1 右眼视盘照片 图 26‑2 左眼视盘照片

4. 特殊检查

（1）眼压测量：采用 Goldmann 压平眼压计多次在日间测量眼压，右眼 18～24 mmHg，左眼 17～23 mmHg。

（2）中央角膜厚度测量：右眼 522 μm，左眼 523 μm

（3）房角镜检查：双眼虹膜平坦，房角开放。

（4）视盘照相：双眼上、下盘沿局限性变窄，视乳头凹陷扩大，并在双眼盘沿颞下方出现典型的视网膜神经纤维层缺损（见图 26‑1、图 26‑2）。

（5）视网膜神经纤维层厚度检测：采用 OCT（RTVue）对双眼进行了视网膜神经纤维层厚度和节细胞复合体（GCC）的检测，结果显示双眼颞下方视网膜神经纤维层及 GCC 厚度变薄，如图 26‑3 所示。

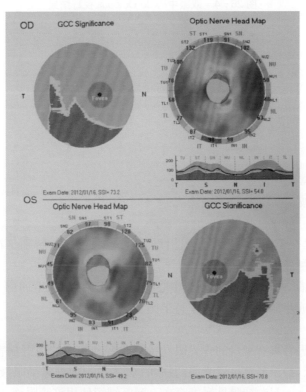

图 26‑3 双眼 RTVue OCT 检查结果

（6）视野检查：采用电脑自动静态视野检查仪（Octopus）检测双眼中心 30 度视野，结果显示左眼 MD＝2.7 dB，鼻侧旁中心暗点，右眼 MD＝4.8 dB，近似弓形暗点，从生理盲点向鼻侧扩展，如图 26‑4

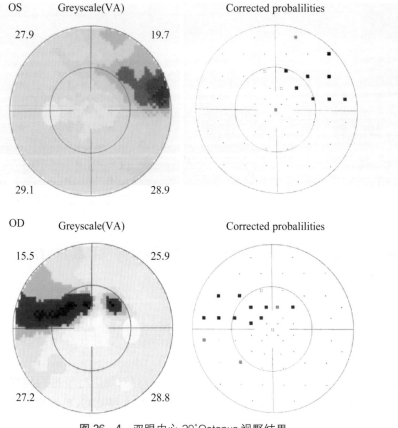

图 26 - 4 双眼中心 30°Octopus 视野结果

所示。

二、病例分析

1. 诊断与诊断依据

(1) 发病隐匿,早期常无任何症状。

(2) 眼压升高,眼压波动幅度大。

(3) 前房角镜检查:房角开放。

(4) 出现青光眼性视神经损伤,包括:①盘沿局限性变窄或缺失,特别是在上、下盘沿;②视乳头凹陷进行性扩大;③视网膜神经纤维层缺损。

(5) 出现青光眼性视野缺损,包括:鼻侧旁中心暗点,弓形暗点,从生理盲点向鼻侧扩展。视野缺损通常不超过水平子午线,或半侧视野缺损大于另半侧。

2. 治疗方案

基于以上几点分析,患者具有视盘的青光眼性特征改变和相应的视野损害,加之眼压升高,诊断为双眼原发性开角型青光眼,给予局部抗青光眼药物 0.005% 拉坦前列素滴眼液,每晚滴眼一次。一周后复诊,眼压降低为双眼 16 mmHg,结膜见轻度充血。嘱其继续使用该滴眼液,定期随访眼压及眼底。

3. 鉴别诊断

(1) 慢性闭角型青光眼:由前房角部分或全部关闭导致的眼压升高,临床表现象原发性开角型青光眼,但其周边前房浅,中央前房深度可以正常或接近正常,房角多为中等狭窄,可呈多中心地发生点状周边虹膜前粘连。

（2）高眼压症：眼压高于 21 mmHg，无青光眼性视神经损伤，无视野缺损，前房角开放。

（3）生理性大视杯：视盘 C/D 大，但呈静止性，随访无变化，无青光眼性视神经损伤和视野缺损，一般眼压正常。

（4）继发性开角型青光眼：继发于眼部或全身因素造成的眼压升高，前房角开放，继而导致青光眼性视神经损伤，常见病因包括：炎症性，色素性，类固醇性，晶体源性，外伤（房角后退），巩膜上静脉压升高（颈动脉-海绵窦瘘，Sturge-Weber 综合征）等。

（5）视神经萎缩：视盘苍白，但杯凹不大、不深，眼压正常。常见病因有缺血性视神经病变、遗传性视神经萎缩、视交叉肿瘤压迫、药物中毒等，视野缺损不越过垂直中线是视交叉及之后视路病变的特征。

三、治疗方案及基本原则

1. 治疗原则

本病治疗的基本原则是控制眼压，防止或延缓视神经损伤。应针对每个患者的基线眼压、病情轻重、预期疾病进展速率和期望寿命等因素制订个体化的目标眼压，一般病程早期眼压需控制在 17～18 mmHg 以下，进展期需控制在 14～16 mmHg 以下，晚期则需控制在 12～13 mmHg 以下。

2. 药物治疗

在大多数情况下，以局部药物治疗为首选治疗方式。可根据患者状况选择一种或多种药物控制眼压。

（1）前列腺素衍生物：如 0.005％拉坦前列素滴眼液（适利达），0.005％曲伏前列腺素滴眼液（苏为坦），0.03％贝美前列素滴眼液（卢美根），每晚睡前 1 次。主要通过增加葡萄膜巩膜途径房水引流降低眼压，此类药物的降眼压效果强，昼夜眼压控制好，全身不良反应少，局部不良反应常见结膜充血、眼部刺激、色素加深等，已逐渐成为原发性开角型青光眼初始单药治疗的一线选择。

（2）β-受体阻滞剂：最常用的降眼压滴眼液，如 0.5％噻吗洛尔滴眼液，2％美替洛尔滴眼液（美开朗），0.5％左布诺洛尔滴眼液（贝他根），每日 2 次。该类药物通过减少睫状体的房水生成而降低眼压。常见不良反应有心动过缓，心脏传导阻滞，支气管痉挛等。对心力衰竭、窦性心动过缓、Ⅱ度或Ⅲ度房室传导阻滞、支气管哮喘以及严重阻塞性呼吸道疾病者，应避免使用。

（3）α-受体激动剂：如 0.2％溴莫尼定滴眼液（阿法根），0.15％溴莫尼定滴眼液（阿法舒），每日 2 次。主要通过减少睫状体的房水生成而降低眼压。常见不良反应有眼部刺激、口干、眼干、低血压及嗜睡等。由于其可透过血脑屏障，引起呼吸和中枢神经系统抑制，婴幼儿及儿童禁用。

（4）碳酸酐酶抑制剂：主要选用局部碳酸酐酶抑制剂，如 1％布林佐胺滴眼液（派立明），每日 2～3 次，通过抑制睫状体非色素上皮细胞内的碳酸酐酶来减少房水生成，磺胺药过敏者慎用。全身碳酸酐酶抑制剂醋甲唑胺（尼目克司）25～50 mg，每日 2 次，乙酰唑胺 125～250 mg，每日 2～3 次，不良反应较多，磺胺药过敏或肾功能衰竭者禁用，需同时补充氯化钾。

3. 激光小梁成型术

对不能耐受药物治疗又不愿手术治疗的患者，可选用选择性激光小梁成型术（SLT）。SLT 一般可降低基线眼压 24％～30％，降压效果维持不少于 6 月，但仅对部分患者有效，早期治疗更有效。由于尚没有发现 SLT 对小梁组织结构有任何损伤，重复的激光治疗是安全的，首次 SLT 治疗成功的患者接受重复治疗的成功概率很高。

4. 手术

一般认为对眼压无法用药物降低到目标眼压的病例，或无法耐受药物治疗时，应选择滤过手术，主要为小梁切除术，部分病例可考虑行非穿透小梁手术。为防手术止滤过通道的纤维瘢痕化，可在术中或术后恰当地应用抗代谢药，常选丝裂霉素和氟尿嘧啶。对于多次滤过手术失败的患眼，可采用青光眼减压阀植入术。

5. 随访

对已诊断为原发性开角型青光眼的患者，定期随访是非常重要的。在开始一种新的药物治疗时，应在 2～4 周后复查眼压。如眼压较高或视神经损伤严重，应密切观察，治疗 1～3 天后即应复诊。当眼压降低至目标眼压后，应每 3 月复查眼压和眼底，每年复查一次视野和视网膜神经纤维层厚度。

四、要点与讨论

1. 诊断

原发性开角型青光眼的诊断是一个综合眼压、眼底、视野、房角等多因素的分析、判断过程。眼底特征性视神经损害是诊断原发性开角型青光眼的必需指标。如具有眼压升高、视盘的青光眼性特征改变和相应的视野损害，加之房角开放，则原发性开角型青光眼的诊断明确。但对于不典型的病例，明确诊断较困难，有时需要经过一段时间的随访对比，才能得出结论。

2. 定义

对原发性开角型青光眼的定义仍在发展中，目前原发性开角型青光眼包括了"高眼压性青光眼"和"正常眼压性青光眼（NTG）"。NTG 眼压不超过 21 mmHg，但波动幅度大，多在 8 mmHg 以上。与高眼压性青光眼相比，更易出现跨过盘沿的神经纤维层出血，视野缺损靠近固视点的比例较大，上半缺损较多，局限性缺损较多。多伴有血液流变学异常，如高血黏度、血脂升高等，或伴有系统性疾病，如心血管疾病尤其是周围血管痉挛（如雷诺征、偏头痛），血压异常，自身免疫疾病等。治疗方案除了低眼压至目标眼压外，需积极治疗伴发的全身病，对于改善循环，保护视神的有效药物尚待临床评价。

3. 相关辅助检查的意义

（1）病史：原发性开角型青光眼的高危因素如青光眼阳性家族史、近视、代谢性疾病、视网膜静脉阻塞等，对其早期诊断有一定价值。

（2）眼压测量：Goldmann 压平眼压是测量眼压较为准确的方法。原发性开角型青光眼的早期眼压可呈波动性升高，必要时需做 24 小时眼压监测。

（3）中央角膜厚度测量：角膜厚度的个体差异影响眼压测量值，标准眼压测量的角膜设定值为 520 μm，较薄角膜的眼压测量值低于实际值，较厚角膜的眼压测量值高于实际值。角膜较薄是青光眼型视神经损伤的危险因素。

（4）视盘照相：视盘照片是记录青光眼患者视盘改变的重要方法，包括立体照片、无赤光照片和平面照片。仔细观察一张清晰的平面照片，可以发现是否存在视网膜神经纤维层缺损、盘沿及血管走行变化等信息，对青光眼病情的诊断和随访非常重要。

（5）视野检查：电脑自动静态视野检查仪（如 Octopus，Humphrey）可检测中心视野的损害，是评价青光眼病变程度和治疗效果的重要指标。但该检查可检测到的最早视野缺损已有约 40％的神经节细胞丢失。Goldmann 动态视野检查可检测周边视野的损害。

（6）视网膜神经纤维层厚度检测：OCT（如频域 OCT，RTVue）或偏振激光扫描仪（GDX）可对神经纤维层厚度进行定量分析，在中心视野出现缺损前，检测出神经纤维层的厚度变化，对原发性开角型青光眼的早期诊断和可疑青光眼患者的随访有重要价值。

五、思考题

1. 通过本案例的分析，你对开角型青光眼的诊断有何体会，对病程早期患者的诊断要点是什么？

2. 通过本案例的分析,你对开角型青光眼的药物治疗有什么认识,如何选择单独或联合用药?

六、推荐阅读文献

1. Myron Yanoff,Jay S. Duker. Ophthalmology [M]. Fourth Edition. US. Elsevier Inc,2014,Chapter 10.

2. Weinreb R,Aung T,Medeiros F. The Pathophysiology and Treatment of Glaucoma,A Review [J]. JAMA,2014,311(18):1901-1911.

案例 27

激素性青光眼(2例)

一、案例1

(一)病历资料

1. 现病史

患者,女性,35岁,主诉"双眼视物模糊伴胀痛感半年"。患者无明显诱因下出现双眼疼痛伴视物模糊,偶有虹视现象,无明显眼部充血,未见脓性分泌物、无眼眶痛等不适,今为求进一步诊治来我院门诊。

2. 既往史

眼部疾病史:5～6年前曾诊断为过敏性结膜炎。

眼部及全身用药史:近5～6年来长期无规律局部滴用激素类眼水。

外伤手术史:否认。

过敏史:否认食物、药物过敏史。

3. 体格检查

眼科专科检查如表27-1所示。

表27-1 眼科专科检查

	右眼	左眼
视力	远视力:0.6	远视力:0.6
	近视力:J2	近视力:J2
眼压	35 mmHg	32 mmHg
眼睑	无下垂	无下垂
结膜	睑结膜面细小绒毛状乳头	睑结膜面细小绒毛状乳头
角膜	透明,KP(一)	透明,KP(一)
前房	深度正常,Flare(一) cell(一)	深度正常,Flare(一) cell(一)
虹膜	平坦	平坦
瞳孔	直径3 mm,对光反射灵敏,RAPD(一)	直径3 mm,对光反射灵敏,RAPD(一)
晶体	后囊小片混浊	后囊小片混浊

（续表）

	右眼	左眼
玻璃体	透明	透明
视盘	界清色淡红,C/D=0.7	界清色淡红,C/D=0.7
	颞下盘沿窄	颞下盘沿窄
黄斑	中央凹反光(＋)	中央凹反光(＋)
周边视网膜	平伏	平伏
房角	全周可见睫状体带	全周可见睫状体带

4. 实验室及影像学检查或特殊检查

青光眼 OCT：可见双眼视乳头颞下方神经纤维层厚度变薄,对应黄斑区神经节细胞复合体(GCC)厚度图可见下方厚度变薄。

电脑自动视野计：双眼均表现为上方弓形暗点。

UBM：双眼各方位均可见房角开放。

（二）诊治经过

患者约 5～6 年前因双眼不适、异物感及眼痒曾至外院门诊就诊,考虑双眼过敏性结膜炎,给予激素类眼水 ou tid 局部使用数天后症状明显好转。其后患者因眼部眼痒不适症状时有反复,自行使用激素类眼水,未规律门诊随访。半年前患者自觉双眼视物模糊伴眼胀痛感,症状逐渐加重,遂至我院门诊就诊,根据眼部专科检查及辅助检查,初步诊断为"双眼激素性青光眼、并发性白内障",嘱患者停用激素类眼水,并给予局部降眼压治疗：①苏为坦眼药水,ou qn,噻马洛尔眼药水 ou bid；②1 周眼科门诊随访复查。

（三）病例分析

1. 病史特点或术前小结

1) 病史询问

注重问诊技巧和病史资料的真实、系统及全面。对于主诉的问诊,需要遵循 FLODARQ 原则：

(1) 频率(frequency)：多长时间发生一次眼胀痛？

(2) 眼别(location)：哪只眼睛出现眼胀痛？

(3) 发生时间(onset)：什么时候开始出现眼胀痛的？

(4) 持续时间(during)：眼胀痛出现多长时间？

(5) 并发症(associated factors)：有什么其他症状伴随眼胀痛吗？

(6) 缓解因素(relief)：有什么情况可以使眼胀痛缓解吗？

(7) 程度或性质(quality)：眼胀痛评分打几分？ 是明确的胀痛还是伴有刺痛等其他不适？

2) 关注全身及眼部既往病史、既往用药病史

该患者由于过敏性结膜炎,长期使用局部激素类眼药水,因此需考虑眼部用药对病情的影响。

2. 诊断与诊断依据

(1) 双眼胀痛伴视力下降半年,检查提示双眼眼压升高、视神经杯盘比扩大、视网膜神经纤维层厚度下降、视野上方弓形暗点,提示患者有青光眼可能。

(2) 该患者房角镜下双眼睫状体带均可见,房角全周开放,UBM 提示房角开放、虹膜平坦、晶体悬

韧带正常。因此考虑开角型青光眼。

（3）该患者同时有晶体后囊的局限混浊，追问病史，患者有长期使用激素类眼药水，因此考虑为激素性青光眼。

基于以上几点分析：初步诊断为激素性青光眼，继发于长期局部使用激素类眼药水。

3. 鉴别诊断

1）症状的鉴别诊断

（1）眼痛：慢性、持续的眼痛常见于青光眼、干眼症、睑缘炎、表层巩膜炎、葡萄膜炎、角膜疾病、隐形眼镜相关疾病等。

（2）视力下降：常见于屈光不正、角膜疾病、白内障、青光眼、黄斑变性及视神经病变等。

2）青光眼的鉴别诊断

（1）房角的开放情况：依据房角镜及 UBM 的检查，需鉴别患者为开角型或者闭角型青光眼。

（2）原发与继发开角型青光眼的鉴别：继发开角型青光眼可见于色素性青光眼，假性剥脱性青光眼，部分外伤性或者晶体相关青光眼，眼内出血继发青光眼，玻切术后继发青光眼、巩膜静脉压升高等。

（四）处理方案及基本原则

本病治疗的基本原则是停用激素类眼药水，局部使用降眼压药物治疗：

（1）停用激素类眼药水：该患者过敏性结膜炎症状可考虑使用双效抗过敏眼药水（抗组胺＋肥大细胞稳定）、非甾体类抗炎眼水以及人工泪液缓解症状。应停用激素类眼水，部分患者可以停用激素类眼水之后，眼压逐渐恢复正常，病程较长的患者则需使用抗青光眼药物。

（2）局部降眼压药物治疗：局部降眼压药物的应用参照原发性开角型青光眼的处理，前列腺素衍生物眼水可作为首选，根据患者病情，可加用 β-受体阻滞剂、α-受体激动剂或者碳酸酐酶抑制剂。

二、案例 2

（一）病历资料

1. 现病史

患者，女性，49 岁，主诉"双眼视物模糊伴胀痛感一年"。患者无明显诱因下出现双眼疼痛伴视物模糊，无明显眼部充血，未见脓性分泌物，无眼眶痛等不适，今为求进一步诊治来我院门诊。

2. 既往史

眼部疾病史：无。

全身疾病史：6 年前诊断为系统性红斑狼疮。

眼部及全身用药史：因系统性红斑狼疮长期口服强的松治疗。

外伤手术史：否认。

过敏史：否认食物、药物过敏史。

3. 体格检查

眼科专科检查如表 27－2 所示。

表 27-2 眼科专科检查

	右眼	左眼
视力	远视力:0.4	远视力:0.6
	近视力:J4	近视力:J2
眼压	35 mmHg	29 mmHg
眼睑	无下垂	无下垂
结膜	无充血	无充血
角膜	透明,KP(一)	透明,KP(一)
前房	深度正常,Flare(一) cell(一)	深度正常,Flare(一) cell(一)
虹膜	平坦	平坦
瞳孔	直径 4 mm,对光反射迟钝,RAPD(+)	直径 3 mm,对光反射灵敏,RAPD(一)
晶体	后囊小片混浊	后囊小片混浊
玻璃体	透明	透明
视盘	界清色淡红,C/D=0.8	界清色淡红,C/D=0.6
	颞下盘沿窄	颞下盘沿窄
黄斑	中央凹反光(+)	中央凹反光(+)
周边视网膜	平伏	平伏
房角	全周可见睫状体带	全周可见睫状体带

4. 实验室及影像学检查或特殊检查

(1) 青光眼 OCT:可见右眼视乳头颞下方神经纤维层厚度变薄,对应黄斑区神经节细胞复合体(GCC)厚度图可见下方厚度变薄,左眼视乳头神经纤维层厚度及黄斑区神经节细胞复合体厚度位于正常范围。

(2) 电脑自动视野计:右眼上方弓形暗点,左眼正常中心视野。

(3) UBM:双眼各方位均可见房角开放、虹膜平坦、晶体悬韧带位置正常。

(二) 诊治经过

患者 6 年前因面部皮肤蝶形红斑以及关节症状在外院风湿科诊断为系统性红斑狼疮,给予口服糖皮质激素治疗。约一年前患者自觉双眼视物模糊伴眼胀痛感,症状逐渐加重,遂至我院门诊就诊,根据眼部专科检查及辅助检查,初步诊断为"双眼激素性青光眼,并发性白内障、系统性红斑狼疮",因患者全身疾病无法停用口服糖皮质激素治疗,因此给予局部降眼压治疗:①曲伏前列素滴眼液(苏为坦眼药水),ou qn,马来酸噻马洛尔眼药水 ou bid;②1 周眼科门诊随访复查。

(三) 病例分析

1. 病史特点或术前小结

病史询问:注重问诊技巧和病史资料的真实、系统及全面。对于主诉的问诊,需要遵循 FLODARQ 原则(见前述)。

2. 诊断与诊断依据

(1) 双眼胀痛伴视力下降半年,检查提示双眼眼压升高、视神经杯盘比扩大、视网膜神经纤维层厚度下降、视野上方弓形暗点,提示患者有青光眼可能。

（2）该患者房角镜下双眼睫状体带均可见，房角全周开放，UBM 提示房角开放，虹膜平坦，晶体悬韧带正常，因此考虑开角型青光眼。

（3）该患者同时有晶体后囊的局限混浊，追问病史，患者有长期全身使用激素，因此考虑为激素性青光眼。

基于以上几点分析：初步诊断为激素性青光眼，继发于长期局部口服糖皮质激素。

3. 鉴别诊断

鉴别诊断内容同前。

（四）处理方案及基本原则

本病治疗的基本原则是首先局部使用降眼压药物治疗，局部用药无法控制眼压时可考虑激光选择性小梁成形术，必要时可施行滤过性手术治疗：

（1）局部降眼压药物治疗：由于患者全身病情需要，无法停用口服糖皮质激素，因此给予局部降眼压药物治疗。降眼压药物的选择参照原发性开角型青光眼的处理，前列腺素衍生物眼水可作为首选，根据患者病情，可加用 β-受体阻滞剂、α-受体激动剂或者碳酸酐酶抑制剂。

（2）选择性小梁成形术：对于局部用药眼压控制不佳的患者，可以考虑选择性小梁成形术治疗。

（3）滤过性手术：降眼压药物或者选择性小梁成形术均无法有效控制眼压的患者，可施行滤过性手术，如小梁切除术或者 ExPress 植入术。

三、要点与讨论

1. 激素应用与青光眼的关系

激素的应用在不同年龄的人群中均可引起眼压升高，进而导致视神经节细胞的损失和丢失，称为激素性青光眼。这种不良反应可以出现在任何用药途径，包括局部滴用、眼内注射、全身应用。

正常人群中约有 $5\%\sim6\%$ 会出现激素高反应，即 $4\sim6$ 周的局部糖皮质激素治疗即可引起眼压升高至 31 mmHg 以上。大多数原发性开角型青光眼或者有青光眼家族史的患者对激素反应较高，反之，正常人群中如果对激素反应较高，之后发展为原发开角型青光眼的风险亦有增加。此外，高度近视患者以及糖尿病患者在局部使用激素类眼水之后眼压升高的风险比正常人群高。

2. 激素性青光眼的治疗

激素性青光眼的治疗需要停用激素并使用局部降眼压眼水。部分患者在停用激素数天至数周内，眼压可以逐渐恢复至正常。但是当长期应用激素导致小梁网结构发生不可逆性损伤后，仅停用激素类眼水眼压无法恢复至正常，此时的处理参照原发开角型青光眼。当最大剂量的局部降眼压治疗仍无法控制眼压或者局部用药无法耐受时，可以采用选择性小梁成形术治疗，并且可能需要多次 SLT 治疗。当保守治疗无法控制眼压时，可以考虑滤过性抗青光眼手术，例如小梁切除术，或者引流钉植入术。

四、思考题

1. 通过本案例的分析，你对激素性青光眼诊治的过程与规范有何体会？

2. 通过本案例的分析，你对不同途径应用糖皮质激素与继发性青光眼的认识有哪几方面的提高？

五、推荐阅读文献

1. 葛坚,赵家良,黎晓新. 眼科学[M]. 2 版. 北京:人民卫生出版社,2014:270-281.

2. Myron Yanoff，Jay S. Duker. Yanoff & Duker Ophthalmology [M]. Third Edition. US. Mosby. December 25,2008. Chapter 7.

3. Leonard A Levin，Siv F. E. Nilsson，James Ver Hoeve. Adler's Physiology of the Eye [M]. Eleventh edition. US. Saunders. April 18,2011. Chapter 11.

案例 28

青光眼睫状体炎危象(青睫综合征)

一、病历资料

1. 现病史

患者,男性,46岁,主诉"左眼疼痛伴视物模糊3天"。3天前无明显诱因下出现左眼疼痛伴视物模糊,伴有左侧头痛,偶有虹视现象伴恶心不适,无明显眼部充血,未见脓性分泌物、无眼眶痛等不适,今为求进一步诊治来我院门诊。

2. 既往史

眼部疾病史:否认。

外伤手术史:否认。

过敏史:否认。

3. 体格检查

眼科专科检查如表28-1所示。

表28-1 眼科专科检查

		右眼	左眼
视力	远视力:1.0	远视力:0.5	
	近视力:J1	近视力:J3	
眼压	16 mmHg	38 mmHg	
眼睑	无下垂	无下垂	
结膜	无充血	睫状充血	
角膜	透明	上皮轻度水肿,下方可见一枚羊脂状KP	
前房	Flare(—) cell(—)	Flare(—) cell(+)	
虹膜	平伏	平伏	
瞳孔	直径3 mm,对光反射灵敏,RAPD(—)	直径4 mm,对光反射略迟钝,RAPD(—)	
晶体	透明	透明	
玻璃体	透明	透明	
视盘	界清色淡红,C/D=0.3	界清色淡红,C/D=0.3	

（续表）

	右眼	左眼
黄斑	中央凹反光（＋）	中央凹反光（＋）
周边视网膜	平伏	平伏
房角	全周开放，可见睫状体带	全周开放，可见睫状体带

4. 实验室及影像学检查或特殊检查

青光眼 OCT：双眼视乳头神经纤维层厚度及黄斑区神经节细胞复合体厚度位于正常范围。

电脑自动视野计：双眼正常中心视野。

UBM：双眼各方位均可见房角开放、虹膜平坦、晶体悬韧带位置正常。

二、诊治经过

患者表现为急性发作性的眼痛头痛伴视力下降，根据眼部专科检查及辅助检查，初步诊断为"左眼青光眼睫状体危象（青睫综合征）"，给予局部抗炎及降眼压治疗：①醋酸泼尼松龙滴眼液（百力特眼药水），os qid，马来酸噻马洛尔眼药水 os bid，布林佐胺滴眼液（派立明眼药水）os bid；②临时加用 20％甘露醇 250 ml ivgtt st；③3 天后眼科门诊随访复查。

三、病例分析

1. 病史特点或术前小结

病史询问：注重问诊技巧和病史资料的真实、系统及全面。对于主诉的问诊，需要遵循 FLODARQ 原则（见前述）。

2. 诊断与诊断依据

（1）单眼急性发作的眼痛头痛伴视力下降，检查提示眼压升高、角膜水肿，前房深度正常，视神经杯盘比、视网膜神经纤维层厚度、视野检查均正常，提示患者存在急性眼压升高的疾病。

（2）该患者房角镜下双眼睫状体带均可见，房角全周开放，UBM 提示房角开放、虹膜平坦、晶体悬韧带正常，因此考虑继发开角型青光眼。

（3）该患者同时有睫状充血、角膜后羊脂状 KP，前房轻度炎症细胞反应，因此首先考虑为青睫综合征。

基于以上几点分析：初步诊断为青睫综合征。

3. 鉴别诊断

1）症状的鉴别诊断

（1）眼痛：急性发作的眼痛常见于青光眼、巩膜炎、葡萄膜炎、角膜疾病、隐形眼镜相关疾病等。

（2）视力下降：常见于屈光不正、角膜疾病、白内障、青光眼、黄斑变性及视神经病变等。

2）青光眼的鉴别诊断

（1）房角的开放情况：依据房角镜及 UBM 的检查，需鉴别患者为开角型或者闭角型青光眼。

（2）原发与继发开角型青光眼的鉴别：继发开角型青光眼可见于色素性青光眼，假性剥脱性青光眼，部分外伤性或者晶体相关青光眼，眼内出血继发青光眼，玻切术后继发青光眼、巩膜静脉压升高等。

（3）前房炎症合并青光眼的鉴别：Fuch's 异色性虹膜炎，虹膜睫状体炎继发青光眼，晶状体溶解性青光眼，部分表现为急性眼压升高合并前段不同程度的炎症反应并伴有其自身的特殊体征如虹膜颜色淡、瞳孔常用后粘连、晶状体溶解等，尤其是它们 Kp 的形态特征也不一样。

四、处理方案及基本原则

本病治疗的基本原则是首先局部使用抗炎和降眼压药物治疗,必要时使用全身静脉或者口服降眼压药物。当病情转变为慢性病程并且药物无法控制疾病进展时可施行滤过性手术治疗:

(1) 局部抗炎药物治疗:如百力特眼水,前部炎症反应严重时可频点抗炎眼水。

(2) 降眼压药物治疗:根据患者病情,可使用一种或者数种降眼压眼水,如 β-受体阻滞剂、α-受体激动剂、碳酸酐酶抑制剂。必要时可加用全身或口服降眼压药物,如高渗药物或者碳酸酐酶抑制剂。

(3) 滤过性手术:当病情转变为慢性病程并且药物无法控制疾病进展时可施行滤过性手术治疗,如小梁切除术。

五、要点与讨论

1. 青睫综合征的发病特征

青睫综合征又称青光眼睫状体炎危象、Posner-Schlossmarm 综合征,经典表现为单眼发作,自限性、反复发作性,眼压升高显著,但前房炎症反应轻微并且不伴瞳孔后粘连,前房角也不会发生根部虹膜前粘连,常见于 20～50 岁成年人,但近年来临床上也见到不少发生于青少年及老年人的这类病例,少数病例有双眼发病的。就其发病因素,认为与病毒感染、免疫反应等有关。反复发作的青睫综合征有发展为伴有视神经、视野损害的继发性开角型青光眼风险,这类病例临床似有增加的趋势。

2. 青睫综合征的治疗

青睫综合征的治疗包括局部使用抗炎和降眼压药物,必要时使用全身静脉给药或者口服降眼压药物。当病情复发发作径前述治疗难以控制,或有激素依赖时,有主张给予全身或局部抗病毒治疗且要有足够长的疗程(半年以上),部分病例可以得到缓解和控制,但还缺乏充分的临床依据来证明其疗效。当病情转变为慢性病程并且发生了视神经、视野损害时,就发展为继发开角型青光眼。当最大剂量的局部降眼压治疗仍无法控制眼压或者局部用药无法耐受时,可以采用滤过性抗青光眼手术,但有部分病例术后睫状体炎症仍然会复发。

六、思考题

1. 通过本案例的分析,你对青睫综合征诊治的过程与规范有何体会?

2. 通过本案例的分析,你对急性眼压升高的鉴别诊断有哪几方面的提高?

七、推荐阅读文献

1. 葛坚,赵家良,黎晓新. 眼科学[M]. 2 版. 北京:人民卫生出版社,2014:270 - 281.

2. Myron Yanoff, Jay S. Duker. Yanoff & Duker Ophthalmology [M]. Third Edition. US. Mosby. December 25,2008, Chapter 7.

3. Leonard A Levin, Siv F. E. Nilsson, James Ver Hoeve. Adler's Physiology of the Eye [M]. Eleventh edition. US. Saunders. April 18,2011. Chapter 11.

前房积血继发青光眼

一、病例资料

1. 现病史

患者、男、30岁,主诉"右眼被木棍打伤胀痛5天"。5天前,患者不慎被木棍打伤右眼,当即眼痛视力下降,在当地医院就诊,未手术治疗,予妥布霉素地塞米松滴眼液(典必殊)tid点眼治疗后,视力无明显提高,眼胀痛有加重趋势,伴恶心呕吐,今为求进一步诊治来我院门诊。

2. 既往史

家族史:无家族性遗传病史。

用药史:眼部用药见现病史,否认全身用药史。

外伤手术史:详见现病史。

过敏史:否认。

3. 体格检查

眼科专科检查如表29-1所示。

表29-1 眼科专科检查

		右眼	左眼
视力		远视力:FC/30CM	远视力:1.0
		近视力:＜J7	近视力:J1
眼压		45 mmHg	16 mmHg
眼睑		无下垂	无下垂
结膜		混合充血(＋＋)	无充血
角膜		雾状水肿	透明,KP(－)
前房		中深,房水呈血性混浊,下方见较大血凝块(见图29-1)	中深 Tyn(－)
虹膜		未见萎缩灶	未见萎缩灶
瞳孔		散大,光反射迟钝,可见瞳孔残膜,与下方血凝块相连	圆,对光反射灵敏

(续表)

	右眼	左眼
晶体	在位	在位
玻璃体	窥不清	窥不清
视盘	窥不清	界清色淡红,C/D=0.3
黄斑	窥不清	中央凹反光(+)
周边视网膜	窥不清	平伏

4. 实验室及影像学检查或特殊检查

超声生物显微镜检查:显示右眼前房不浅,前房内探及中量点状回声(血细胞或炎症细胞可能),下方房角处探及凝血块形成,如图 29-2 所示。

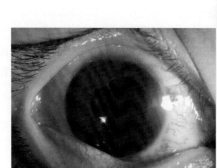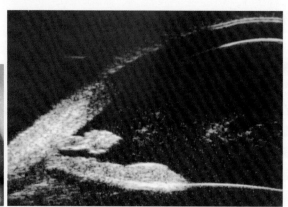

图 29-1　前房积血　　　　　　图 29-2　超声生物显微镜显示前房积血

B 超检查:右眼玻璃体内少-中量点状回声,视网膜未探及明显异常。

二、诊治经过

患者右眼被木棒击伤后出现视力下降,眼部胀痛,在当地医院予典必殊抗炎治后症状无明显改善,来我院后查见右眼前房积血,眼压明显升高,嘱患者双眼包扎制动,并予甘露醇静脉滴注,美开朗 od bid,阿法根 od tid,布林佐胺滴眼液(派立明)od tid,局部降眼压治疗,同时继续典必殊 od tid 抗炎治疗。患者症状逐步缓解,随访眼压逐渐下降至正常,前房积血逐渐吸收,药物逐渐减量至最后停药。

三、病例分析

1. 病史特点及术前小结

(1)病史询问:注重问诊技巧和病史资料的真实、系统及全面。询问外伤史,问具体受伤时间,被什么东西所伤,受伤后当时的症状,自己采取了什么方式救治,到医院后做过什么检查,有无手术治疗,用了些什么药物治疗,治疗后症状有无好转,有无伴随症状等。

(2)全身情况:除了上述问询,还需要仔细问询患者的全身情况。该名患者的前房积血是由于外伤引起的,应考虑是否合并其他的疾病,比如患有糖尿病、高血压病等基础疾病,有无视网膜静脉阻塞或者糖尿病视网膜病变从而导致的虹膜红变,有无凝血功能异常等情况。

2. 诊断与诊断依据

(1) 患者有明确外伤史,外伤后导致的眼部视力下降伴眼部胀痛。

(2) 患者既往体检,否认糖尿病、高血压,也否认其他全身疾病史。

(3) 眼部体征可见前房积血,伴眼部高眼压的表现。

(4) 辅助检查可见患眼房角开放,但前房内较多红细胞或炎症细胞,下方凝血块在房角处,推测高眼压可能是前房积血导致的红细胞堵塞小梁网,或炎症细胞堵塞小梁网,或外伤导致的小梁网炎症水肿所致。

基于以上几点分析,初步诊断为:右眼钝挫伤,右眼前房积血,右眼继发性青光眼。

3. 鉴别诊断

1) 症状的鉴别诊断

(1) 视力下降:可见于角膜炎、前房积血、白内障、晶体脱位、玻璃体出血、视网膜脱离、葡萄膜炎等。

(2) 眼胀痛:多见于青光眼眼压高,也可见于视物疲劳、虹膜炎等。

2) 前房积血继发青光眼的鉴别诊断

(1) 血影细胞青光眼:眼内出血后红细胞变形形成血影细胞,不能通过小梁网,阻碍了房水外流,引起眼压升高。其临床特征是多见于玻璃体积血后约2周,变性的红细胞通过破损的玻璃体前界面进入前房,前房内有许多小的土黄色的血影细胞在慢慢地循环,后期可沉淀如同前房积脓,房角开放。

(2) 溶血性青光眼:为大量眼内出血后数天至数周内发生的一种开角型青光眼,系含血红蛋白的巨噬细胞、红细胞碎片阻塞小梁网,小梁细胞因吞噬过多的血细胞后发生暂时功能障碍,造成房水引流受阻。临床特征是前房内红棕色的血细胞,房角检查见红棕色色素,房水细胞学检查含棕色色素的巨噬细胞。这种继发的高眼压多为自限性,主要用药物控制眼压和伴发的炎症,待小梁细胞功能恢复后可逐渐清楚这些阻碍物,使青光眼缓解。

(3) 血黄素性青光眼:少见,发生在长期眼内出血者,系血红蛋白从变性的红细胞内释放出,小梁细胞吞噬该血红蛋白,血红蛋白中的铁离子释出,过多的铁离子可造成小梁网组织的铁锈症,使小梁组织变性,失去房水引流作用。一旦发生这种青光眼,小梁网的功能已失代偿,需行滤过性手术治疗。一般也可见到眼部组织也存在程度不同的铁锈症。

四、处理方案及基本原则

本病治疗的基本原则是促进血吸收和降眼压。

(1) 减少继续出血和促进血吸收:通过限制活动以减少再出血,可药物治疗促进积血吸收。

(2) 降眼压治疗:全身或局部降眼压药物应用降眼压治疗。

(3) 若上述的办法无法使眼压下降,可前房穿刺放血冲洗,如果眼压仍不能控制,则应施行滤过性手术。

五、要点与讨论

1. 前房积血继发青光眼的发病机制

前房积血引起眼压升高,与积血量的多少有关。最常见的原因是红细胞等血液成分机械性阻塞小梁网。大量出血者血凝块可引起瞳孔阻滞,造成眼压的升高。

2. 进行前房冲洗的时机

一般来说,全前房出血后,发生角膜血染,高眼压引起的视神经萎缩和周边前粘连时,即应手术治疗。Read 将适应证归纳为 5 条：①眼压高于 60 mmHg，服降压药 72 h，毫无好转现象；②眼压 50 mmHg，持续 5 天不下降；③裂隙灯下，角膜水肿及少量血染；④眼压 25 mmHg，前房积血为全量，持续达 6 天；⑤前房积血为 2 级，持续达 9 日。

3. 前房出血的分度

按照前房出血量的多少，可分为三度：1 度前房出血（出血量少于 1/3 前房）；2 度前房出血（1/3～1/2 前房）；3 度前房出血（1/2 前房～全前房）。10% 以下的患者，出血充满前房。当充满前房的出血成为凝血块占据前房，或血块机械的嵌入瞳孔领内形成"8"字形双叶状，跨越瞳孔前后时，称黑球状或 8 球状出血，此时继发性青光眼的概率高。

六、思考题

1. 钝挫伤造成的前房积血应该如何治疗？
2. 前房积血继发高眼压的机理是什么？

七、推荐阅读文献

1. 葛坚，赵家良，黎晓新. 眼科学[M]. 2 版. 北京：人民卫生出版社，2014：261 - 262.

2. 李美玉. 青光眼学[M]. 北京：人民卫生出版社，2004，394 - 401.

3. Gharaibeh A，Savage H I，Scherer R W et al. Medical interventions for traumatic hyphema [DB]. Cochrane Database Syst Rev. 2013 Dec 3；12：CD005431.

案例 30
房角后退继发青光眼

一、病例资料

1. 现病史

患者,男性,60岁,主诉"右眼逐渐视力下降半年"。半年来,患者无明显诱因下自觉右眼视力逐渐下降,否认眼红眼痛,否认视物变形,今为诊治来我院门诊。

2. 既往史

家族史:否认家族性遗传病史。

用药史:近期无全身及眼部用药史。

外伤手术史:10年前右眼曾被石子打伤,当时曾有前房出血视力下降,后经过保守治疗后视力恢复。

过敏史:否认药物过敏史。

3. 体格检查

眼科专科检查如表 30-1 所示。

4. 实验室及影像学检查或特殊检查

中心视野检查显示右眼出现明显的鼻侧视野缺损,如图 30-4 所示。

表 30-1 眼科专科检查

	右眼		左眼
视力	远视力:0.1		远视力:1.0
	近视力:J7		近视力:J1
眼压	32 mmHg		15 mmHg
眼睑	无下垂		无下垂
结膜	无充血		无充血
角膜	透明,KP(—)		透明,KP(—)
前房	中深,Tyn(—)(见图 30-1)		中深,Tyn(—)
房角	开放,可见约 180°范围房角后退(见图 30-2)		各方位开放
虹膜	平伏		平伏

（续表）

	右眼	左眼
瞳孔	直径 4.5 mm,对光反射迟钝,RAPD(＋)	直径 3 mm,对光反射灵敏,RAPD(－)
晶体	轻度混浊	轻度混浊
玻璃体	少量混浊	少量混浊
视盘	界清色淡红,C/D=0.9(见图 30-3)	界清色淡红,C/D=0.3
黄斑	中央凹反光(＋)	中央凹反光(＋)
周边视网膜	平伏	平伏

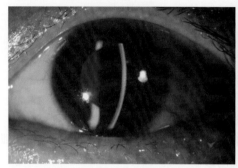 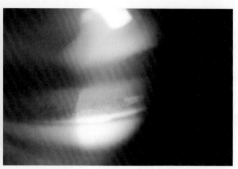

图 30-1　房角后退的眼前节拍照　　图 30-2　房角镜下显示房角后退

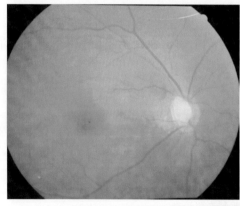 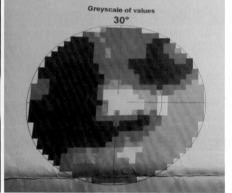

图 30-3　眼底照片见右眼视神经杯凹明显增大　图 30-4　右眼出现明显的鼻侧视野缺损

二、诊治经过

患者来我院后,根据患者的病史,眼部的检查和辅助检查,初步诊断为"右眼继发性青光眼,右眼房角后退",予患者(适利达)od qn,美开朗 od bid 治疗后,患者眼压下降至 18 mmHg。

三、病例分析

1. 病史特点或术前小结

（1）病史询问:首选询问视力下降开始的时间,有无眼痛眼胀眼红等伴随症状,视力下降持续的时间,中间有无好转,还是持续下降,有无药物治疗。然后要询问外伤史,外伤当时的情况,如何治疗,外伤后视力恢复情况,以及有无进一步随访等情况。

(2) 全身情况:是否有系统性疾病,平时有无激素使用史等。

2. 诊断与诊断依据

(1) 患者右眼逐渐视力下降半年。

(2) 体检发现右眼眼压升高,视神经损伤明显,房角有大范围房角后退表现。

(3) 患者10年前有右眼受钝挫伤史,曾出现过前房出血,后出血吸收视力好转。

基于以上几点分析,患者应该为右眼钝挫伤,房角后退,继发性青光眼。

3. 鉴别诊断

1) 症状的鉴别诊断

无眼痛的视力下降视野缩小:主要见慢性的青光眼,视网膜脱离,视网膜血管性疾病,白内障,视神经疾病等。

2) 青光眼的鉴别诊断

(1) 原发性开角型青光眼:多双眼发病,偶尔可见单眼发病,发病隐匿,表现为视野缩小或视力下降,眼压升高,有特征性视神经损害。房角检查为开角,一般看不到房角结构,包括小梁网的明显异常。

(2) 青睫综合征:多单眼发病,发作时表现为角膜上羊脂状KP,眼压升高,如果反复发作可以造成特征视神经损伤。房角结构为正常。

(3) 激素性青光眼:有激素使用史,由于局部或全身使用激素造成的眼压升高,可单眼患病,也可双眼患病,如果眼压控制不佳,会造成视神经的特征性损伤,可伴有后囊混为特征的并发性白内障,房角表现为开角。

四、处理方案及基本原则

本病治疗的基本原则是降眼压治疗,首选药物,若控制不佳,可选择手术治疗。

(1) 药物治疗:用药原则与开角型青光眼类似。

(2) 手术治疗:可选用各种滤过性手术。

但房角后退不一定都伴有眼压升高,如果仅有房角后退,而无眼压升高时,可建议定期随访。

五、要点与讨论

1. 房角后退的病理改变

房角后退主要表现在睫状体的环形肌和纵行肌两者之间发生撕裂和分离,因环形肌与虹膜相连,环形肌挛缩将引起虹膜根部后移,而纵行肌仍附着在原位的巩膜突,因此房角变深。

2. 房角后退引起继发性青光眼的机制

钝挫伤引起房角后退的时候,同时发生小梁组织的损害炎症、变性吸收等病变。最终导致小梁网明显变性,萎缩硬化,为极少数纤维组织代替。纤维化和透明变性使小梁网的间隙与Schelmm's管闭塞,在某些病理标本上,不能再辨认出小梁网的结构。在小梁网内面,多遮盖着新形成的玻璃膜。此膜可与Descemet膜相延续,向外与后退的房角相连,遮盖一部分纵行肌,达虹膜表面,形成常见的周边前粘连。

3. 房角后退与发生青光眼的关系

钝挫伤后有房角后退的病例,但并非所有的都会造成眼压升高。一般认为房角后退的范围越大,出现高眼压的可能性越大,而且出现高眼压的时间也不一定,可以伤后早期出现,也可伤后十几年才出现眼压升高。尤其是外伤合并前房出血和房角后退的患者,出现高眼压的可能会更高。所以,如果外伤后检查有房角后退的患者,即使当时眼压不高,也应该定期随访眼压、视神经等,以便早期发现高眼压、继发青光眼,并予及时治疗。

六、思考题

1. 房角后退是否一定会导致青光眼的发生?
2. 房角后退伴发眼压升高的病例应该如何处理?

七、推荐阅读文献

1. 葛坚,赵家良,黎晓新.眼科学[M].2 版.北京:人民卫生出版社,2014:261 - 262.
2. 李美玉.青光眼学[M].北京:人民卫生出版社.2004,390 - 394.
3. Ng D S,Ching R H,Chan C W. Angle-recession glaucoma:long-term clinical outcomes over a 10-year period in traumatic microhyphema[J]. Int Ophthalmol,2014,Dec 18.

案例 31
色素性青光眼

一、病历资料

1. 现病史

患者,男性,38 岁,主诉"右眼疼痛伴视物模糊半月"。半月前无明显诱因下出现右眼胀痛、视物模糊,伴眼红、畏光等不适,为求治疗来我院门诊。

2. 既往史

其他眼病史:近视。

系统回顾:无殊。

家族史:否认其他家族性遗传性疾病史。

用药史:眼部用药见现病史,否认特殊全身用药史。

外伤手术史:否认手术外伤史。

过敏史:否认。

3. 体格检查

初诊眼科专科检查如表 31-1 所示。

表 31-1 眼科专科检查

	右眼	左眼
视力	远视力:0.8(−4.0DS)	远视力:1.0(−3.5DS)
	近视力:J3	近视力:J1
眼压	36 mmHg	15 mmHg
眼睑	无下垂	无下垂
结膜	轻度混合充血(＋＋)	无充血
角膜	细小色素样 KP(见图 31-1)	透明,未见明显 KP
前房	透明,Tyn(±),cell(−)	透明,Tyn(±),cell(−)
虹膜	平伏,未见明显脱色素(见图 31-2)	平伏,未见明显脱色素
瞳孔	直径 3 mm,对光反射灵敏,RAPD(−)	直径 3 mm,对光反射灵敏,RAPD(−)
晶体	透明	透明

（续表）

	右眼	左眼
玻璃体	透明	透明
视盘	界清色淡红,C/D=0.7(见图31-3)	界清色淡红,C/D=0.6(见图31-4)
黄斑	中央凹反光(+)	中央凹反光(+)
	平伏	平伏
周边视网膜	未见明显变性区	未见明显变性区
房角镜	见小梁网,房角色素3级	见小梁网,房角色素2级

4. 实验室及影像学检查或特殊检查

UBM 检查如图 31-5 所示,OCT 检查如图 31-6 所示,视野检查如图 31-7 所示。

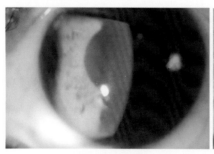

图 31-1　大量色素在角膜中央后表面形成梭形色素沉着 Krukenberg 梭

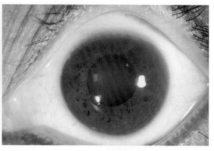

图 31-2　眼前节照片

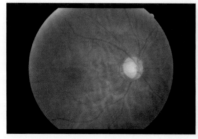

图 31-3　眼底照(右眼),颞下及颞上有明显 RNFLD 征

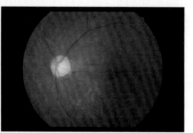

图 31-4　眼底照(左眼)

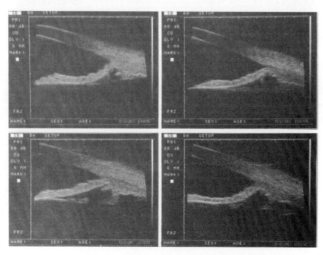

图 31-5　UBM 显示中周边虹膜后凹,虹膜与晶状体全囊及悬韧带接触面增大

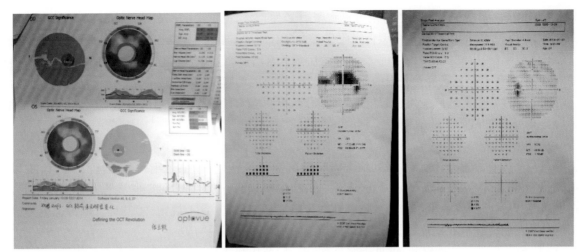

图 31-6 OCT 示双眼上、下方 RNFLD　　　　　图 31-7 视野

二、诊治经过

患者因右眼疼痛伴视物模糊半月就诊。半月前无明显诱因下出现右眼胀痛、视物模糊，伴眼红、畏光等不适，体检发现右眼角膜后色素样 KP，在角膜中央后表面形成梭形，右眼房角有大量色素沉着，眼压 38 mmHg，UBM 检查中周边虹膜后凹，与晶状体悬韧带接触，眼底检查 C/D 扩大，下方盘沿窄，结合 OCT 及视野检查，可以确诊为色素性青光眼（pigmentary glaucoma，PG）。

三、病例分析

1. 病史特点

（1）病史询问：注重问诊技巧和病史资料的真实、系统及全面。对于主诉的问诊，需要遵循 FLODARQ 原则：除了发病时间、单眼或双眼发病、症状以外，患者的年龄、性别、外伤史、既往疾病史包括既往眼病史、用药史亦是重点询问的范围。该病例在问诊是尤其注意有无眼部外伤史及眼内手术史。

（2）全身情况及家族史：除了上述重要的 7 点主诉问询，同样要询问患者的诱因、就诊经过和全身情况。

（3）重要的辅助检查：前房角镜检查很重要，可发现前房角比较宽，浓密色素沉着于小梁网。色素也可沉积在 Schwalbe 线上，悬韧带、晶状体后囊，或玻璃体前界膜。UBM 可让我们更深入地了解 PG 的发病机制。

2. 诊断与诊断依据

（1）年轻患者，中度近视。

（2）房角大量色素沉着，角膜后色素沉着。

（3）没有眼外伤、晶状体半脱位的继发因素。

（4）UBM 提示虹膜中周部后凹，与晶状体悬韧带接触。

（5）测眼压明显高于正常，OCT 显示上、下方 RNFLD，并且视野出现上方弓形暗点。

基于以上几点分析：可以诊断右眼色素性青光眼。

3. 鉴别诊断

（1）原发性开角型青光眼（原发性开角型青光眼）：部分色素性青光眼患者角膜后色素比较少，不仔细查找容易遗漏，因而常误诊为原发性开角型青光眼，房角镜检查是鉴别两者的关键，原发性开角型青光眼房角正常,色素性青光眼患者房角可见致密、均匀的深棕色色素沉积在功能小梁网和 schwalbe 线上。合并高度近视眼的原发性开角型青光眼患者也会有周边虹膜的后凹,但通常不会造成色素播散。

（2）葡萄膜炎:反复发作的葡萄膜炎可导致房角色素增多,与色素性青光眼有类似之处。要做出正确的判断,必需注意到色素性青光眼的典型体征并且缺乏葡萄膜炎的其他症状,如结膜充血和虹膜后粘连。带状疱疹性角膜葡萄膜炎可引起扇形虹膜萎缩,单纯疱疹性角膜葡萄膜炎可引起广泛的虹膜萎缩,两者均与 PDS 样的虹膜透照缺损有区别。

（3）剥脱综合征:会出现类似色素性青光眼那样出现虹膜透照缺损、小梁色素沉着和眼压升高。然而剥脱综合征为年龄相关性疾病,下列情况容易做出鉴别:①60 岁以上老年人多见,少见于 40 岁以下年龄;②50％患者为单侧性,无性别、屈光不正(近视)倾向;③透照缺损常见于瞳孔缘及其周围虹膜,罕见在中周部虹膜,小梁网色素沉着不如色素性青光眼那么浓密,并且不规则;④最具鉴别特征的是瞳孔缘灰白色头皮屑样颗粒或絮片,周边晶状体前囊上的灰色假性剥脱物质。

（4）眼前节色素播散性疾病:可见于眼外伤,前、后节黑色素瘤。虹膜、睫状体或后节黑色素瘤(如果玻璃体前界膜破裂)可能伴有色素播散。色素性瘤细胞或充满色素的吞噬细胞可以引起前、后房相当程度的变黑。但是缺乏色素播散综合征(pigment dispersion syndrome, PDS)和色素性青光眼(pigmentary glaucoma, PG)的体征:没有 Krukenberg 梭,没有任何透照缺损,并且易于发现原发肿瘤,虹膜的炎症偶尔可有中等数量的色素释放,经常在下方房角内聚集成团,同时伴有炎症的表现。

（5）其他:植入后房型人工晶状体后有时可引起 PG,此时位置异常的后房型 IOL 与虹膜在术后长期接触、摩擦,导致色素释放。

四、处理方案及基本原则

对色素性青光眼常规治疗通常是先采用药物治疗和激光治疗,最后考虑手术治疗。

1) 药物治疗

（1）缩瞳剂:既能解除虹膜悬韧带接触,从而阻止虹膜色素的播散,又能促进小梁网清除色素颗粒从而预防疾病进展和青光眼的发生。另外,它还能通过增加房水外流而降低眼压。

（2）前列素类衍生物:在 PDS 患者中有很好的降眼压效果。

（3）房水生成抑制剂:在理论上存在缺陷。它通过减少房水生成降低眼压,这样会降低小梁网对色素的清除率,从而促进疾病的进展,而且分泌到后房的房水减少会加重虹膜后凹从而使虹膜与悬韧带的接触更频繁,播散的色素更多。

2) 激光治疗

（1）激光虹膜切开术(laser peripheraliridotomy, LPI):PG 的病因推测可能是由于反向性瞳孔阻滞造成虹膜向后弯曲导致虹膜-悬韧带摩擦。LPI 能明显改善 PDS 患者的虹膜后凸状态,并可减少虹膜与晶状体悬韧带之间摩擦而导致的色素播散。国内学者对 19 例 PDS 患者实施 LPI,经过 6.5 年的随访观察发现,所有患者的虹膜后凸消失、房角色素沉着减轻、眼压明显下降、视野稳定。国外也有不少研究证实 LPI 能够改善 PDS 的虹膜状态,但其是否有利于对色素性青光眼长期控制眼压,尚需通过随机对照临床研究加以证实。2011 年英国 Moorfields 眼科医院完成了为期 3 年的前瞻性随机对照研究,将 116 例已经出现眼压升高的 PDS 患者随机分为 LPI 治疗组和无 LPI 对照组,结果发现不论是视野缺损进展,还是降眼压用药情况,两组均无显著差别,提示对于眼压已经升高的 PDS 患者,LPI 虽然可能减少色素播散,但是长期控制眼压的作用甚微。

（2）氩激光小梁成形术(ALT)和选择性小梁成形术(SLT):ALT 已被报道用于 PG 患者获得成功,但是与开角型青光眼患者相比,大部分 PG 患者治疗一段时间后眼压失控。有报道尽管在 10 个 PG 患者(13 只眼)最初眼压平均下降 10.6 mmHg,9 个月内眼压升高到治疗前水平。成功率与年龄相关。有报道显示 33 只眼,ALT 治疗结果发现,1 年成功率 80%,2 年 62%,6 年 45%。年轻人 5 年内眼压控制率 72%。说明 ALT 用于色素性青光眼是有效的,而且年轻人比老年患者有较多的成功机会,3 年后有显著性差异($P<0.001$)。ALT 时需要注意的是小梁网色素的增加使其对能量的吸收增大,所以治疗中需要的能量较低,避免治疗过度损害小梁网,引起永久性眼压升高。有研究对 30 例确诊为色素性青光眼的患者行 SLT 治疗,其治疗标准为有以下任意一项者为治疗失败:眼压降低幅度小于 20%;改为药物降眼压;需要再次进行 SLT 治疗;最终需要手术治疗,结果显示 SLT 术后 1 年的成功率为 85%,术后 2 年的成功率约为 67%。

(3) 周边虹膜成形术:氩激光周边虹膜成形术治疗后,使后陷的虹膜立即变平。但是 PDS/PG 中周部虹膜变平不是永久的,虹膜会再次变得后陷。目前还没有阻止虹膜再次后陷的方法。经氩激光周边虹膜成形术的患者长期观察,显示在虹膜治疗区域,虹膜后陷比治疗前增大。因此不建议采用激光周边虹膜成形术。

3) 手术治疗

药物和激光治疗后,若眼压降低不理想,或仍不能避免视盘进一步损害和视野恶化,需要考虑滤过手术。

五、要点与讨论

1. 诊断

国外研究结果显示,PDS 的最主要临床表现为色素播散三联征,即角膜后垂直梭形色素颗粒沉积(krukenberg spindle)、小梁网均匀一致性色素颗粒沉积及中周部轮辐状虹膜透照缺损。同时具备上述两项体征即可诊断为 PDS。而中国人虹膜颜色深,不存在或早期难以发现虹膜透照缺损,故按照国际诊断标准,我国部分 PDS 患者将被漏诊或误诊。2015 年,北京医学会眼科学分会青光眼诊治新技术共识小组认为:中国人 PDS 患者最常见、最主要的临床体征包括小梁网均匀一致性色素颗粒沉积、晶状体悬韧带色素颗粒沉积、玻璃体前界膜色素颗粒沉积以及角膜后垂直梭形色素颗粒沉积,同时具备以上两者可诊断为 PDS。并且具有下列体征之一者应作为疑似患者进行筛查:①角膜后色素性沉着物(不一定是垂直梭形分布);②近视眼合并中周部虹膜后凹、反向瞳孔阻滞;③浅色虹膜表面发现弥漫性色素性颗粒;④晶状体前、后囊膜色素颗粒沉附;⑤房角镜检查发现小梁网均匀一致性色素颗粒沉积(程度≥SheieⅡ级);⑥散大瞳孔后可见晶状体悬韧带色素颗粒沉积或玻璃体前界膜色素颗粒沉积。

2. 治疗

(1) 根据有无眼压升高、视乳头状况和视野改变程度,确定治疗方法。

(2) 仅有色素播散而无青光眼的症状和体征,只需密切随诊。

(3) 对于已经出现视野损害的青光眼患者,应使用药物及激光治疗。

(4) 如果药物和激光治疗仍不能控制眼压,应行小梁切除术。

六、思考题

1. 通过本案例的分析,你对色素性青光眼病例分析的过程有何体会?

2. 通过本案例的分析,你对继发性青光眼的认识有哪几方面的提高?

3. 通过本案例的分析,你对激光治疗青光眼有什么认识?

七、推荐阅读文献

1. 葛坚,赵家良,黎晓新.眼科学[M].2版.北京:人民卫生出版社,2014:270-281.

2. 金晓红,孙兴怀.色素播散综合征的临床和病理机制[J].国外医学眼科学分册,2005,29(23),178-180.

3. 吴玲玲.再论激光虹膜击孔术治疗色素播散综合征[J].中华眼科杂志,2015,51(2),92-94.

4. Scott A, Kotecha A, Bunee C, et al. YAG laser peripheraliridotomy for the Prevention of Pigment Dispersion Glaucoma aprospective, randomized, controlled Trial [J]. Ophthalmology, 2011, 18(3):468-473.

5. Ayala M. Long term outcomes of selective laser trabeculoplasty (SLT) treatment in pigmentary glaucoma patients [J]. J Glaucoma, 2013, 22:e318287.

恶性青光眼

一、病历资料

1. 现病史

患者,男性,45岁,主诉"左眼小梁切除术后,眼胀2周"。患者左眼视力下降3月,3周前在当地医院就诊,检查发现眼压 od 25 mmHg, os 30 mmHg,左眼 C/D0.8 伴视野缺损,房角部分关闭,拟"慢性闭角型青光眼"予 1‰毛果芸香碱 ou tid, Timolol ou bid。2周前局麻下前左眼行小梁切除术,手术顺利,术后抗炎治疗。术后第一天即发现浅前房、眼压40 mmHg,予阿托品眼药水 os tid,典必殊眼药水 os tid,醋甲唑胺片(尼目克司)25 mg bid, Timolol os bid。经扩瞳、降眼压治疗未见好转,转我院治疗。

2. 既往史

消化系统:无殊。

家族史:母亲患闭角型青光眼曾行抗青光眼手术,姐姐患急性闭角型青光眼曾行双眼周边虹膜切除术。

用药史:眼部用药见现病史,否认全身用药。

外伤手术史:眼部手术见现病史。

过敏史:否认。

3. 体格检查

眼科专科检查如表32-1所示。

表 32-1 眼科专科检查

	右眼	左眼
视力	远视力:0.8	远视力:0.1
	+2.0D→1.0	不能矫正
	近视力:J4	近视力:J7
眼压	20 mmHg	35 mmHg
眼睑	无下垂	无下垂
结膜	无充血水肿	充血(+),上方见滤枕低度隆起
角膜	透明,KP(−)	透明,中央区后弹力层皱折,KP(−)

（续表）

	右眼	左眼
前房	浅,Flare(—)	浅前房Ⅱb
虹膜	纹理清晰,虹膜膨隆	纹理欠清晰,上方周边切除孔可见
瞳孔	直径2 mm,药物性缩小	直径4 mm
晶体	透明	透明
玻璃体	透明	透明
视盘	界清色淡红,C/D=0.4	界清色淡红,C/D=0.9
黄斑	中央凹反光(+)	中央凹反光(+)
周边视网膜	平伏	平伏
房角	10点至4点粘连遮蔽功能小梁,其余方位开放	未查

4. 实验室及影像学检查或特殊检查

眼B超检查:左眼玻璃体少量混浊伴后脱离。

UBM:左眼仅存中央前房,ACD=0.56 mm,前房见点状混浊(见图32-1)。晶状体虹膜隔前移,虹膜贴于角膜,全周后房消失,睫状突受压扁平,玻璃体前界膜前突(见图32-2),玻璃体前界膜-睫状突-晶状体赤道部三者紧密相贴。上方小梁内口为晶状体赤道部阻塞。

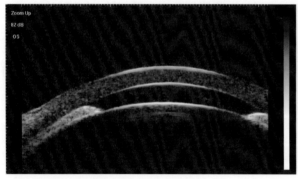

图32-1　UBM浅前房

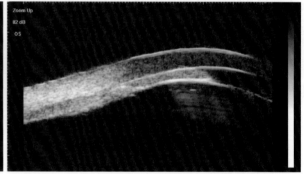

图32-2　UBM全周后房消失,睫状突受压扁平,玻璃体前界膜前突

周边及中心视野:Goldmann视野右眼正常,左眼管状视野。Octopus 30-2右眼鼻上旁中心暗点,左眼管状视野。

二、诊治经过

转我院后,诊断恶性青光眼,先行保守治疗:

(1)强力散瞳:1%阿托品眼药水 os tid。

(2)抑制房水生成:尼目克司 25 mg bid,Timolol os bid,阿法根 os tid。

(3)皮质激素:地塞米松 5 mg vgtt qd。

(4)脱水剂 20%甘露醇 vgtt qd。

治疗3天前房深度无明显加深,全麻下行手术:超声乳化晶状体吸除+前段玻璃体切割术,切除晶状体后囊及中央玻璃体,未植入人工晶状体。术后抗炎治疗,眼压12 mmHg,前房深度正常。拟二期睫状沟植入 IOL。右眼行激光周边虹膜切开术,术后停用缩瞳剂,降眼压眼药水维持治疗。

三、病例分析

1. 病史特点

(1) 外引流手术史。

(2) 术后眼压升高、浅前房。

(3) 原发病为闭角型青光眼。

(4) 有闭角型青光眼家族史。

2. 诊断与诊断依据

(1) 闭角型青光眼外引流术后浅前房、高眼压。

(2) 可见通畅的周边虹膜切除口,UBM 也排除瞳孔阻滞。

(3) UBM 见周边玻璃体前隆,证实睫状体-玻璃体-晶状体阻滞。

基于以上几点分析:初步诊断为恶性青光眼。

3. 鉴别诊断

(1) 浅前房伴低眼压:常见于结膜伤口漏、引流过畅、睫状体和或脉络膜脱离。

(2) 浅前房伴高眼压:常见于恶性青光眼、脉络膜上腔出血、瞳孔阻滞伴引流口堵塞。

本例为浅前房伴高眼压,B 超检查排除脉络膜上腔出血,UBM 排除瞳孔阻滞。

四、处理方案及基本原则

本病约一半的恶性青光眼通过药物治疗可以缓解,另一半需要手术,药物治疗缓解后又复发的病例也建议手术治疗。

1. 药物治疗

(1) 强力散瞳:2%阿托品 tid 或 1%阿托品 qid,可辅以复方托吡卡胺滴眼液(美多丽)tid。散瞳药扩张睫状环、减轻睫状体水肿,并能后拉前移的晶状体。部分病例需低频度阿托品维持使用,停药后易复发。

(2) 抑制房水生成:减少流入玻璃体的房水,并降低眼压。

(3) 皮质激素:加强抗炎治疗,改善睫状环-(周边玻璃体)-晶状体阻滞程度。

(4) 脱水剂:静滴甘露醇通过玻璃体脱水、脉络膜缩容有向后回拉晶状体的作用。

2. 手术治疗

目的是勾通玻璃体腔和前房,打破晶状体(或人工晶状体)虹膜隔对房水的阻碍作用,使得向后异常引流的房水能够回流到前房,可采用的方式为:

(1) 超声乳化晶状体吸除+全玻璃体切除+周边虹膜切除及对应周切口的悬韧带、囊膜切除:要求彻底清除周切口附近的周边前玻璃体,可囊袋内植入 IOL 或保留原来的 IOL。

(2) 超声乳化晶状体吸除+中央后囊切除+中央玻璃体切除:IOL 植入睫状沟,要求 CCC 有部分超过 IOL 光学区。

如无玻璃体切割条件,也可采用经扁平部玻璃体穿刺抽液术:向后异常引流的房水积存在玻璃体中形成水囊,抽吸出水囊内的液体同时做前房成形术可使周边玻璃体向后回退,房水不再向后引流。使用该方法复发机会较多。

五、要点与讨论

1. 恶性青光眼的发病机理

恶性青光眼发病机理未完全明晰,公认的观点是有部分房水向后引流到玻璃体,使得晶状体后压力上升,晶状体-虹膜隔前移,同时眼压上升。一般认为存在睫状环-晶状体阻滞或睫状环-周边玻璃体-晶状体阻滞;周边玻璃体前移是造成房水向后引流的条件之一。恶性青光眼可发生在各种内眼手术后,最常见于外引流术后,其次为白内障术后,也可发生于周边虹膜切除术后,甚至有报道在玻璃体切割术后发生,少数病例可以因局部使用缩瞳剂诱发,甚至无明显诱因自发形成。一旦发生恶性青光眼,关键的一点是彻底解除睫状环-晶状体阻滞或睫状环-周边玻璃体-晶状体阻滞,如做前段玻切手术,尤其是周边基底部的玻璃体要完全切除干净。

2. 恶性青光眼的预测和预防

作为一种青光眼外引流术的手术并发症,预防其发生是有意义的。一眼有恶性青光眼的患者,第二眼手术有非常高的概率发生同一并发症,说明该病有易发倾向。遗憾的是,这一并发症在手术前仍难以预测。临床经验告诉我们以下为易发因素:①术眼或对侧眼曾发生过恶性青光眼;②角膜小、晶状体大的小眼球患者;③较年轻的慢性闭角型青光眼;④术前 UBM 显示睫状体扁平部-周边玻璃体间隙极小或消失的患者。

预防恶性青光眼,主要是避免术后周边玻璃体前移,措施包括限制引流量和手术结束前作前房形成。对高危患者应采取术前停用缩瞳剂,并且手术操作要轻柔,将手术损伤刺激降到最低,手术结束涂以阿托品眼膏、积极抗炎等措施。一眼患恶性青光眼,对侧眼尽量避免行外引流手术,可选的治疗方案包括激光虹膜切开＋药物维持,或白内障摘除＋房角分离手术,但是白内障术后仍有部分患者会发生恶性青光眼。

六、思考题

1. 通过本案例的分析,你认为恶性青光眼的诊断要点是什么?
2. 通过本案例的分析,你对恶性青光眼的预防有何认识?
3. 通过本案例的分析,你认为手术治疗恶性青光眼的原理是什么?

七、推荐阅读文献

1. 李凤鸣,谢立信. 中华眼科学[M].第 3 版.北京:人民卫生出版社,2014,1721－1722,1906,1959.
2. 葛坚,刘奕志.眼科手术学[M].第 3 版.北京:人民卫生出版社,2015;300,324－325.

案例 33
葡萄膜炎继发性青光眼

一、病历资料

1. 现病史

患者,女性,49岁,汉族,主诉"双眼视物模糊伴胀痛二十余天"。患者二十余天前自觉"感冒"头痛后出现双眼视物模糊,不伴眼红、畏光等不适,无脓性分泌物,无虹视,无眼眶痛等不适,于当地医院就诊,拟诊为"双眼原发性急性闭角型青光眼大发作",予毛果芸香碱眼水 q 15 min 点眼×4次,后改 bid,派立明眼水 bid 点眼,美开朗眼水 bid 点眼,治疗近一周,未见明显好转,今为求进一步诊治来我院门诊。

2. 既往史

眼病史:无殊。

家族史:无殊。

用药史:无殊。

外伤手术史:否认。

过敏史:否认。

3. 体格检查

眼科专科检查如表 33-1 所示。

表 33-1　首诊眼科专科检查

	右眼	左眼
视力	裸眼远视力:0.1	裸眼远视力:0.1
	矫正视力:	矫正视力:
	−3.25D/−0.75D×20→0.4	−4.00D→0.4
眼压	29.7 mmHg	28.5 mmHg
结膜	无明显充血	无明显充血
角膜	透明,KP(−)	透明,KP(−)
前房	浅,Tyn(−)	浅,Tyn(−)
虹膜	膨隆	膨隆
瞳孔	直径 2 mm	直径 2 mm

（续表）

	右眼	左眼
晶体	轻度混浊	轻度混浊
玻璃体	透明	透明
视盘	界清色淡红，C/D＝0.3	界清色淡红，C/D＝0.3
视网膜	后极平伏	后极平伏
房角镜	右眼上方和鼻侧关闭，余间断可见巩膜突。	左眼下方可见功能小梁，余象限全关闭

4. 实验室及影像学检查或特殊检查

B超示双眼玻璃体中后段少量点状回声，后脱离带状回声不明显，双眼各方位睫状体脉络膜脱离回声带0.5～1 mm，双眼视网膜脱离回声带0.5～1 mm，方位：后极、下方，双眼后极脉络膜水肿增厚。

二、诊治经过

1. 来院当日

患者主诉"双眼视物模糊伴胀痛二十余天"。曾于当地医院就诊，拟诊为"双眼原发性急性闭角型青光眼大发作"，给予缩瞳及降眼压治疗，未见明显好转，根据眼科专科检查后，继续使用毛果芸香碱、派立明、美开朗等治疗，并行"双眼 YAG 激光虹膜周边切除术"。

2. 一周后门诊复诊

患者诉眼胀痛好转，视力较前更差。眼科专科检查如表33-2所示。

表33-2 眼科专科检查

		右眼	左眼
视力		裸眼视力：HM/BE	裸眼视力：HM/BE
		矫正无助	矫正无助
眼压		12 mmHg	15 mmHg
结膜		无明显充血	无明显充血
角膜		透明，KP（－）	透明，KP（－）
前房		浅，Tyn（－）	浅，Tyn（－）
虹膜		轻度膨隆，激光孔通畅	轻度膨隆，激光孔通畅
晶体		轻度混浊	轻度混浊
玻璃体		少量点状混浊	少量点状混浊
视盘		界清色淡红，C/D＝0.3（见图33-2）	界清色淡红，C/D＝0.3（见图33-2）
视网膜		后极部及下方脱离	后极部及下方脱离
房角镜		右眼上方和鼻侧关闭，余象限间断可见巩膜突	左眼下方可见功能小梁，余象限全关闭
A超		眼轴长度：22.3 mm	眼轴长度：22.8 mm
		前房深度：1.26 mm	前房深度：1.32 mm

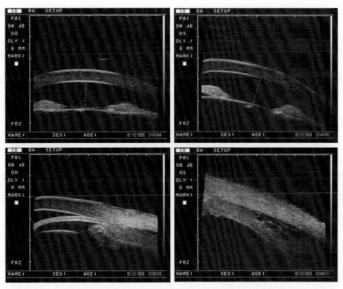

图 33-1　UBM：双眼前房浅，虹膜膨隆，根部附着点中前位，睫状突水肿旋前，全周睫状体-脉络膜浅脱离，双眼下方房角裂隙状开放，余各方位全周虹膜-小梁接触

B超检查：双眼玻璃体全段少量点状回声，后脱离带状回声不明显。右眼视网膜脱离回声带 2～3 mm，方位：后极、颞侧、下方。左眼视网膜脱离回声带 1～2 mm，方位：后极、下方。双眼后极脉络膜水肿增厚。双眼各方位睫状体脉络膜脱离回声带 2 mm。坐位下，双眼视网膜脱离回声带 3～5 mm，方位：后极、下方。

扩瞳后行眼底检查，如图 33-2 所示。

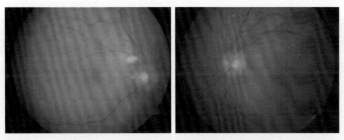

图 33-2　眼底照：网膜水肿，散在棉绒斑

眼底荧光血管造影检查如图 33-3 所示。

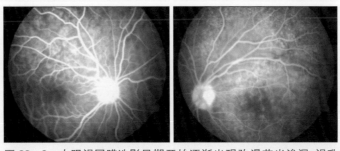

图 33-3　右眼视网膜造影早期开始逐渐出现弥漫荧光渗漏，视乳头荧光渗漏，视网膜血管迂曲，视乳头颞侧方位小片无灌注区。左眼视网膜见广泛点状荧光渗漏，视乳头荧光渗漏，血管迂曲

修改诊断为"双眼继发性闭角型青光眼（睫状体/脉络膜渗出），双眼伏格特-小柳-原田综合征（VKH综合征）"，停用毛果芸香碱缩瞳药和降眼压药水，给予抗炎扩瞳对症治疗：①氢化可的松500 mg静滴×3天，阿托品眼药水 ou tid；②给予钙片及口服补钾；③3天后眼科随访复查。

3. 治疗三天后眼科门诊复诊

诉视力有所好转。全身激素用药改为强的松60 mg qd p.o.，余治疗不变。

眼科专科检查如表33-3所示。

表33-3　眼科专科检查

	右眼	左眼
视力	视力：0.25	视力：0.25
角膜	透明，KP(一)	透明，KP(一)
前房	较前加深，Tyn(一)	较前加深，Tyn(一)
虹膜	轻度膨隆	轻度膨隆
晶体	轻度混浊	轻度混浊
玻璃体	少量点状混浊	少量点状混浊
视盘	界清色淡红，C/D=0.3	界清色淡红，C/D=0.3
视网膜	后极部及下方浅脱离	后极部及下方浅脱离

B超检查：双眼玻璃体全段少量点状回声，后脱离带状回声不明显。右眼视网膜脱离回声带1～2 mm。方位：后极、后极偏下方。左眼视网膜脱离回声带0.5～1 mm。方位：后极、后极偏下方。

UBM：如图33-4所示。

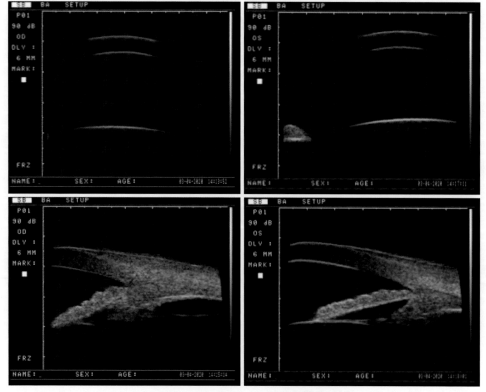

图33-4　UBM：双眼前房不浅，虹膜平坦，睫状体轻度旋前，各方位房角开放

4. 治疗一周后门诊复诊

眼科专科检查如表33-4所示,维持原治疗不变。

表33-4 眼科专科检查

	右眼	左眼
视力	视力:0.4	视力:0.4
NCT	21 mmHg	19 mmHg
角膜	透明,KP(一)	透明,KP(一)
前房	中等深,Tyn(一)	中等深,Tyn(一)
虹膜	轻度膨隆	轻度膨隆
晶体	轻度混浊	轻度混浊
玻璃体	少量点状混浊	少量点状混浊
视盘	界清色淡红,C/D=0.3	界清色淡红,C/D=0.3
视网膜	平伏	平伏

5. 三年后复查

眼底图如图33-5所示。

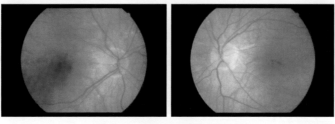

图33-5 眼底照:晚霞状眼底

三、病例分析

1. 病史特点及诊治经过

(1) 病史询问:注重问诊技巧和病史资料的真实、系统及全面。本病例患者发生视力下降前,有过类似感冒的头痛症状。

(2) 外院诊治经过:外院拟诊"双眼原发性急性闭角型青光眼大发作",给予缩瞳及降眼压治疗,未见明显好转。

2. 诊断与诊断依据

(1) 双眼视物模糊伴胀痛,发病二十余天。

(2) 有类似感冒的头痛症状,可能提示某种有全身症状的综合征。

(3) 原发性闭角型青光眼急性大发作多为单眼发作,自然情况下双眼同时发作较为少见。

(4) 近视漂移现象,发病后表现为近视−3.25D,−4.0D。

(5) 常规原发急性闭角型青光眼大发作的治疗,如缩瞳降眼压、周边虹膜切除术治疗无效甚至恶化。

（6）视网膜水肿，渗出性视网膜脱离表现。

（7）UBM 检查显示双眼前房浅，房角大部关闭，全周睫状体-脉络膜浅脱离。

（8）FFA 提示葡萄膜炎表现。

基于以上几点分析：双眼继发性闭角型青光眼（睫状体/脉络膜渗出），双眼伏格特-小柳-原田综合征（VKH 综合征）。

3. 鉴别诊断

1）症状的鉴别诊断

（1）视物模糊：为非特异性症状，从角膜开始往后的屈光间质至视中枢的任何一个环节出现问题均可出现，但双眼同时同程度的急性发作常见于青光眼发作（原发性开角型）、严重干眼症、隐形眼镜相关疾病、葡萄膜炎、免疫或中毒相关的视神经疾病等。

（2）眼球胀痛：常见于视疲劳、青光眼时眼压增高等。

2）青光眼的鉴别诊断

（1）开角型/闭角型：确定好房角状态是诊断的第一步，裂隙灯下房角镜检查是区分前房角开/闭的金标准，本患者房角镜下动态检查右眼上方和鼻侧关闭，余间断可见巩膜突；左眼下方可见功能小梁，余象限全关闭。双眼房角关闭均在半圈以上，可认为其眼压升高的机制为房角关闭。

（2）原发性/继发性：确立了闭角型的诊断后需判断闭角有否继发于其他因素，本患者的临床特征与常见原发性闭角型青光眼大发作有诸多差异（见 2. 诊断与诊断依据部分）

（3）引起继发性闭角型青光眼的原因：可分为炎症性、占位性、手术或外伤源性、晶体源性和药物源性等。继发性房角关闭发病机制分为瞳孔阻滞和非瞳孔阻滞，而非瞳孔阻滞包括前部牵拉或后部顶压引起房角关闭。

本病例即为由于后部顶压机制引起非瞳孔阻滞型继发性闭角型青光眼，其发病机制为睫状体水肿、旋前，晶体虹膜膈前移，后部顶压引发房角关闭。

四、处理方案及基本原则

本病治疗的基本原则是治疗原发疾病 VKH，以及应用睫状肌松弛剂、降低眼压。如误诊为原发性闭角型青光眼，应用缩瞳剂治疗常引起病情加重，激光虹膜周切术治疗无效。

（1）皮质类固醇：全身口服或静脉滴注糖皮质激素维持 3 个月或更长时间后逐渐减量；局部眼球旁注射甲基强的松龙 20～40 mg。

（2）免疫抑制剂：不能耐受激素治疗或无效者可使用环孢素。

（3）睫状体松弛剂：其目的在于放松睫状肌，拉紧晶状体韧带，促使晶体虹膜膈后移，房角开放，降低眼压，对于存在眼前段炎症的 VKH 患者，应用睫状体松弛剂还可以同时扩大瞳孔预防虹膜后粘连。

（4）降低眼压：眼压增高时，可同时应用降眼压药物。

五、要点与讨论

1. 诊断思路剖析

急性闭角型青光眼样为首发症状，双眼同时急性发作＋应用缩瞳剂加重＋睫状体/脉络膜脱离＋近视漂移提示晶体虹膜膈前移，考虑为继发闭角型青光眼。

2. 房角关闭的不同机制 (见图 33 - 6)

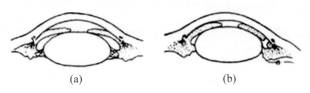

图 33 - 6　眼前节示意图

a. 瞳孔阻滞机制的房角关闭；b. 后部顶压(晶体虹膜隔前移)
机制的房角关闭

3. 学习要点

继发性与原发性闭角型青光眼的鉴别非常重要,治疗方案截然不同;继发性闭角型青光眼禁用缩瞳剂;单眼闭角型青光眼(另眼前房正常深浅)、双眼闭角型青光眼同时急性发作均应排除继发性闭角型青光眼可能。

六、思考题

1. 通过本案例的分析,你对青光眼病例分析的过程与规范有何体会?

2. 通过本案例的分析,你对开角型/闭角型青光眼的认识有哪几方面的提高?

3. 通过本案例的分析,你对原发性/继发性闭角型青光眼的鉴别诊断和治疗有否新的认识? 如何确保医疗安全?

七、推荐阅读文献

1. 葛坚,赵家良,黎晓新. 眼科学[M]. 2 版. 北京:人民卫生出版社,2014:270 - 281.

2. 杨培增. 葡萄膜炎诊断与治疗[M]. 北京:人民卫生出版社,2009.

3. Ophthalmology AAo. Intraocular Inflammation and Uveitis. Basic and Clinical Science Course [M]. USA:Lifelong Education for the Ophthalmologist,2008,Section 9,Chapter 7 Noninfectious (Autoimmune) Uveitis:209 - 215.

4. Moorthy R S, Inomata H, Rao N A. Vogt-Koyanagi-Harada syndrome [J]. Surv Ophthalmo,1995,39(4):265 - 92. Review.

案例 *34*

正常眼压性青光眼

一、病历资料

1. 现病史

患者,男性,42 岁,主诉"体检发现双眼视杯扩大 1 个月"。1 月前患者单位体检发现双眼杯盘比偏大,并伴有双眼眼干,胀痛不适,不伴眼红、畏光等不适,无脓性分泌物、无虹视,曾可乐必妥眼水 tid 点眼一周,未有明显好转,今为求进一步诊治来我院门诊。

2. 既往史:无特殊

家族史:无。

用药史:眼部用药见现病史,否认全身用药史。

外伤手术史:否认。

过敏史:否认。

3. 体格检查

眼科专科检查如表 34-1 所示。

表 34-1　眼科专科检查

	右眼	左眼
视力	远视力:0.7	远视力:0.8
	近视力:J1	近视力:J1
眼压	16 mmHg	15 mmHg
眼睑	无下垂	无下垂
结膜	无充血	无充血
角膜	透明	透明
前房	深浅正常	深浅正常
虹膜	平伏	平伏
瞳孔	直径 4 mm,RAPD(-)	直径 3 mm,对光反射存在,RAPD(-)
晶体	轻度混浊	轻度混浊
玻璃体	轻度絮状混浊	轻度絮状混浊

（续表）

	右眼	左眼
视盘	界清色单,C/D＝0.7	界清色淡,C/D＝0.8
黄斑	中央凹反光（＋）	中央凹反光（＋）
视网膜	平伏	平伏
房角镜	全周房角开放,见小梁网	全周房角开放,见小梁

4. 影像学检查或特殊检查

（1）影像学检查:如图 34-1～图 34-5 所示。

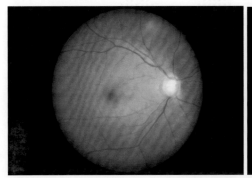 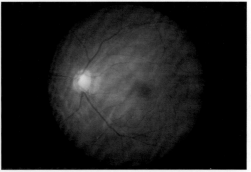

图 34-1　右眼底照片,下方见 RNFLD　　　图 34-2　左眼眼底照片,颞下方见 RNFLD

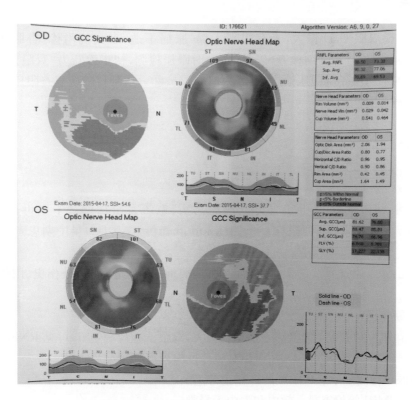

图 34-3　双眼光学相干断层扫描(optical coherent tomography, OCT)示双
　　　　　眼上、下方 RNFL 及 GCC 变薄

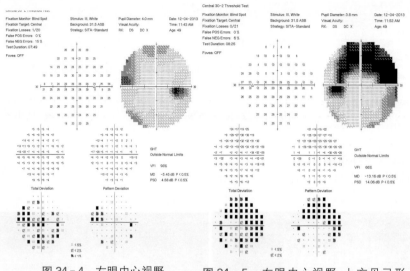

图34-4 右眼中心视野　　图34-5 左眼中心视野,上方见弓形暗点

(2) 头颅 CT:未见异常。

(3) 角膜厚度:右眼 554 μm,左眼 551 μm。

(4) 24 小时眼压:右眼 10.4～17.3 mmHg,左眼 10～16 mmHg。

二、诊治经过

患者体检时发现双眼 C/D 偏大,未有眼部干燥、胀痛不适,来我院门诊,查眼底发现双眼下方 RNFLD,根据眼科专科检查和辅助检查,以及 24 小时眼压检测,初步诊断为"双眼正常眼压性青光眼(右眼早期,左眼中期)",给予降眼压治疗:①苏为坦 ou qn;②一周眼科随访复查眼压,根据眼压情况调整用药;③定期复查视野。

三、病例分析

1. 病史特点

(1) 病史询问:注重问诊技巧和病史资料的真实、系统及全面。对于主诉的问诊,需要遵循 FLODARQ 原则。正常眼压性青光眼(normal tension glaucoma,NTG)早中期患者症状隐匿,往往很难发现。

(2) 全身情况:除了上述重要的 7 点主诉问询,还要询问有无家族史、外伤史、用药史,排除其他继发性因素。

2. 诊断与诊断依据

(1) 前节正常,眼底检查尤为重要,发现 C/D 扩大,双眼下方盘沿变窄,可见 RNFLD。

(2) 辅助检查 OCT 出现 RNFLD,并在相对应部位出现视野暗点及缺损。

(3) 24 小时眼压检测显示患者眼压始终在正常范围之内。

(4) X 线、CT、MRI 等检查显示颅内和眶内无异常。

3. 鉴别诊断

(1) 原发性开角性青光眼:在《我国原发性青光眼诊断和治疗专家共识》中,将正常眼压型青光眼与高眼压型原发性开角型青光眼同归类为原发性开角型青光眼,归属于一类疾病的两个亚型,分界点在于眼压是在正常范围还是高于 21 mmHg(1 mmHg=0.133 kPa)。已有多项研究结果显示两者的发病机制、临床特征、进展危险因素及治疗方法均有差异。例如眼压降至 12 mmHg 以下可以基本阻止原发性开角型青光眼视野恶化,但是对于 NTG 而言,只能延缓视野进展,这些都提示:NTG 发病机理中非压力依赖因素成分较多。多项研究已描述了 NTG 和高眼压性开角型青光眼在视神经和视野损害中的差异,与原发性开角型青光眼相比,NTG 患者的视盘更大,盘沿更窄更倾斜,并且视神经颜色较苍白;NTG 患者的视盘出血更为常见,通常是典型的线状、梭形或火焰状,最常见的视盘出血位于视盘的上下两极,多在颞下方,并且视盘出血是 NTG 疾病进展的预测指标;NTG 患者的盘沿切迹更常见,通常在视盘出血的同一部位;在 NTG 患者中,楔形 RNFLD 的发生频率较弥漫性 RNFLD 更高;NTG 的视神经损害和视野缺损可能更呈局限性;另外,NTG 较原发性开角型青光眼具有较大的 C/D 值、较小的 C/D 面积比和较窄的盘沿面积,RNFLD 严重。原发性开角型青光眼患者的 RNFLD 以弥漫性为主,而 NTG 则以局限性为主。

(2) 其他类型的青光眼:如慢性闭角型青光眼的早期,青光眼睫状体炎综合征、激素性青光眼、色素播散综合征、眼外伤及葡萄膜炎引起的青光眼均有可能存在一过性眼压升高,造成青光眼性视神经及视盘损害,易误诊为 NTG,需要详细询问病史,进行仔细的眼部检查,包括房角检查加以鉴别。

(3) 近视:近视眼尤其是高度近视眼的视盘凹陷常比一般人大,容易误认为青光眼性视盘凹陷,并且部分患者因脉络膜视网膜变性萎缩可有视野缺损而更易误诊。同时有些高度近视的患者由于视盘有斜度,视杯呈斜坡状,因此合并青光眼有视杯扩大时不易鉴别。应仔细检查视盘凹陷的形态及视网膜脉络膜萎缩的部位并与视野缺损对照比较,评估视野缺损的诊断价值,早期病例可以随访观察一段时间,评估视野及 OCT 是否有进展。

(4) 缺血性视神经病变:本病多发生视盘萎缩或部分萎缩,一般不发生凹陷增大,但也有一些患者在视神经急性缺血性损害之后也出现了类似于青光眼性的视杯扩大,例如巨细胞动脉的患者,需要与 NTG 患者相鉴别。但缺血性视神经病变的患者有以下特点:①起病较急,呈急性或亚急性经过,常有视力突然下降的病史,可伴有头疼或眼疼等不适;②视盘萎缩以受累区域颜色苍白为著,苍白范围明显大于凹陷范围;③视野缺损常累及固视点,表现为不以水平中线或垂直中线为界限的与生理盲点相连的弧型缺损,呈水平半盲或象限盲;④FFA 早期表现为小血管扩张,异常荧光渗漏,使视盘边界呈模糊的强荧光。到晚期可表现为迟缓充盈及弱荧光;⑤常伴有巨细胞动脉炎、梅毒型动脉炎、胶原病及糖尿病、高血压动脉硬化等。因此,仔细询问病史并结合眼底检查及荧光血管造影,必要时动态观察其视盘变化多可鉴别。

(5) 视交叉和视神经压迫性病变:视神经和视交叉的压迫性病变引起的视盘萎缩一般不同于青光眼性视杯扩大,但也有少数非青光眼性视神经萎缩患者的视杯很大,容易误诊为 NTG。有些颅内病变还可造成与青光眼相似的视野缺损。因此,在诊断 NTG 患者时应排除颅内压迫性病变的可能。

四、处理方案及基本原则

NTG 的眼压虽然在正常范围内,但已超过患者视神经所能耐受的能力,眼压仍为 NTG 进展的"危险因素",据此提出将眼压降到低于正常的治疗方案,即维持低眼压水平,以保护视神经,减缓视野缺损的进展。除眼压外,还存在其他多种因素对 NTG 的影响。因此,在治疗上降低眼压的同时要联合运用改善视盘血液灌注的药物,以及保护视神经的药物等多种治疗手段。

（1）降压药物的选择：适用于原发性开角型青光眼的药物都可应用于 NTG 患者。但有报道噻吗心安可加重 NTG 患眼的视野缺损，可能是 β-肾上腺素能阻滞剂可诱发或加重夜间低血压，从而减少视盘的血流灌注之故。前列腺素类药，降眼压作用显著，并且能产生持续恒定的眼压下降，可以作为 NTG 的一线用药。

（2）手术降眼压治疗：有报道 NTG 的眼压必须降低基础眼压的 30% 以上，才可能阻止视野的进一步损害。仅仅依靠药物，部分 NTG 的眼压是达不到这一水平的，所以对于病情进展明显、不能耐受药物治疗的患者，可以考虑 SLT 以及青光眼滤过性手术。

五、要点与讨论

1. 眼压

（1）正常眼压及波动：一般将眼压 10～21 mmHg 作为正常眼压范围。有资料显示我国健康人群的眼压流行病学研究，正常眼的眼压均值为 (13.53 ± 2.20) mmHg，并且随年龄增加眼压呈逐渐下降趋势。从生理学上看，眼压是否正常，除绝对值外，还体现在昼夜的波动幅度和双眼对称性等方面，关于眼压峰值，多数认为出现于夜间，原因在于睡眠状态的体位致使巩膜上静脉压升高。NTG 患者的眼压波动幅度比正常人大，多数 NTG 患者的 24 小时眼压波动 >8 mmHg。NTG 眼压波动的另一个特点是受体位改变的影响大。正常人仰卧位的眼压比坐位的眼压偏高，但不超过 6 mmHg。NTG 患者的仰卧位眼压可高出坐位眼压 8～10 mmHg。在诊断 NTG 之前，应有 24 小时眼压波动描记，排除眼压高峰在 21 mmHg 以上。

（2）中央角膜厚度（central corneal thickness，CCT）对眼压的影响：压平眼压计是目前临床上眼压测量的"金标准"，它是利用测压头压平角膜来进行间接的眼内压测量。在 520 μm 读数最准确，最能反映真实眼压值。过厚或过薄的角膜会影响角膜抵抗力，当角膜厚度超过此平均值，需加较大的力压平角膜，测得的眼压将高于实际眼压值；相反，当角膜厚度低于此平均值，则只需较小的力压平角膜，测得的眼压低于其真实值。有研究表明，CCT 每增加 50μm，测量值比实际眼压高出 2.5～3.5 mmHg，反之则减少 2.5～3.5 mmHg。在青光眼的治疗方面，近年来提出了"靶眼压"的新概念，即安全眼压，它是视网膜神经节细胞所能耐受的眼压阈值，在治疗或随访过程中不发生进一步损害的眼压。CCT 的测量有利于较准确地确定"靶眼压"。中央角膜厚度较薄被认为是原发性开角型青光眼发展的一个重要因素，并且能做出有力的预测；但这一结果仅适用于高眼压性原发性开角型青光眼，有研究发现，在华人中高眼压性原发性开角型青光眼患者的中央角膜厚度（543.44$\pm$33.10 μm）的确显著大于正常人群（536.74$\pm$31.08 μm），但同时亦显著大于 NTG 患者（535.23.4—36.10 μm），而 NTG 与正常人群之间却未见显著性差异（$P=0.64$）。

（3）目标眼压：首次确认的目标眼压是一个估值，是最终达到视神经保护的一种手段，目标眼压因人而异，在疾病的严重程度不同，目标眼压也不相同。对此比较公认和著名的研究是"正常眼压性青光眼协作研究（CNTGS）"，该研究显示约 3/5 的正常眼压性青光眼（NTG）患者随访有视功能恶化征象，经过 5 年降眼压（比基线降低 30%）治疗随访，视野恶化率降低为 12%，而未治疗的对照组为 35%，说明对 NTG，降低眼压能够延缓视野进展，同时也说明，NTG 病情复杂，有的病情稳定，不需要过度治疗；而对于需要治疗的患者，降低眼压只能使病情延缓，并不能完全阻止视野恶化。

2. OCT 和视野检查的判读

OCT 是采用低相干光以产生高分辨率的横截面成像，其检测光为近红外光，减少了检查过程中角膜、晶状体的屈光因素不影响检测结果，能显示视网膜的断面结构对眼底进行二维重建，从视网膜的剖面图像中直接获得 RNFL 的厚度。研究表明在青光眼的早期诊断中 OCT 检查优于视野。研究认为当视神经节细胞凋亡大于 50% 以上时，视野才发生改变。而当视网膜光敏度下降 5 dB 时，已有 20% 的视网膜神经节细胞凋亡。有研究发现,青光眼患者 RNFL 在视盘及视野损害之前就已经变薄。实验性青光眼研究证实,较大的神经纤维在青光眼中更易受损,而粗大的神经纤维多分布在视盘的上、下极,据此,有学者推测青光眼 RNFL 缺损应首先发生在视盘上、下极。RNFL 上、下象限的厚度在青光眼早期诊断中应更为敏感。RNFL 的早期缺损不仅表现为局限性缺损,同样可以发生弥漫性缺损,其缺损性质与部位不仅取决于神经纤维的分布,而且与眼压、视盘周围的血管因素,巩膜筛板的解剖,以及青光眼的病因与病程有关。

在 Humphrey 视野计中,模式偏差概率图反映视野的变化较为客观,对于早期局部的缺损较为敏感,并能将屈光间质混浊的被检者视野与其他视网膜疾病引起的局部视野缺损区分开来。早、中、晚期的视野损害包括旁中心暗点、弓形暗点、鼻侧阶梯、象限型缺损、管状视野和颞侧视岛。

3. 治疗

NTG 病情发展缓慢,眼压不是影响疾病发展的唯一因素,因此给临床治疗带来很大困扰。美国青光眼研究中心指出,不同患者的视网膜神经纤维对眼压的耐受力存在个体差异,因此必须明确患者的眼压是否真的影响视功能才考虑降眼压治疗。我国学者认为临床上存在不同的亚型:

(1) 对于视野进展者,或者视野缺损接近中心注视点者,需积极治疗;其中基线眼压在 15 mmHg 以上,特别是 20 mmHg 左右者眼压在视神经病变发病因素中占有较大的比重,所以,将眼压降低 30% 以上(最好降至 10~12 mmHg 以下),能够有效延缓病情。

(2) 对于基线眼压在 10~12 mmHg 左右甚至更低者,除了眼压,还存在其他致病因素如视神经缺血等,因此一方面进一步降低眼压存在难度与风险,另一方面降低眼压所起的作用就不如前者明显,所以临床上在努力降低眼压的同时,更需要加强视神经保护治疗。

(3) 临床上还有一小部分 NTG 患者病情稳定,数年视野不恶化,对于此类患者,不需要过度降眼压治疗,可根据情况控制眼压在 15 mmHg 左右即可。

六、思考题

1. 通过本案例的分析,你对 NTG 病例的诊断过程有何体会?
2. 通过本案例的分析,你对 NTG 的治疗策略有什么认识?

七、推荐阅读文献

1. 中华医学会眼科学分会青光眼学组. 中华医学会中华眼科杂志编辑委员会. 中国原发性青光眼诊断和治疗专家共识[J]. 中华眼科杂志,2008,44:862-863.

2. 吴玲玲. 漫谈眼压与青光眼的临床[J]. 眼科,2006,15:79.81.

3. Kim D M. Seo J H, Kim s H, et al. Comparison of localized retinal nerve fiber layer defects between a low-teen intraocular pressure group and a high-teen intraocular pressure group in normal-tension glaucoma patients [J]. J Glaucoma, 2007,16:293-296.

4. The Collaborative Normal-Tension Glaucoma Study (CNTGS) Group. The effectiveness of intraoeular pressure reduction in the treatment of normal 4ension glaucoma [J]. Am J Ophthalmol, 1998,126:498-505.

5. Anderson D R. Dance S M, et al. Natural history of normal-tension glaucoma [J]. Ophthalmology, 2001 Feb;108(2):247-53.

案例 35

发育性青光眼

一、病历资料

1. 现病史

患者,男性,3月龄,主诉"畏光流泪2个月"。患儿自生后一个月起,出现畏光流泪现象,无明显眼红,不伴脓性分泌物,并逐渐出现眼黑发雾,在当地医院就诊后,使用托百士滴眼液,间断使用一个月,未见好转,为求进一步诊治来我院门诊。

2. 既往史

出生史:足月顺产,无吸氧史。

家族史:父母否认眼部疾病史。

用药史:眼部用药见现病史,否认全身用药。

外伤手术史:否认。

过敏史:否认。

3. 体格检查

眼科专科检查如表35-1所示,眼部外观照如图35-1所示。

表35-1 眼科专科检查

	右眼	左眼
视力	不合作	不合作
	追光好	追光好
眼压	32 mmHg	37 mmHg
眼睑	无下垂	无下垂
结膜	无充血	无充血
角膜	直径扩大,约12 mm,混浊,Haab(+)	直径扩大,约12 mm,混浊,Haab(+)
前房	深	深
虹膜	平伏,未见新生血管	平伏,未见新生血管
瞳孔	直径3 mm,对光反射灵敏	直径3 mm,对光反射灵敏
晶体	透明	透明

（续表）

	右眼	左眼
视盘	界清色淡红,C/D=0.5	界清色淡红,C/D=0.6
黄斑	中央凹反光(＋)	中央凹反光(＋)
视网膜	平伏,未见异常	平伏,未见异常

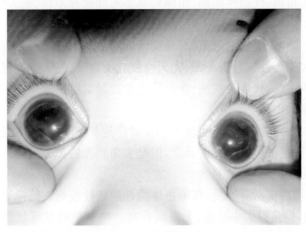

图 35-1 眼部外观照

4. 实验室及影像学检查或特殊检查

B 超检查:双眼玻璃体全段少量点状回声,双眼视盘轻度凹陷。

UBM:双眼前房中深,虹膜平坦僵直,虹膜偏薄,根部附着点前位,睫状突细长拉伸,各方位房角开放。

二、诊治经过

患儿畏光流泪 2 个月,在当地医院就诊后,使用托百士滴眼液,间断使用 1 个月,未见好转,为求进一步诊治来我院门诊。经全麻下检查,确诊为发育性青光眼(原发性婴幼儿型),施行了双眼的小梁切开术,术后症状消失。至今随访已 5 年,眼压控制正常,现验光进行屈光矫正及弱视训练治疗。

三、病例分析

1. 病史特点或术前小结

(1) 病史询问:注意婴幼儿问诊技巧。典型的畏光、流泪、眼睑痉挛的症状可以有多种表现,如烦恼哭吵,喜欢埋头,眼睛睁不开,不爱户外活动,经常揉眼睛,等等,与家长耐心沟通有助于了解患儿的病情程度以及发病的时间。

(2) 全身情况:除了上述主要症状的问询,同样要询问患儿的全身情况以及出生史和家族史。该患儿无早产吸氧史,无全身的疾病及发育不良,父母否认家族内患有类似眼病的成员。

2. 诊断与诊断依据

(1) 畏光、流量、眼睑痉挛的典型症状。

(2) 眼压:服用水合氯醛,Tonopen 眼压计测量为 OD 32 mmHg, OS 37 mmHg。

(3) 角膜:双眼角膜直径 12 mm 左右,混浊,Haab(＋)。

（4）眼底：C/D扩大，OD C/D 0.5，OS C/D 0.6。

（5）房角：房角检查常见厚实的深棕色带覆盖在从整个小梁网到周边虹膜的区域。

基于以上几点分析：初步诊断为发育性青光眼（原发性婴幼儿型）。

3. 鉴别诊断

1）症状的鉴别诊断

（1）大角膜：需和先天性大角膜鉴别。

（2）角膜混浊：需和巩角膜、代谢性疾病、角膜后部多形性营养不良、先天性遗传性角膜内皮营养不良、产伤、先天性梅毒性角膜实质炎鉴别。

（3）畏光流泪：需和倒睫、先天性泪道阻塞、角膜营养不良鉴别。

（4）视神经异常：需和先天性视乳头小凹、先天性视乳头缺损、先天性大视杯鉴别。

（5）高眼压：需和球内占位、代谢性疾病、伴有其他发育异常鉴别。

2）几个比较容易混淆的疾病

（1）先天性大角膜：双眼发病，90％见于男性，属性连锁隐性遗传。角膜透明，直径常为14～16 mm，可伴有深前房、虹膜震颤以及屈光度异常，但是大角膜无后弹力层的破裂，无眼压升高及视神经乳头杯凹扩大等原发性婴幼儿型青光眼征象。

（2）先天性遗传性角膜内皮营养不良：常染色体隐性遗传性疾病。临床表现畏光流泪及视力下降，特点是双眼角膜水肿混浊，但角膜大小正常，无眼压升高。初期角膜呈雾状混浊，实质层呈毛玻璃样混浊，角膜中央较重，逐渐向周边扩张，最后全角膜弥漫性极度增厚。后期角膜可有带状变性、瘢痕以及新生血管。

（3）Axenfeld-Rieger综合征：常染色体显性遗传，双眼发病，无性别差异，可起病于婴儿，但更多见于青少年，典型的改变为角膜后胚胎环，即Schwalbe线增殖突出和前移，虹膜可以从完全正常到轻微的基质变薄，再到明显的虹膜萎缩，并有孔洞的形成、瞳孔异位、色素领外翻，全身异常最常见的是牙齿和面骨的发育异常。

（4）先天性无虹膜：多为常染色体显性遗传。常有严重的畏光，可伴有黄斑发育不良、角膜混浊、白内障、青光眼、屈光不正、脉络膜缺失、上睑下垂等。有较多的患者早期就有周边角膜血管翳及角膜混浊，随着年龄增长逐渐紧张至角膜中央部。无虹膜伴泌尿生殖系先天异常和智力低下被称为ARG三联征。

四、处理方案及基本原则

本病治疗的基本原则是尽早手术治疗：

（1）外路小梁切开术和房角切开术：为首选手术方法，特点是术后不需滤过泡引流，其房水循环仍是生理性的外流途径，可多次施行，还可再次行滤过性手术。首次手术成功率很高，特别是1岁以内的患者。50％的先天性青光眼患儿的角膜不透明，影响到房角的观察，所以外路小梁切开术比房角切开术更适用。小梁切开术后通常需要使用毛果芸香碱滴眼液3个月，以防止周边虹膜粘连到小梁切开口。

（2）药物治疗：效果不满意，只能作为辅助或者过渡性治疗手段，常用的药物有缩瞳剂、β-受体阻断剂、碳酸酐酶抑制剂等。这些药物可以暂时性地降低眼压，使得角膜水肿好转，便于手术，也可以作为术后眼压控制不理想的辅助治疗。

（3）滤过性手术：包括小梁切除术、减压阀植入术、Express植入术等，手术方法和成人相同，但术后效果均明显地差于成年人，并且婴幼儿青光眼眼球增大，角膜缘增宽，球壁变薄，手术难度加大，术中术后眼压的骤降容易导致脉络膜上腔的爆发性出血。

五、要点与讨论

1. 发育性青光眼的房角特征

房角检查常见厚实的深棕色带覆盖在从整个小梁网到周边虹膜的区域,虹膜根部累及的宽窄不一,该深棕色带即为条索状中胚叶组织,称虹膜突或梳状韧带。有时房角内看不到棕色带的房角,看不到小梁网的结构,为致密的无结构样区带,与虹膜根部附着处直接相连。

2. 术后随访

从小梁切开术的效果来看,首次手术成功率高,手术成功后畏光流泪、眼睑痉挛的症状多数会很快解除,术后随访过程中,眼压是最为重要的随访指标,但由于患儿的眼压测量较为困难,因此注意询问患儿的症状改善情况,观察患儿的角膜透明度、角膜直径、眼底视乳头杯盘比、眼轴长度以及屈光度数的变化等都有助于判断病情的控制与否。此外,对于眼压控制的患儿来说,及时的验光配镜和弱视训练对视觉发育至关重要。

六、思考题

1. 通过本案例的分析,你对发育性青光眼病例分析的过程与规范有何体会?
2. 通过本案例的分析,你对发育性青光眼的鉴别诊断有怎样的认识?
3. 通过本案例的分析,你对发育性青光眼的治疗方法和术后随访有怎样的认识?

七、推荐阅读文献

1. 李凤鸣,谢立信. 中华眼科学[M]. 3 版. 北京:人民卫生出版社,2014.
2. 李美玉. 青光眼学[M]. 北京:人民卫生出版社,2004.

案例 36

糖皮质激素治疗后巩膜炎诱发大泡性视网膜脱离

一、病历资料

1. 现病史

患者,男性,43 岁,主诉"右眼红肿不适三周,视物不清伴胀痛一周余"。

患者三周前(2013.08.03)在游泳后,出现右眼红肿不适,无脓性分泌物,当地医院诊断为"右眼结膜炎",给予左氧氟沙星、普拉洛芬滴眼液治疗。于 2013.08.05 加用地塞米松滴眼液、更昔洛韦眼膏,并给予口服阿昔洛韦片。一周余前(2013.08.15),患者出现右眼视物不清,伴眼部胀痛、头痛,当时 NCT 非接触眼压测量为右眼 21.6 mmHg,左眼 15.1 mmHg,当地医院给予盐酸卡替洛尔滴眼液降眼压治疗。患者四天前(2013.08.20),视物不清症状加重,在当地医院行眼底照相、OCT、FFA 等检查,但患者自觉病情严重,未在当地医院接受进一步治疗,而于 2013.08.24 来我院寻求诊治。

2. 既往史

患者既往有胃炎病史,全身情况无其他特殊病史,否认家族性疾病史。

3. 体格检查

眼科专科检查:双眼球各方位活动度可。红玻璃复视像检查,向上方注视时,出现复视。其他主要眼部专科检查如表 36 - 1 所示。

表 36 - 1　眼部专科检查

	右眼	左眼
视力	0.5	1.2
眼压	13.0 mmHg	14.4 mmHg
眼睑	肿胀	正常
结膜	充血水肿,可透见结膜下巩膜血管怒张	无充血水肿
角膜	透明,KP(一)	透明,KP(一)
前房	深度可,Tyn(一)	深度可,Tyn(一)
虹膜	纹理清	纹理清

(续表)

	右眼	左眼
瞳孔	圆,对光反射灵敏	圆,对光反射灵敏
晶体	透明	透明
玻璃体	清,cell(—)	清,cell(—)
眼底	黄斑水肿、皱褶	视网膜平伏,黄斑结构可

4. 实验室及影像学检查或特殊检查

患者曾在外院行眼底照相、光学相干断层扫描(OCT)、眼底荧光血管造影(FFA)、眼部B超(见图 36-1~图 36-4)。

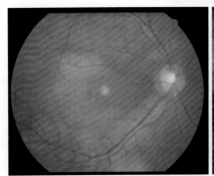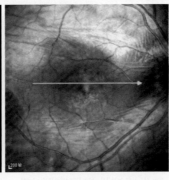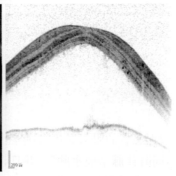

图 36-1　眼底照相(外院 2013.08.20):可见右眼眼底黄斑区水肿　　图 36-2　OCT(外院 2013.08.20):显示右眼黄斑区视网膜神经上皮脱离,伴脉络膜水肿

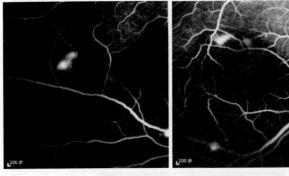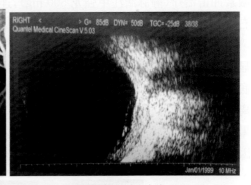

图 36-3　FFA(外院 2013.08.21):见右眼后极部数个荧光渗漏点　　图 36-4　眼部B超检查(外院 2013.08.21):提示右眼黄斑区视网膜浅脱离,后极部球壁增厚,球后间隙增宽,可见"T"型征

患者在外院行眼眶增强 MRI 检查,发现右侧眼环增厚伴球后脂肪间隙模糊,右眼上直肌增粗(见图 36-5)。

患者于 2013.08.22—08.24 先后检查血常规、血沉、C-反应蛋白、甲状腺功能、抗核抗体、抗血管内皮细胞抗体,抗中性粒细胞胞质抗体(ANCA),类风湿因子,血管紧张素转化酶,以上检查结果均处于正常范围。同时,梅毒实验室检测阴性。

腹部 B 超(2013.08.22)检查:提示胆囊结石,肝胰脾肾未见异常。

胸片(2013.08.24)检查:两肺纹理稍增粗,未见明显活动性病变。

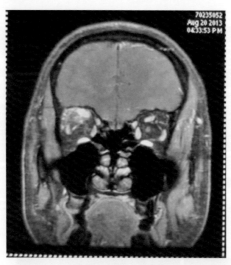

图36-5 眼眶增强 MRI 检查(2013.08.
20):见右眼上直肌增粗

二、诊治经过

根据患者的眼部症状"右眼红肿,视物不清,并伴有疼痛",以及眼底表现"右眼黄斑区视网膜浆液性脱离,同时伴脉络膜水肿"。并且,眼部 B 超特征性地显示右眼后极部巩膜增厚,伴有"T"型征。因此,该患者初步诊断为"右眼后巩膜炎,继发浆液性视网膜脱离"。此外,该患者的眼眶 MRI 检查提示右眼上直肌增粗,表明后巩膜炎症已然累及眼外肌。患者来我院就诊当天(2013.08.24)给予大剂量糖皮质激素冲击治疗(静脉滴注甲强龙 500 mg),连续 3 天,同时给予口服雷尼替丁护胃。局部典必殊滴眼液,右眼 qd 治疗。

甲强龙冲击治疗 3 天后(2013.08.27),患者复诊时主诉"右眼红肿,疼痛不适感显著缓解,视力无明显改善",同时患者告知"左眼前出现暗影"。眼科检查发现:右眼睑肿胀、眼表充血明显减轻,但是右眼底黄斑依然有水肿皱褶,且下方周边视网膜出现浅脱离;左眼后级部出现多处局灶性视网膜浆液性脱离。双眼眼底照相、OCT、FFA 检查如图 36-6~图 36-8 所示。根据患者眼底表现,和 FFA 检查结果,考虑甲强龙冲击治疗后,尽管有效减轻右眼总体的炎症反应,但是诱发了"双眼大泡性视网膜脱离",因此停用激素,改口服吲哚美辛肠溶片(消炎痛)。

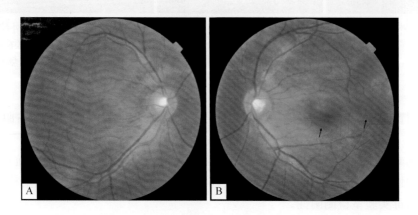

图36-6 眼底照相(2013.08.27)

A. 右眼黄斑依然水肿皱褶;B. 左眼后级部见两处视网膜浆液性脱离,呈圆盘状隆起(黑色箭头)

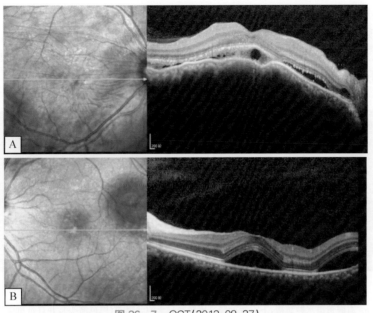

图 36-7　OCT(2013.08.27)

A. 显示右眼黄斑区视网膜下液,伴脉络膜水肿;B. 左眼后极部两处视网膜神经上皮浆液性脱离

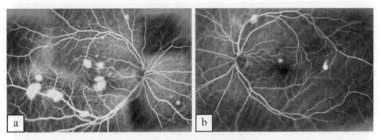

图 36-8　FFA 合成图

a. 右眼后极部荧光渗漏点数量较使用激素前增多;b. 左眼后极部出现新发的数个荧光渗漏点

患者于 2013.08.30 复诊,眼底视网膜脱离范围变化不明显,补充检查 UBM 发现双眼全周睫状体脱离(见图 36-9)。并且,眼部高频 B 超显示右眼球壁显著增厚的同时,也提示左眼球壁存在轻度增厚。结合 UBM 和高频 B 超检查结果,考虑后巩膜炎症累及双眼。但是难以分辨,是否同时存在大泡性视网膜脱离的可能性。因此,决定再试用激素治疗(甲强龙 40 mg 静脉滴注×3 天)。

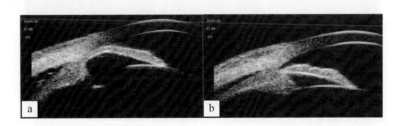

图 36-9　UBM(2013.08.30):提示双眼全周睫状体脱离,右眼更显著

a. 右眼;b. 左眼

患者 3 天后(2013.09.02)复诊,右眼视力为 0.5,左眼视力下降为 0.8。眼底检查见右眼黄斑水肿

皱褶,下方视网膜高度脱离呈大泡状隆起,左眼后极部两处局灶性视网膜脱离范围扩大,相互融合,同时视乳头颞上方亦出现明显浆液性视网膜脱离(见图36-10)。OCT检查如图36-11所示。根据试用激素后的眼底表现,该患者最终明确诊断为"双眼后巩膜炎,激素致双眼大泡性视网膜脱离",明确告知患者必须停用激素,门诊密切随访。

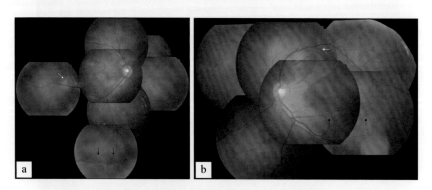

图36-10 眼底照相拼图(2013.09.02)

a. 右眼黄斑水肿皱褶,下方视网膜高度脱离呈大泡状隆起(黑色箭头),并且黄斑颞侧可见网膜下黄白色纤维素样渗出物(白色箭头);b. 左眼后极部两处局灶性视网膜脱离范围扩大,相互融合(黑色箭头),同时视乳头颞上方亦出现明显浆液性视网膜脱离(白色箭头)

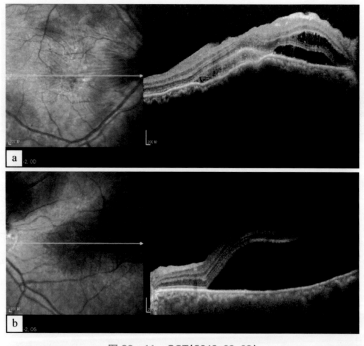

图36-11 OCT(2013.09.02)

a. 右眼黄斑区视网膜下液,伴脉络膜水肿;b. 左眼后极部两处局灶性视网膜脱离范围扩大,相互融合

患者2013.09.17复诊,眼底检查发现双眼浆液性视网膜脱离明显减轻(见图36-12)。患者2013.10.21复查OCT发现右眼后极部视网膜下液基本吸收,同时脉络膜水肿显著减退,左眼后极部视网膜下液已完全吸收(见图36-13)。患者2013.11.08来我复诊,眼部情况稳定,查视力:右眼0.8,左眼1.2。

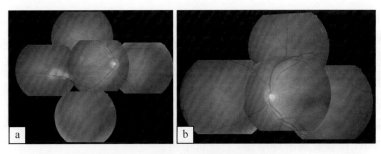

图 36-12　眼底照相拼图(2013.09.17)

a. 右眼下方大泡状视网膜脱离明显减轻;b. 左眼后极部浆液性视网膜脱离明显减轻,后极部网膜基本平伏

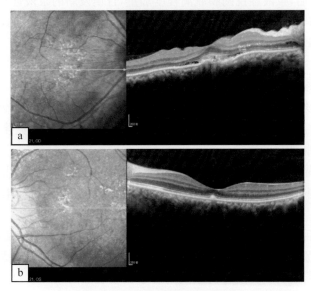

图 36-13　OCT(2013.10.21)

a. 右眼后极部视网膜下液基本吸收,同时脉络膜水肿显著减退;b. 左眼后极部视网膜下液已完全吸收

三、病例分析

1. 病史特点

本例患者总体病史复杂,诊治过程曲折。患者首先是在游泳后,出现眼红症状,当地医院误诊为"结膜炎",按照常规"结膜炎"治疗约两周后,未见疗效。之后,患者病情急剧进展,出现右眼视物不清伴胀痛,经过一系列检查发现右眼后部巩膜增厚,同时存在眼外肌增粗表现。此时,患者的眼部临床表现,已经累及眼前段、眼后段,并向眼眶发展。患者来我院就诊后,根据患者的症状、眼部查体,以及眼B超的特征性表现,初步诊断为"右眼后巩膜炎,继发浆液性视网膜脱离",果断采用大剂量甲强龙冲击治疗。甲强龙冲击治疗3天后,患者右眼睑肿胀、眼表充血明显减轻,眼部胀痛症状显著缓解,这些都提示糖皮质激素治疗有效拮抗眼部炎症,并可以证实该患者"后巩膜炎"的诊断。但是患者右眼视网膜下液并未明显吸收,并且左眼后级部居然出现多处浆液性视网膜脱离。经过对比甲强龙冲击治疗前及治疗后的FFA,考虑激素治疗诱发了大泡性视网膜脱离,遂停用激素。但在随后补充检查UBM时,发现双眼均存在全周睫状体脱离。由于单纯性的大泡性视网膜脱离不会同时伴有睫状体脱离,因此该患者双眼浆液性视网膜脱离加重的原因,一时难以分辨,究竟是"后巩膜炎的自身病情进展"还是"大泡性视网膜脱离"? 主诊医生试用激素治疗(甲强龙40 mg)3天后病情反而加重,最终明确该患者为"双眼后巩膜炎,

激素致双眼大泡性视网膜脱离",明确停用激素。患者在停用激素、门诊随访的一月余时间里,病情变化峰回路转,双眼浆液性视网膜脱离明显减轻,视力改善。

2. 诊断与诊断依据

1) 后巩膜炎的诊断依据

(1) 本例患者以眼红为前驱症状,随后出现视力减退并伴有眼部疼痛。

(2) 眼部 B 超特征性地显示后极部巩膜增厚,伴有"T"型征。

(3) 眼眶增强 MRI 检查发现眼环增厚,上直肌增粗。

综合以上分析,初步诊断该患者为"后巩膜炎"。

2) 大泡性视网膜脱离的诊断依据

(1) 糖皮质激素治疗后,浆液性视网膜脱离程度加重,且诱发新的浆液性视网膜脱离灶。

(2) 对比激素治疗前及治疗后的 FFA,发现使用激素后,色素上皮层面的荧光渗漏点数量增多。

综合以上分析,明确诊断该患者为"激素诱发大泡性视网膜脱离"。

3. 鉴别诊断

1) 后巩膜炎的鉴别诊断

(1) 结膜炎:后巩膜炎的早期,可以仅出现结膜充血水肿,而眼底病变不显著,此时易误诊为"结膜炎"。但是,结膜炎通常伴有结膜分泌物,睑结膜滤泡乳头增殖。而后巩膜炎伴有的结膜充血,是以睫状充血为主,并不会伴有黏脓性分泌物。

(2) 后葡萄膜炎:后葡萄膜炎或者脉络膜炎,可以出现脉络膜水肿、浆液性视网膜脱离,但是后部葡萄膜炎不会出现眼部疼痛症状。而后巩膜炎,因为炎症主要发生于感觉神经丰富的巩膜组织,易出现眼部疼痛。

(3) 眶蜂窝织炎:当后巩膜炎程度加剧,炎症累及眶内组织,可出现眼睑及眶周红肿,伴有眼球轻度突出,应与眶蜂窝织炎鉴别。眶蜂窝织炎,眼球突出更明显,并伴有发热,血象异常等全身中毒症状。

(4) 甲状腺相关眼病:后巩膜炎症容易累及附着于巩膜表面的眼外肌,出现眼外肌增粗,导致眼球运动异常,患者出现复视症状。此种情况需要与甲状腺相关眼病鉴别,应注意检查甲状腺功能。

2) 激素治疗后巩膜炎过程中,浆液性视网膜脱离加重的原因鉴别

如果激素治疗后巩膜炎过程中,出现浆液性视网膜脱离加重,存在两种可能:一种可能是后巩膜炎的自身病情进展;另一种可能是激素诱发大泡性视网膜脱离。应该对比激素治疗前及治疗后的 FFA,观察荧光渗漏点数量的变化。激素诱发大泡性视网膜脱离,FFA 会出现色素上皮层面的荧光渗漏点增多。此外,视网膜下出现片状的黄白色纤维素样渗出物,也是诊断大泡性视网膜脱离的重要参考。

四、处理方案及基本原则

1. 后巩膜炎的处理原则

(1) 全身应用糖皮质激素:糖皮质激素具有强有力的抗炎效应。

(2) 免疫抑制剂:如果糖皮质激素未能有效控制炎症,或者出现激素相关全身及眼部并发症,可采用环孢素等免疫抑制剂。

(3) 如合并眼前段炎症表现,可眼局部给予糖皮质激素滴眼液及散瞳处理。

(4) 对因治疗:如果能明确后巩膜炎是某种特殊感染导致,应采取对应的抗感染治疗。

2. 大泡性视网膜脱离的处理原则

(1) 停用激素,观察视网膜下液吸收情况,如果视网膜下液长时间未能吸收,可采取激光光凝或光动力疗法(PDT)治疗。

（2）激光光凝治疗：中心凹外的渗漏点，可采用氩激光光凝，封闭渗漏点。

（3）PDT治疗：中心凹下渗漏点或者弥漫性渗漏点，可采用半量PDT治疗。

五、要点与讨论

后巩膜炎是指发生于眼球赤道后部巩膜的炎症。后部巩膜位置隐蔽，眼底镜检查难以直接发现后部巩膜异常改变。又由于后巩膜炎发病率低，但临床表现多样，因此后巩膜炎容易被漏诊或误诊。后巩膜炎的临床表现，包括眼前段、眼后段及眼眶疾病的症状与体征，需要与结膜炎、葡萄膜炎、眶蜂窝织炎、甲状腺相关眼病等进行鉴别。需要注意的是，由于后巩膜炎引起后部巩膜水肿增厚，影响巩膜静脉回流，眼部查体会发现表层巩膜血管怒张，并可出现眼压升高。尽管后巩膜炎临床表现多样，但是根据患者视力下降伴眼部疼痛的症状，眼部B超特征性地显示后极部巩膜增厚及"T"型征，可以明确诊断后巩膜炎。

多数后巩膜炎的病因并不清楚，可能是一种免疫介导的炎症反应。少数后巩膜炎与全身免疫风湿性疾病相关，也曾有过结核或梅毒感染引起后巩膜炎的罕见报道。本例患者根据其病史及免疫学相关实验室检查，排除全身免疫风湿性疾病。同时，胸片检查排除肺结核，梅毒检测阴性，考虑本例患者为特发性的后巩膜炎，因此选用糖皮质激素冲击治疗。

大泡性视网膜脱离又称多灶性或重型中心性浆液性脉络膜视网膜病变，是糖皮质激素治疗的一种严重眼部并发症。因全身或眼部炎症性疾病，而采用静脉滴注或口服糖皮质激素，可诱发大泡性视网膜脱离。也有少量报道，糖皮质激素的其他使用途径，如鼻部吸入、关节腔注射等，也能诱发大泡性视网膜脱离。激素诱发大泡性视网膜脱离的可能机制是：激素损伤视网膜色素上皮（RPE）细胞的主动转运功能及RPE细胞间紧密连接；或是激素引起脉络膜毛细血管痉挛，毛细血管高灌注压、高渗透性。大泡性视网膜脱离多双眼发生，其眼底表现为：后极部视网膜多处局灶性的浆液性视网膜脱离，严重时可出现大泡状的视网膜脱离。视网膜下出现黄白色纤维素样渗出物，也是大泡性视网膜脱离的重要体征。

本病例的特殊性在于：后巩膜炎本身会引起浆液性视网膜脱离，在使用激素治疗后巩膜炎的过程中，出现浆液性视网膜脱离加重，需要辨别是后巩膜炎的自身病情进展，还是激素诱发大泡性视网膜脱离。综合分析患者病史，及激素治疗前后的眼底变化和FFA荧光渗漏点变化，最终确认本例患者为"双眼后巩膜炎，激素致双眼大泡性视网膜脱离"。在停用激素的一月余时间里，患者病情好转，双眼浆液性视网膜脱离明显减轻，视力改善。需要说明的是，笔者原计划在停用激素后，如果后巩膜炎加重，脉络膜水肿加剧，将考虑使用免疫抑制剂控制眼部免疫性炎症反应。但是，本例患者在短期使用大剂量激素、随后停用激素的情况下，除了大泡性视网膜脱离自愈外，同时脉络膜炎性水肿亦基本消退，因此未使用免疫抑制剂。这也说明，后巩膜炎尽管起病急剧，但是渡过急性期的后巩膜炎，具有一定的自限性。

从本病例的诊治过程，我们可以看到，糖皮质激素是一把名副其实的双刃利剑。它具有强有力的抗炎效应，同时也可以诱发大泡性视网膜脱离等并发症。如何根据后巩膜炎或葡萄膜炎的病程特点，合理使用糖皮质激素并监测其并发症，将是眼科临床的重要问题。

六、思考题

1. 通过本案例的分析，你对后巩膜炎临床表现的多样性及其诊断与鉴别诊断有何体会？

2. 激素治疗后巩膜炎过程中，如果发生浆液性视网膜脱离加重，如何及时判断出"大泡性视网膜脱离"并作出正确的处理？

七、推荐阅读文献

1. 王文吉,周旻,黎蕾,等.激素诱发中心性浆液性脉络膜视网膜病变[J].中国眼耳鼻喉科杂志,2013,13(1):2-5.

2. Khairallah M, Kahloun R, Tugal-Tutkun I. Central serous chorioretinopathy, corticosteroids, and uveitis [J]. Ocul Immunol Inflamm,2012,20(2):76-85.

眼部淋巴瘤

一、病历资料

1. 现病史

患者,男性,65岁,主诉"双眼红,视力下降3月",3月前无明显诱因下出现双眼红,伴有视力下降,无眼痛,无畏光,无虹视,无视物变形等不适,1月前曾于外院就诊,诊断为双眼葡萄膜炎,予以头孢呋欣1.5 静滴 bid+地塞米松 5 mg 静滴 qd,治疗了一周,无改善,继续恶化,为求进一步诊治,来我院就诊。

2. 既往史

眼部:双眼近视—4.0D。

全身:糖尿病史6年,口服降糖药物,控制尚可。

用药史:眼部用药史见现病史,2月前曾有牙痛史,口服抗生素药物治疗。

否认外伤史及其他全身病史。

否认过敏史。

否认家族史。

3. 体格检查

既往体格检查:发病后2月于外院的体格检查记录

(1) 裸眼视力:OD:LP/OS:0.04。

(2) 眼压:OD 12 mmHg OS 16 mmHg。

(3) 双眼结膜充血,前房积脓,瞳孔不规则中等大,光反应消失,眼底不清。

(4) 初诊:双眼葡萄膜炎?

(5) 辅检:C-反应蛋白升高。

入院时眼科专科检查如表 37-1 所示。

表 37-1 眼科专科检查

	右眼	左眼
视力(矫正)	0.12	0.12
眼压	7.1 mmHg	15.4 mmHg
眼睑	无下垂	无下垂
结膜	充血(见图 37-1)	轻度充血(见图 37-2)

（续表）

	右眼	左眼
角膜	上皮大片缺损,角膜溃疡? 羊脂状 KP	带状变性? 羊脂状 KP
前房	偏浅,积脓 3～4 mm,cell(＋),Tyn(＋)	深度可,积脓 2 mm, cell(＋),Tyn(＋)
虹膜	虹膜增厚,表面凹凸不平,上方新生血管	虹膜增厚
瞳孔	中等大欠规则,部分后粘连	中等大欠规则,部分后粘连
晶体	混浊	轻混
眼底	窥不入	隐见,未见明显网膜病灶

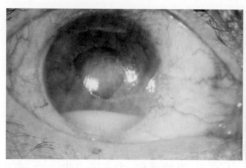
图 37－1　右眼前节照片

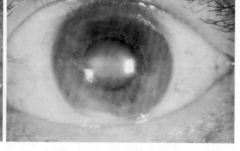
图 37－2　左眼前节照片

我院治疗半月后,视力进一步下降,OD:HM/BE(矫无助)。

角膜病灶略好转,但前房积脓明显加重,如图 37－3,图 37－4 所示。

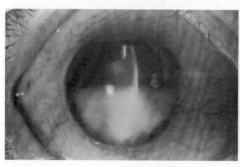
图 37－3　右眼前节照片

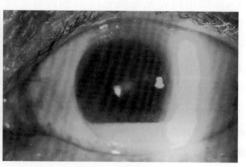
图 37－4　左眼前节照片

4. 实验室及影像学检查

1) 实验室检查

结核菌素纯蛋白衍化物(PPD)检查:阴性。

胸部 X 线片检查:未见明显异常。

血管紧张素酶(ACE):阴性。

人类白细胞抗原 HLA－B27:阳性。

梅毒检测:阴性。

HIV 检测:阴性。

血常规:WBC 11.42,N 68%。

肾功能:BUN 11.1 mmoL/L。

2）眼部 B 超检查

首诊 B 超（见图 37 - 5）结论：右眼玻璃体前中段中-大量点状回声，颞下球壁前波浪样带状强回声，距离球壁 3～4 mm，脉脱 1～6 mm，左眼前中段少-中量点状回声，双眼后极球壁前带状回声，双眼玻璃体混浊伴后脱离可能，后极网膜水肿可能，右眼玻璃体混浊伴网脱脉脱可能。

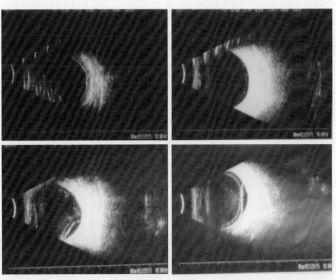

图 37 - 5　眼部 B 超检查（首诊）

2 日后复查 B 超（见图 37 - 6）结论：右眼玻璃体前中段中-大量点状回声，后极下方球壁前带状强回声，距离球壁 1～3 mm，后极球壁前轻度隆起低-中等回声。后极偏下球外壁短条状强回声，声影。左眼前中段少-中量点状回声，后极球壁前带状回声，双眼玻璃体混浊伴后脱离可能，右眼网脱、后极脉络膜水肿增厚可能，右眼球壁钙化？左眼后极网膜水肿低脱可能。

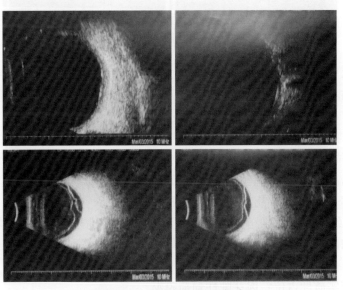

图 37 - 6　眼部 B 超检查（复诊）

高频 B 超检查（见图 37 - 7）结果：右眼除上方外球壁前波浪样双线状回声，距离球壁 1～3 mm，双眼后极及各方位球壁前弥漫性轻度增厚中等回声，右眼 0.75 mm，左眼 0.41 mm。双眼弥漫性葡萄膜增厚，右眼视网膜脱离伴睫状体脱离可能。转移性葡萄膜实质性占位？肉芽肿性葡萄膜炎？

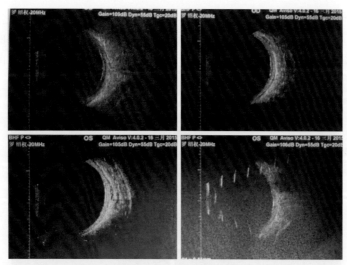

图 37 - 7　高频 B 超检查

3）超声生物显微镜（UBM）检查（见图 37 - 8）

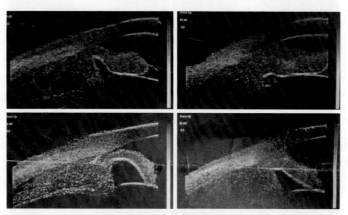

图 37 - 8　超声生物显微镜(UBM)检查

结论：右眼角膜水肿，前房不浅伴大量浮游颗粒（下方为甚），各方位睫状突水肿肥厚伴睫状体浅脱离，各方位虹膜根部与小梁组织接触，虹膜较厚，各方位悬韧带回声稀疏，晶体赤道部与睫状突间距未见明显不对称。

左眼前房不浅伴浮游颗粒（下方为甚），各方位睫状突水肿肥厚伴睫状体浅脱离，下方房角见点状中等回声（渗出？），余方位房角开放，虹膜膨隆，各方位瞳孔区虹膜与晶体前表面接触（虹膜后粘连？）。各方位悬韧带回声稀疏，晶体赤道部与睫状突间距未见明显不对称。

提示：双眼睫状体水肿浅脱，前房积脓，左眼瞳孔后粘连。

复查 UBM 检查，结果如下：双眼前后房混浊，下方见致密积脓，虹膜弥漫性增厚伴荷叶样皱褶，以右眼为甚，回声不均匀减低，各方位睫状体显著增厚，回声不均匀减低，睫状突融合，伴裂隙状浅脱离，各方位房角基本开放。

提示：双眼葡萄膜实质性占位？肉芽肿性葡萄膜炎？

建议排查淋巴造血系统肿瘤。

4）CT 检查

肺纹理增双多，右肺上叶见小片状模糊影，右肺门结构增大，胸膜增厚，少许胸腔积液双侧肾上部见增大肿块，约 6.1 cm×8.9 cm；左侧胰尾区见肿块，约 5.3 cm×7.3 cm，密度不均。

5）前房积脓细胞病理

非霍奇金氏淋巴瘤可能。

二、诊治经过

患者双眼红,视力下降 2 月,于外院就诊,诊断为双眼葡萄膜炎,予以头孢呋欣 1.5 g 静滴 bid＋地塞米松 5 mg 静滴 qd,治疗了一周,无改善,继续恶化,为求进一步诊治,来我院就诊。根据眼科专科检查和初诊部分辅助检查,初步诊断为双眼葡萄膜炎可能,给予抗炎扩瞳对症治疗,醋酸泼尼松龙滴眼液、普拉洛芬滴眼液、可乐必妥、阿托品、小牛血去蛋白提取物,治疗后未见好转,收治入院,行全面检查及诊断性前房积脓送病理。通过进一步的眼部及全身检查,考虑为淋巴瘤可能,转相关科室明确诊断治疗。

三、病例分析

1. 病理特点或术前小结

1）病史询问

注重问诊技巧和病史资料的真实及系统、全面。

本例患者应注意以下几点问诊:

(1) 患者眼红时间多久? 持续性还是间歇性,有无逐渐加重?

(2) 眼红是否伴有眼痛及眼分泌物增多?

(3) 哪只眼睛先出现的眼红? 间隔多久出现另一只眼红?

(4) 眼红与视力下降出现的先后关系,间隔时间?

(5) 视力下降的发展情况,进展较快还是缓慢?

(6) 有无视物变形,有无眼前漂浮物,有无眼前黑影?

(7) 有无外伤史?

2）全身情况

除了上述眼部情况外,还要询问患者的可能存在的诱因,职业史,在外院及我院门诊的就诊治疗经过,要询问与眼内炎及葡萄膜炎相关的内容,比如询问患者有无口腔溃疡及生殖器溃疡史,排除 Becet 病;询问有无感冒样症状、神经系统异常及异常白发、白癜风史,排除 VKH;询问患者有无腰背痛,排除强直性脊柱炎的可能;以及有无关节痛或尿道痛,排除赖特综合征;询问患者有无静脉用药史,抗生素及激素使用史,有无糖尿病/免疫病等情况,排除内源性眼内炎可能;询问患者有无全身肿瘤病史,排除转移癌等可能。

2. 诊断与诊断依据

(1) 双眼红,视力下降 3 月。

(2) 双眼“前房积脓”,玻璃体大量点状混浊。

(3) 排除其他种类葡萄膜炎可能。

(4) B 超及 UBM 检查示葡萄膜广泛增厚。

(5) 细胞病理示非霍奇金氏淋巴瘤可能。

(6) CT 检查示肺部、肾脏、胰腺多发占位。

基于以上几点分析:考虑诊断为淋巴瘤可能。

3. 鉴别诊断

1）症状的鉴别诊断

(1) 眼红:可见于结膜炎,包括细菌性、病毒性、化学性、过敏性、药物毒性,见于角结膜炎、结膜下出血或结膜异物、类天疱疮、角膜炎、角膜异物、眼外伤、干眼症、眼内炎、葡萄膜炎、巩膜炎、青光眼等。

（2）视力下降：

① 一过性视力丧失：常见于视乳头水肿，一过性缺血发作，椎基底动脉供血不足，偏头疼，视网膜中央静脉阻塞前兆，缺血性视神经病变，眼部缺血综合征，中枢神经系疾病。

② 持续性视力丧失：急性无痛性视力丧失，常见于视网膜动静脉阻塞，缺血性视神经病变，玻璃体积血、视网膜脱落，球后视神经炎。

③ 渐进性无痛性视力障碍：常见于开角型青光眼，黄斑病变，糖尿病视网膜病变。

④ 伴有眼痛的视力丧失：常见于急性闭角型青光眼，眼内炎，葡萄膜炎，圆锥角膜等。

（3）前房积脓：常见于感染性角膜溃疡，眼内炎，重度虹膜睫状体炎，人工晶体刺激，白内障术后晶体皮质残留，眼前节毒性综合征，眼内肿瘤坏死等导致的假性前房积脓。

2）淋巴瘤的鉴别诊断

（1）与眼部相关的淋巴瘤：主要包括原发性眼内淋巴瘤、原发性葡萄膜淋巴瘤、转移性眼内淋巴瘤：①病理来源以非霍奇金淋巴瘤 NHL 多见，霍奇金淋巴瘤少见。②总体临床表现特点为眼红、视物模糊、眼前漂浮物等难治性葡萄膜炎。③全身 NHL 转移至眼部：集中浸润脉络膜；全身表现：发热、体重下降、淋巴腺病。④中枢神经系统淋巴瘤（原发性眼内淋巴瘤）：浸润视网膜、视神经、玻璃体，起源于 CNS 或眼部的，CNS 外全身转移罕见。⑤原发性葡萄膜淋巴瘤：是相对少见的淋巴瘤类型，临床病程上表现为惰性，多属于低度恶性 B 细胞型，预后非常好，通常不侵犯中枢神经系统。

（2）原发性眼内淋巴瘤的具体情况：

① 视网膜出血、渗出，血管炎、视网膜炎、玻璃体混浊、前房积血或积脓、视盘水肿、视网膜下肿物。

② 视网膜表面多发性病灶：黄白色奶油状，小的圆形或椭圆形，边界清晰。

③ 神经系统症状。

④ 放化疗为主，预后较差。

（3）转移性眼内淋巴瘤的具体情况：

① 淋巴瘤是一类原发于淋巴结和（或）结外淋巴组织的恶性肿瘤，侵犯全身各个部位或组织；

② B 细胞型 NHL：胃肠道（20%）、眼部（10%）、扁桃体（9%）；

③ T/NK 细胞型 NHL：鼻腔及咽喉部（47%）、皮肤（11%）、胃肠道（6%）；

④ HL：淋巴结起病；

⑤ 约 1/3 的 NHL 可同时累及胰腺，肿瘤直径 2～15 cm，平均约 6.0 cm；

⑥ 累及肺淋巴瘤影像学表现多样性。

（4）葡萄膜的无色素性黑色素瘤：B 型超声波特征性改变包括球形或蘑菇状实性肿物、肿瘤内声空区、脉络膜凹陷等 FFA 显示斑点状高荧光和双循环现象（即瘤体内血管和视网膜血管同时显影）。

（5）眼内炎。

（6）葡萄膜炎：结核、梅毒等。

（7）其他眼部原发肿瘤：弥漫生长型 Rb、黑色素瘤。

（8）其他眼部转移癌：乳腺癌、肺癌。

四、处理方案及基本原则

成人原发性中枢神经系统淋巴瘤和原发性眼内淋巴瘤诊断及治疗指南。

（1）原发性中枢神经系统淋巴瘤的诊断必须通过组织学诊断确立。一旦怀疑为 PCNSL，立体导向活检优于外科手术，手术切除治疗没有意义。PCNSL 和 PIOI 的活检标本应送病理中心复核。在取活检之前,尽可能避免使用皮质激素(c 级,Ⅳ)。

(2) 分期应包括胸部、腹部和盆腔 CT 扫描检查,老年男性应超声检查睾丸,腰穿脑脊液应定量检测蛋白/糖、细胞学检测、流式细胞学和免疫球蛋白基因重排检测,以及眼前房、玻璃体和眼底的检查。对于眼内的病变应该取活检,对怀疑 HIV 感染的患者应确认或者排除(c 级,N)。

(3) 应对预后进行评分,包括:年龄>60 岁、体力状态>1、LDH 增高、脑脊液蛋白定量增高和深部脑实质受累(C 级,N)。

(4) 在征得治疗知情同意时,应告知患者及家属治疗可能导致神经认知损害的风险(c 级,Ⅳ)。

(5) 地塞米松是短期缓解疾病的姑息性治疗措施,但在活检之前应避免使用(C 级,IV)。

(6) 全脑放疗(WBRT)是有效的姑息治疗手段,但对于十分适合化疗的患者而言,不作为一线治疗方案(B 级,Ⅲ)。

(7) 在中枢神经系统淋巴瘤的治疗上,CHOP 样的化疗方案没有作用(A 级,Ib)。

(8) 如果十分适合化疗,所有患者都应以化疗作为一线治疗手段。化疗方案应包括大剂量氨甲蝶吟(HD—MTX),3~5 次,每次剂量至少≥3 g/m², 2~3 h 内输完,每次间隔不超过 2~3 周。HD—MTX 与能透过血脑屏障的药物(如阿糖胞苷)联用可能会提高疗效,但这样的治疗应以现有的方案为基础,最好能够进入临床试验(B 级,Ⅱa)。

(9) 对于通过以 MTX 为基础的化疗获得完全缓解的患者应考虑 WBRT 巩固治疗,对于 60 岁以下的患者也应提供 WBRT,除非存在化疗后明显的神经认知障碍。对 60 岁或 60 岁以上的患者,神经认知障碍的弊有可能超过 WBRT 巩固治疗的利(B 级,Ⅱa)。

(10) 目前尚无证据支持在大剂量静脉 MTX 的基础上加上鞘内化疗对 PCNSI 治疗的作用(B 级,Ⅲ)。

(11) 以大剂量化疗为一线方案联合自体干细胞移植仍然处于试验中,不应在临床试验以外的情况下实施(B 级,m)。

(12) 除临床试验以外,通过鞘内或者脑室使用利妥昔单抗不应作为治疗 PCNSL 的常规手段(B 级,m)。

(13) 除临床试验外,药物破坏血脑屏障不应作为 PCNSL 治疗的组成部分(B 级,11 b)。

(14) 对于之前没有接受过 WBRT 的复发或难治患者,应进行拯救性放疗。地塞米松可作为短期的对症姑息治疗。其他的化疗方案,如替莫唑胺或者大剂量的化疗,联合自体干细胞移植显示出了一些希望,但还需要进一步的临床试验来评价(B 级,Ⅲ)。

(15) 同时发生眼内和中枢神经系统淋巴瘤者应该给予以 HD-MTX 为基础的系统化疗,再予以双侧眼球照射,如果患者年龄小于 60 岁且有条件,还应给予全脑放疗。对孤立的眼内病变处理方法也相同。对局限于眼内复发的患者,玻璃体内注射 MTX 是一个有效的可选用的治疗措施(B 级,m)。

五、思考题

1. 通过本案例的分析,你对淋巴瘤病例分析的过程与规范有何体会?

2. 通过本案例的分析,你对全身病累及眼科的认识有哪几方面的提高,如何做到正确鉴别,以便及时诊断治疗?

3. 通过本案例的分析,你对淋巴瘤的全身用药治疗方案有什么认识?

六、推荐阅读文献

1. Choi J Y1, Kafkala C, Foster C S. Primary intraocular lymphoma: A review [J]. Semin

Ophthalmol，2006，Jul-Sep；21(3)：125 - 133.

2. Feiden W1，Milutinovic S. Primary C N S lymphomas. Morphology and diagnosis ［J］. Pathologe，2002，Jul；23(4)：284 - 291.

3. Akpek E K1，Ahmed I，Hochberg F H，el al. Intraocular-central nervous system lymphoma： clinical features，diagnosis，and outcomes ［M］. 1999.

内源性真菌性眼内炎

一、病历资料

1. 现病史

患者,女性,39 岁,主诉"双眼视物模糊 1 月余,右眼前黑影飘动 10 日"。1 月余前无明显诱因下出现双眼视物模糊,偶有飞蚊症,无眼红、眼痛、畏光、流泪等不适,无眼部分泌物,无虹视、雾视,无眼眶痛等不适。8 天前曾于当地医院就诊,外院眼部 B 超提示双眼玻璃体呈点状回声,眼前节检查及眼底检查无殊,诊断为"双眼玻璃体混浊",予氨碘肽眼水 tid 点眼一周,未见明显好转,右眼前黑影飘动感有加重,今为求进一步诊治来我院门诊。

2. 既往史

系统回顾:无殊。

家族史:父亲有糖尿病,否认其他家族性遗传性疾病史。

用药史:眼部用药见现病史,否认特殊全身用药史。

外伤手术史:10 年前剖腹产手术史,6 月前摔伤史,但未碰及眼部及眼周部。

追问外伤史,诉摔倒时碰坏三颗门牙,有牙医诊所拔牙和植牙史。

过敏史:否认。

3. 体格检查

(1) 初诊:眼科专科检查如表 38 - 1 所示。

表 38 - 1　眼科专科检查

	右眼		左眼
视力	远视力:1.0		远视力:1.2
	近视力:J3		近视力:J1
眼压	12 mmHg		13 mmHg
眼睑	无下垂		无下垂
结膜	无充血		无充血
角膜	透明,未见 KP		透明,未见 KP
前房	清,深度可,Tyn(一)(见图 38 - 1)		清,深度可,Tyn(一)(见图 38 - 2)

（续表）

	右眼	左眼
虹膜	纹理清，平伏	纹理清，平伏
瞳孔	直径 3 mm，对光反射灵敏，RAPD（－）	直径 3 mm，对光反射灵敏，RAPD（－）
晶体	透明	透明
玻璃体	中后段为主轻-中度混浊 cell（＋＋＋）	中后段为主轻度混浊 cell（＋）
视盘	界清色淡红，C/D＝0.3	界清色淡红，C/D＝0.3
黄斑	中央反光凹（＋）	中央反光凹（＋）
周边视网膜	平伏，血管走行大致正常鼻下方灰白色病灶（见图 38－3）	平伏，血管走行大致正常颞下方灰白色病灶（见图 38－4）

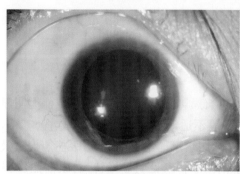 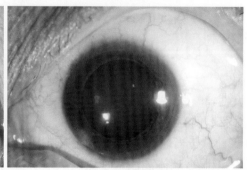

图 38－1 初诊右眼前节大体外观大致正常（扩瞳后）　图 38－2 初诊左眼前节大体外观大致正常（扩瞳后）

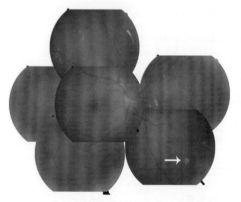 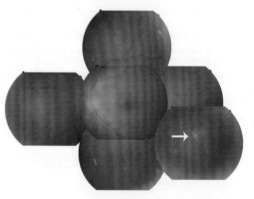

图 38－3 初诊右眼底照相拼图，鼻下方灰白色视网膜病灶(箭头)　图 38－4 初诊左眼底照相拼图，颞下方灰白色视网膜病灶(箭头)

（2）12 天后随访：眼科专科检查如表 38－2 所示。

表 38－2 眼科专科检查

		右眼	左眼
视力	远视力	0.8	远视力：1.0
	近视力	J7	近视力：J5
眼压		14.1 mmHg	14.9 mmHg

（续表）

	右眼	左眼
眼睑	无下垂	无下垂
结膜	无充血	无充血
角膜	透明，未见 KP	透明，未见 KP
前房	清，深度可，Tyn(一)	清，深度可，Tyn(一)
虹膜	纹理清，平伏	纹理清，平伏
瞳孔	直径 3 mm，对光反射灵敏，RAPD(一)	直径 3 mm，对光反射灵敏，RAPD(一)
晶体	透明	透明
玻璃体	全段为主中度混浊，见雪球样白色团块 cell(＋＋＋)(见图 38-5、图 38-6)	全段为中度混浊，见雪球样絮状团块 cell(＋＋＋)(见图 38-7、图 38-8)
视盘	界清色淡红，C/D=0.3	界清色淡红，C/D=0.3
黄斑	眼底糊，黄斑未见异常	眼底糊，黄斑未见异常
周边视网膜	平伏，血管走行大致正常 周边灰白色病灶，鼻侧甚	平伏，血管走行大致正常 周边灰白色病灶，颞侧甚

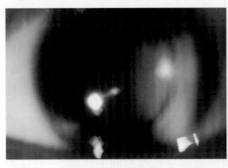

图 38-5　复诊右眼前节裂隙照(扩瞳后)，见晶体后前段玻璃体雪球样团块

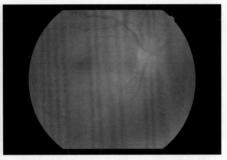

图 38-6　复诊右眼底照，玻璃体混浊

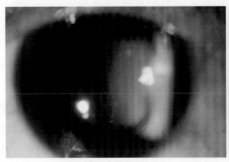

图 38-7　复诊左眼前节裂隙照(扩瞳后)，见晶体后前段玻璃体细胞和絮状混浊

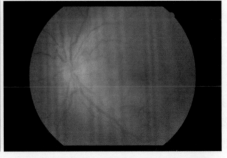

图 38-8　复诊左眼眼底照，玻璃体混浊

4. 实验室及影像学检查或特殊检查

(1) 眼部 B 超检查：右眼玻璃体前中段中-大量点状回声，左眼玻璃体中后段中-大量点状回声，双

眼玻璃体混浊可能,右眼玻璃体后脱离可能,双眼视盘及后极网膜水肿可能。

  (2) 结核菌素纯蛋白衍化物(PPD)检查:阴性。

  (3) 胸部 X 线片检查:未见明显异常。

  (4) 血管紧张素酶(ACE):阴性。

  (5) 人类白细胞抗原 HLA - B27:阴性。

  (6) 快速血浆反应素(RPR):阴性。

  (7) 性病研究实验室(VDRL)实验:阴性。

  (8) 荧光螺旋体吸收试验(FTA - ABS):阴性。

  (9) 人免疫缺陷病毒(HIV):阴性。

  (10) 血培养:细菌(一),真菌(一)。

二、诊治经过

  患者双眼视物模糊 3 周,右眼前黑影飘动 3 天,在当地医院就诊,拟"双眼玻璃体混浊"予氨碘肽 ou tid 使用一周未见明显好转来我院门诊,根据眼科专科检查和辅助检查,追问病史,患者 6 个月前外伤摔坏 3 颗门牙,有拔牙和植牙史,初步诊断为"双眼内源性真菌性眼内炎",密切随访患者双眼视力和眼压情况,我院初诊 1 周后复诊,患者视力下降明显,玻璃体细胞明显增多,血培养阴性,①收住入院行右眼诊断性玻璃体切除术,术毕右眼玻璃体腔注射两性霉素 10 μg,右眼玻璃体培养为白色念珠菌;②眼科密切随访,同时伊曲康唑 200 mg qd. po,监测肝肾功能;③右眼术后 2 周左眼行玻璃体切除术,术毕左眼玻璃体腔注射两性霉素 10 μg;④1 周后眼科随访密切关注。

三、病例分析

1. 病史特点或术前小结

  (1) 病史询问:注重问诊技巧和病史资料的真实、系统及全面。除了解发病时间、单眼或双眼发病、症状以外,患者的年龄、性别、外伤史、既往疾病史、用药史亦是重点询问的范围,一般认为,内源性眼内炎的易感因素有长期静脉导管滞留、长期全身使用抗生素或免疫抑制剂、AIDS、胃肠道手术、糖尿病、恶性肿瘤等。故病史询问重点在于:患者既往有无菌血症或真菌血症史? 原有的身体状况如何? 用药史? 有无经静脉吸毒史? 有无艾滋病或其他性病感染或有无艾滋病的危险因素?

  在临床病例中,高龄、不规范小诊所的静脉用药史、拔牙植牙史也是非常常见的易感因素,特别是在年轻患者,对于这些年轻患者,这些病史的发生往往与眼部发病间隔数月甚至半年之久,血培养往往是阴性结果,可能因为年轻患者全身免疫力较好,病原菌在全身血液系统里得到抑制,存在于眼部,由于特殊的环境,真菌性感染得以缓慢发展。因此,对于此类患者,详细的病史询问尤其重要。

  (2) 全身情况、查体以及眼部检查:同样要询问患者的发病诱因、就诊经过和全身情况。患者的全身疾病史也要详细询问以便于进行鉴别诊断。系统的体检以及辅助检查用于鉴别相关的感染性以及非感染性葡萄膜炎,包括检查患者皮肤有无静脉吸毒残留的针眼瘢痕。眼部检查,特别是散瞳查眼底尤其重要,可见病变累及的范围、程度以及性质,结合辅助检查以便于诊断。如单眼发病,对侧眼的眼部检查不能遗漏,特别是当一眼的玻璃体混浊已经严重影响眼底观察时,可以通过对侧眼的眼部表现提示疾病可能的诊断。

  (3) 重要的辅助检查:血、尿和留置导管处(如有)取标本做真菌培养,除了眼部念珠菌病之外,其他结果可能为阴性,常需重复培养多次。血培养需要整 7 天,念珠菌属需要培养 3～4 天才出现阳性结果。基线全血细胞计数,血尿素氮、肌酐和肝功能检查有助于后续药物治疗的监测。

（4）玻璃体切除术：用于取标本以及清除混浊的玻璃体，涂片和培养可明确诊断。术毕，玻璃体腔内注射两性霉素 B 5～10 μg/0.1 ml。也可玻璃体腔内注射伏立康唑。

2. 诊断与诊断依据

（1）双眼发病，右眼为主，病程约一月余，属于渐进性发展。

（2）全身情况良好，仅有外伤、拔牙、植牙病史，有全身内源性感染发展至眼部可能。

（3）结膜无充血，前房无丁达尔现象，前房无炎症细胞，玻璃体炎症，见玻璃体细胞，标志性雪球样团块状玻璃体混浊，视网膜见灰白色病灶，病灶形态似由脉络膜突破至视网膜，故考虑后葡萄膜炎中的内源性真菌性感染。

（4）辅助检查显示 HLA　B27 阴性，梅毒、结核、结节病等疾病未见阳性指标，血培养亦为阴性。

基于以上几点分析：可经验性诊断为内源性真菌性眼内炎。金标准为玻璃体培养，本例培养结果为白色念珠菌。

3. 鉴别诊断

1）症状的鉴别诊断

（1）渐进性无痛性视力障碍（病程历时数周、数月甚至数年）：常见于白内障、屈光不正、开角型青光眼、慢性视网膜病变如年龄相关性黄斑变性和糖尿病视网膜病变；较常见于慢性角膜病变如角膜营养不良、中枢神经系统肿瘤所致的视神经病变，或视神经萎缩，等等；均需加以鉴别。

（2）眼前黑影飘动：一过性眼前黑影常见于偏头痛；持续存在的眼前黑影常见于玻璃体后脱离、后葡萄膜炎、玻璃体积血、玻璃体浓缩或碎片；较常见于视网膜裂孔或视网膜脱离、角膜混浊或角膜异物等。均需加以鉴别。

2）后葡萄膜炎的鉴别诊断

后葡萄膜炎的主要症状为视物模糊、眼前黑影；如果合并前房炎症，可见眼红、眼痛和畏光。后葡萄膜炎伴有明显眼痛常提示有细菌性眼内炎或后巩膜炎。

（1）在免疫功能障碍患者应考虑以下疾病：

① 巨细胞病毒性视网膜炎：玻璃体反应轻度或无；视网膜白色坏死灶，伴出血，常沿血管分布，血管白鞘；多见于艾滋病患者。

② 弓形体病：视网膜局限性黄白色病灶，伴有相邻的脉络膜视网膜瘢痕。玻璃体细胞和碎屑，玻璃体炎症明显，无玻璃体脓肿和"棉花球"样改变。

③ 肺囊虫性脉络膜病变：广泛播散性卡氏肺囊虫感染的罕见临床表现。通常见于艾滋病患者，通常无症状，患者有卡氏肺囊虫感染史和使用戊烷脒气雾剂治疗史。临床表现为多灶性、黄色、圆形的深层脉络膜病变，大约 1/2～2 个视盘直径大小，位于后级部，无玻璃体炎，患者通常病情很重，全身状况很差。

④ 其他：如单纯疱疹病毒感染，胞内鸟型分枝杆菌（MAI）感染，诺卡氏菌感染，曲真菌感染，隐球菌感染，球孢子菌病。

（2）免疫功能相对正常患者亦需鉴别以下疾病：

① 全葡萄膜炎：

i. 结节病：静脉周围血管鞘和黄色蜡滴状渗出，肉芽肿性羊脂状 KP、虹膜结节、玻璃体"雪堤样"和"雪球状"改变。

ii. 梅毒：急性脉络膜视网膜炎和玻璃体炎；手掌或/和足底皮肤斑丘疹；晚期出现视网膜色素堆积，有时类似于视网膜色素变性；可与视网膜血管阻塞性疾病有关；先天性梅毒患者可出现典型的椒盐样眼底；螺旋体抗体吸附荧光测定（FTA - ABS）阳性。

iii. Vogt-小柳-原田综合征：浆液性视网膜脱离伴玻璃体细胞、视盘水肿；或视网膜色素上皮萎缩斑伴前房炎症。多发生于色素较重的人种，如亚洲人和美洲土著。伴有或继发全身性病变包括脑膜刺激征、白癜风、脱发和白发。原田病表现为后级部及神经受累。

iv. Behcet 病：前葡萄膜炎表现明显，见于年轻患者，可见前房积脓、虹膜炎、口腔溃疡、生殖器溃疡、结节性红斑、视网膜血管炎(动脉性和/或静脉性)和视网膜出血，可反复发作。

v. 晶状体过敏性眼内炎：由于损伤了晶状体囊膜，造成严重的前房反应和葡萄膜炎反应，可继发青光眼，常见外伤或手术后，对侧眼不受累。

vi. 交感性眼炎：双眼肉芽肿性葡萄膜炎，有一侧眼穿通伤史或内眼手术史，通常是在发病前 4～8 周，但时间范围可以是 5 天～66 年内，大部分发生于 1 年之内；双眼严重的前房反应伴粗大的羊脂状 KP，视网膜色素上皮层小的脱色素结节(Dalen-Fuchs 结节)，葡萄膜增厚；

vii. 结核：产生的临床表现各异。确诊通常依赖于实验室检查。粟粒型结核可产生多灶性、小的、黄白色的脉络膜病变。大多数患者伴发肉芽肿性或非肉芽肿性前葡萄膜炎。

② 手术后或外伤性眼内炎症：表现各异，多有明确眼部手术史或眼部外伤史。

③ 脉络膜炎：

i. 匐行性脉络膜病变：患者年龄多在 30～60 岁；典型表现为双侧反复发作的脉络膜视网膜炎，特征是急性病变(视网膜下边界模糊的黄白色斑片)包绕陈旧性萎缩性瘢痕；脉络膜视网膜病变通常由视盘开始向外蔓延，而 1/3 的病例的病变首先出现在周边部；可出现脉络膜新生血管。强烈建议全身使用免疫抑制剂。

ii. 急性后部多灶性盾鳞状色素上皮病变(AMPPE)：年轻患者，急性视力丧失，通常继发于病毒感染。双眼多灶性、黄白色、奶油状的斑片状视网膜下病变，眼底荧光血管造影早期病变呈现遮蔽荧光，晚期荧光着染。

iii. 多灶性脉络膜炎：患有近视的年轻女性出现视力丧失，通常双眼受累。视网膜色素上皮层和脉络膜毛细血管层多灶性、小圆形、灰白色炎性病灶(与组织胞质菌病相似)。与组织胞质菌病不同的是，98%的患者可见玻璃体炎。病变主要位于黄斑区，口服或球周注射类固醇有效，但易复发。常见脉络膜新生血管。告知患者如果出现视力下降应尽快就诊。

iv. 鸟枪弹样视网膜脉络膜病变：常见于中年人，双侧视网膜深层出现多发的乳黄色斑点，直径约 1 mm，散在分布于全眼底，玻璃体细胞多余房水细胞；可有视网膜和/或视神经水肿；约 90%的患者 HLA - A27 阳性，可考虑全身使用免疫抑制剂。

v. 眼弓蛔虫病：多见于儿童，单眼发病。最常见黄斑区肉芽肿(隆起的白色视网膜或视网膜下病变)，伴视力低下。单侧睫状体平坦部炎伴有周边部肉芽肿或眼内炎，周边部肉芽肿与延伸至视盘的纤维带相连，有时纤维带的牵拉可使黄斑区血管移位；可有严重的玻璃体炎和前葡萄膜炎。如果免疫力低下患者的未经稀释的弓蛔虫滴度为阴性，通常可排除本病。

vi. 眼拟组织胞质菌病综合征(POHS)：常见于气候温和地区(如俄亥俄-密西西比河流域)，可见凿除状脉络膜视网膜瘢痕，直径小于 1 mm，视盘周边部萎缩，常见脉络膜新生血管，无玻璃体细胞。

④ 视网膜炎：

i. 多发性短暂性白点综合征(MEWDS)：闪光感，急性单侧视力丧失，常继发于病毒感染，常见于年轻女性，偶有双眼同时或相继发病，视网膜深层或色素上皮层多发性、小的乳白色病灶，伴有黄斑中心凹颗粒和玻璃体细胞；视野检查常见生理盲点扩大，可有闪烁暗点。无需治疗，数周内视力恢复正常。

ii. 急性视网膜坏死(ARN)：常表现为急性虹膜睫状体炎，单眼或双眼周边部白色片状增厚的坏死视网膜伴血管鞘，严重的玻璃体炎。

iii. 进展性外层视网膜坏死(PORN)：临床表现与急性视网膜坏死相似，但可无玻璃体细胞，常见于免疫力低下患者。

iv. 念珠菌感染：见于长期接受抗生素治疗的住院患者，经静脉吸毒者以及长期留置导尿管、留置针的患者。当然也可见于相对正常患者，见本病例以上讨论。早期散在的玻璃膜疣样脉络膜病变进展为黄白色绒状的视网膜或视网膜前病变,随后,玻璃体内出现棉花团样改变。血样、尿样和静脉注射部位可能培养出念珠菌。

⑤ 视网膜血管炎:

i. 静脉周围炎:结节病,梅毒,睫状体平坦部炎、镰状细胞视网膜病变、Eales 病、Behcet 病、Crohn 病。

ii. 动脉炎:巨细胞性动脉炎、结节性多动脉炎、急性视网膜坏死、Behcet 病、系统性红斑狼疮、IRVAN(特发性视网膜血管炎,动脉瘤和神经视网膜炎)。

⑥ 后葡萄膜炎的其他感染性病因:

i. 猫抓病:单侧发病,黄斑区星芒状渗出,视神经水肿,玻璃体细胞,血清巴尔通体(Bartonella)阳性。

ii. 弥漫性单侧亚急性神经视网膜炎(DUSN):好发于儿童和青少年,表现为单侧视力丧失,是由线虫感染引起。早期视神经水肿、玻璃体细胞、深灰白色视网膜病变,后期发展为视神经萎缩、视网膜血管变窄、色素上皮萎缩。视力、视野和视网膜电图随时间进展进一步恶化,治疗可采用激光光凝线虫。

iii. 莱姆病:常见于新英格兰、大西洋中部各州,特别是户外露营者;有蜱咬史;表现为各种形式的后葡萄膜炎,皮疹,Bell 麻痹(面神经麻痹),而关节炎常被忽视。

iv. 其他:诺卡氏菌、球孢子菌、曲真菌、隐球菌、脑膜炎球菌、盘尾丝虫病、囊虫(多发于非洲和中南美洲)等。

3) 玻璃体细胞的其他致病原因

(1) 眼缺血。

(2) 前葡萄膜炎向眼后节的扩散。

(3) 伪装综合征:多种疾病可以引起,常累及老年患者或年幼患者,需警惕眼部的恶性肿瘤。

(4) 大细胞淋巴瘤:中老年多见,玻璃体细胞持续存在,全身应用类固醇治疗完全无效,其他表现有视网膜下黄白色渗出、视网膜水肿和出血、前房炎症或神经系统病变。

(5) 恶性黑色素瘤:视网膜脱离和玻璃体炎常掩盖其下方的肿瘤,使之模糊不清,间接检眼镜漏诊的病例,B 超和 MRI 可以协助诊断。

(6) 视网膜色素变性:玻璃体细胞和黄斑水肿,可伴有视盘蜡样苍白,骨细胞样色素沉着,视网膜血管变细,视盘玻璃膜疣可被误诊为视盘水肿,视网膜电流图(ERG)有助于诊断;

(7) 孔源性视网膜脱离(RRD):常伴有前玻璃体少量的色素细胞和前房细胞;

(8) 眼内异物残留:眼球穿孔伤后炎症持续存在,或有虹膜异色。部分患者并无明确眼部外伤史,查体可见眼球穿通伤的陈旧性伤道;可以通过间接检眼镜、前房角镜、B 超、超声生物显微镜检查(UBM)、眼部 CT 做出诊断;

(9) 视网膜母细胞瘤:几乎均发生于幼儿,可见假性前房积脓和玻璃体细胞;常见一处或多处视网膜白色隆起,有时无,视网膜脱离和/或虹膜新生血管,眼底荧光血管造影、CT 和 B 超有助于诊断;

(10) 白血病:患者可有单侧的视网膜炎和玻璃体炎,可有典型的视网膜 Roth 斑;

(11) 淀粉样变性:少见,晶状体后踏板样沉积物,玻璃体内可见水珠样或膜样改变,无眼前节炎症,血清蛋白电泳和诊断性玻切术可以确诊;

(12) 星状玻璃体变性:小的、白色的反光颗粒(钙沉积物)粘附在胶原纤维上,在玻璃体内漂浮,通常无症状,无临床意义;

(13) 后巩膜炎:伴或不伴有前巩膜炎;玻璃体炎伴有视网膜下斑块、视网膜增厚,有时有渗出性视网膜脱离;可见脉络膜视网膜皱折;眼底荧光血管造影、B 超(显示 T 征)有助于诊断。

四、处理方案及基本原则

本病治疗的基本原则是及时做出正确的诊断,早期玻璃体手术联合眼内抗真菌药物注射以及全身抗真菌治疗。

(1) 及时做出正确的诊断:早期的临床经验性诊断尤其重要,对于高度疑似的病例,尽早进行玻璃体手术以及抗真菌的治疗,可以极大程度地挽救患者的视功能。

(2) 玻璃体手术联合眼内抗真菌药物注射:手术的目的是取标本进行培养以及清除有炎症的玻璃体。玻璃体内注射二性霉素 B 通常用于治疗早期内源性真菌性眼内炎,少数对二性霉素耐药的真菌可使用玻璃体内可注射伏立康唑。由于二性霉素 B 穿透力差,且会引起结膜坏死,故不主张球旁注射。全身可使用毒性较低的咪唑类复合物如氟康唑。

(3) 全身抗真菌药物的使用:建议及时、有效地使用抗真菌药物口服,如伏立康唑、伊曲康唑。

(4) 眼局部滴用睫状肌麻痹剂:对于前房反应和玻璃体炎症严重,以及术后患者可使用,如 1% 阿托品眼液,一天 3 次。

(5) 念珠菌感染患者禁用类固醇类:必要时可在全身抗真菌的同时,适当眼局部使用类固醇激素以减轻术后炎症反应。

(6) 必要时眼压控制:药物降眼压。

五、要点与讨论

1. 疾病特点分析

内源性真菌性眼内炎是一种发病率低但危害严重的眼病,由内源性眼外感染源通过血源性散播至眼内,引起脉络膜、视网膜、玻璃体等眼内组织的炎症。起病往往隐匿,呈现急性或亚急性发病过程,近年来其发病有增多趋势,真菌感染占到内源性眼内感染的 50% 以上,76% 为双眼发病。内源性真菌性眼内炎早期诊断困难,其早期的临床表现与一般免疫应答性葡萄膜炎有诸多相似之处,不易鉴别,误诊率达 16%~50%。如果不能及时做出鉴别,对视功能损害极大。

一般认为,该疾病右眼比左眼好发,因为右侧颈动脉更直接地从主动脉发出。眼部内源性真菌感染是"由后向前"的发展过程,有其较为典型的临床特点:

(1) 发病相对缓慢,累及双眼者多先后发病。

(2) 早期以视力下降、眼前黑影飘动遮挡等后节症状为主,一般无局部刺激症状,无明显眼痛。

(3) 常表现为后极部黄斑区单个或多个黄白色脉络膜视网膜病灶,亦有黄斑未累及的旁中心或周边视网膜病灶。可突向玻璃体腔形成结节,结节可伴有血管,其周围玻璃体炎症反应明显,玻璃体内出现特征性"串珠样"团块状混浊。

(4) 眼内炎阶段可出现前葡萄膜炎反应,程度不一,可无睫状充血及前房积脓,晶状体可受累混浊。

(5) 部分病例早期应用糖皮质激素及抗生素治疗有效,但病情反复。若不及时进行全身抗真菌治疗,病变范围扩大并向玻璃体发展,可引起后极部牵引性视网膜脱离。而早期全身及玻璃体腔内抗真菌治疗后脉络膜视网膜病灶会缩小,形成较小的色素性的瘢痕。

2. 相关辅助检查的意义

(1) PPD:排查结核。

(2) 胸部 X 线片:排查结节病、结核。

(3) ACE:排查结节病。

(4) HIV:排查艾滋病。

（5）HLA-B27：排查强制性脊柱炎、炎症性肠病、莱特综合征。

（6）RPR 和 VDRL：排查梅毒。

（7）血培养（细菌+真菌）：排查内源性感染。

3. 致病菌的分析

念珠菌、曲霉菌等是条件致病真菌，可存在于正常人的呼吸道、消化道及生殖道黏膜，在免疫力下降、局部菌群失调等情况下，可以播散导致全身感染。

内源性真菌性眼内炎致病菌首位为念珠菌，其次为曲霉菌，其他菌属较少见，明显不同于外伤后引起的真菌性眼内炎。

全身及局部应用抗真菌药物尤其是眼内注射抗真菌药物是治疗真菌性眼内炎的重要手段。目前临床常用的抗真菌药物主要为作用于真菌细胞膜的多烯类和三唑类药物，前者最常用的为两性霉素B，后者主要包括氟康唑、伊曲康唑和伏立康唑等。尽管两性霉素B具有较明显的不良反应，仍得到了广泛的应用并取得了较好的效果；伏立康唑是新一代唑类药物，不但对酵母菌具有抗菌作用，而且对曲霉属、镰刀菌属等丝状真菌具有杀菌作用，临床应用也表现出良好的治疗效果。镰刀菌属和曲霉属对此两种药物的敏感性都比其他的抗真菌药物高，尤其是对伏立康唑的敏感性高达84.7%，而对氟康唑和伊曲康唑的敏感率仅为7.7%和17.9%。但值得注意的是，随着两性霉素B的广泛应用，真菌尤其是镰刀菌对其耐药率越来越高，因此有研究建议治疗真菌性眼内炎时如果不能确定致病真菌种属，可优先考虑使用伏立康唑，如果确定非镰刀菌感染，也可首选两性霉素B。

六、思考题

1. 通过本案例的分析，你对内源性眼内炎病例分析的过程与规范有何体会？

2. 通过本案例的分析，你对全身病引起眼科疾病的认识有哪几方面的提高？

3. 通过本案例的分析，你对后葡萄膜炎的相关鉴别诊断有什么认识？

七、推荐阅读文献

1. 葛坚,赵家良,黎晓新.眼科学[M].2版.北京:人民卫生出版社,2014:270-281.

2. 杨培增.葡萄膜炎诊断与治疗[M].北京:人民卫生出版社,2009.

3. 张艳琼,王文吉.内源性眼内炎10年临床回顾性分析[J].眼科研究,2006年2月,24(1),91-92.

4. 赵琦,彭晓燕,王红,等.内源性真菌性眼内炎的临床特征和疗效分析[J].眼科,2010,19:54-57.

5. Binder M I1, Chua J, Kaiser P K, et al. Endogenous endophthalmitis:an 18-year review of culture-positive cases at a tertiary care center [J]. Medicine (Baltimore). 2003 Mar; 82(2):97-105.

6. 孙士营,赵格,孙晓艳,等.真菌性眼内炎常见病因及致病菌种分析[J].中华眼科杂志,50(11),808-813.

案例 39
肿瘤相关的视网膜病变

一、病历资料

1. 现病史

患者,男性,7岁,主诉"双眼视力差,夜间视物不清2年"。2年前家长发现患儿双眼视力差,夜间视物不清,无眼红、眼痛,无眼胀,无脓性分泌物等不适,曾于当地医院就诊,未行特殊治疗,于2012-7-20为求进一步诊治来我院门诊。

2. 既往史

运动系统:出生后15月龄时(2007-12-2)发现左髂骨肿块,手术活检提示朗格汉斯组织细胞增生症1型(骨嗜酸性肉芽肿),予(VCR/VBL/6-TG/MTX)化疗,发病前3个月,每半月住院化疗,之后每月门诊进行化疗,化疗第3个月植入化疗泵后,静滴改为泵入,一年后停止化疗。停止化疗后2个月,发现右耳前肿块,穿刺活检后证实LCH复发,继前化疗方案治疗,每月门诊化疗,一年后停止化疗。之后,患儿门诊随诊,三年来LCH未复发,2012年12月取出化疗泵。5岁时其父母发现患儿视力差,外院就诊,前置镜检查发现其视网膜后极部点状病灶,来我院就诊。

家族史:无家族史。

用药史:眼部用药见现病史,否认全身用药。

外伤史:否认。

过敏史:否认。

3. 体格检查

眼科专科检查如表39-1所示。

表39-1 眼科专科检查

		右眼	左眼
视力		远视力:0.4	远视力:0.4
眼压		16 mmHg	15 mmHg
眼睑		无下垂	无下垂
结膜		无充血,无水肿	无充血,无水肿
角膜		KP(一)	KP(一)

（续表）

	右眼	左眼
前房	Flare（－）cell（－）	Flare（－）cell（－）
虹膜	纹理清，无新生血管，无粘连	纹理清，无新生血管，无粘连
瞳孔	药物性散大	药物性散大
晶体	透明	透明
玻璃体	少量絮状浑浊	少量絮状浑浊
视盘	色淡红，边界模糊	色淡红，边界模糊
黄斑	中央反光凹（－）	中央反光凹（－）
视网膜	平伏，后极部点状病变（见图39-1）	平伏，后极部点状病变（见图39-2）

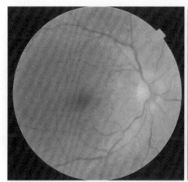
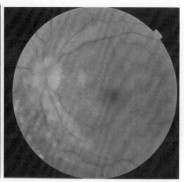

图39-1　右眼眼底照相　　　　图39-2　左眼眼底照相

4. 辅助检查

OCT（2012-7-31，本院）：双眼后极视网膜各层高反射点，IS/OS 和 ELM 消失，RPE 较毛糙，如图39-3和图39-4所示。

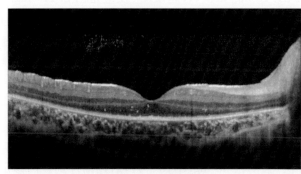
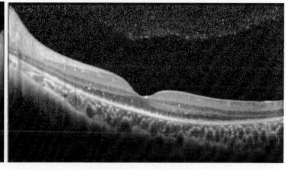

图39-3　右眼 OCT　　　　　　图39-4　左眼 OCT

FFA（2013-7-31，本院）：双眼视网膜动静脉充盈时间正常范围，视网膜后极和中周荧光轻度渗漏，视乳头荧光渗漏，边界模糊——考虑"双眼葡萄膜炎？"如图39-5所示。

静态视野（2013-7-31，本院）：右眼颞下方视野缺损，左眼下方视野缺损，如图39-6所示。

动态视野（2013-7-31，本院）：右眼颞下方视野缺损，左眼下方视野缺损。如图39-7所示。

F-ERG（2013-7-31，本院）：双眼峰时延迟，杆反应未引出波形，余反应残留微弱波形，振幅重度下降。

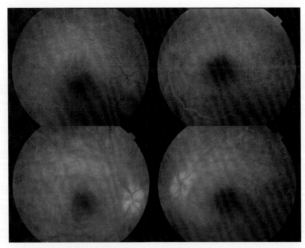

图 39 - 5　双眼 FFA

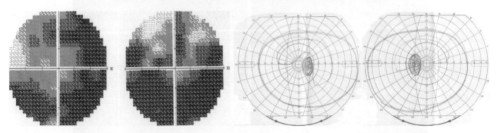

图 39 - 6　双眼静态视野　　　　　　　图 39 - 7　双眼动态视野

头颅、眼眶 MR 增强(2012 - 8 - 2,外院):双侧眼球形态大小对称,未见异常信号影,球后软组织未见增大,视神经未见明显异常,增强扫描未见明显异常强化灶,诸脑室、脑池未见明显异常,脑沟未见明显增宽,中线结构居中。

5. 实验室及影像学检查或特殊检查

葡萄膜炎全套:IgA 74.4 mg/dl (-);IgG 686.10 mg/dl(升高);IgM 78.10 mg/dl(-);血管紧张素酶 57.00 IU/L(-);C3 c 110.50 mg/dl(-);C4 21.10 mg/dl(-);超敏 C -反应蛋白 2.119 mg/L(-);抗"O"<200 IU/ml(-);类风湿因子<30 IU/ml(-);抗 HIV1/2(-);TPPA(-);RPR(-);抗血管内皮细胞抗体 1:100(+);ENA 谱(-)。

结核感染 T 细胞检测:阴性。

胸部 X 线检查:未见明显异常。

二、诊治经过

自 2012 年 7 月在我院治疗后,开始激素冲击疗法(强的松 40 mg/d)两个月,后逐渐停药。门诊定期复诊,观察眼底及视力变化。结果显示:眼底无明显变化;视力稍有下降(见表 39 - 2)。

表 39 - 2　患儿视力及屈光度的变化情况

检查时间	右眼	左眼
2011 - 8 - 5(外院)	0.6	0.4
2012 - 2 - 3(外院)	0.5	0.3

(续表)

检查时间	右眼	左眼
2012 - 6 - 18(外院)	+1.75/−1.50×20→0.4	+1.75/−1.75×160→0.4
2012 - 7 - 20	+0.75/−1.50×10→0.4	+0.75/−1.75×145→0.4
2012 - 10 - 16	+2.25/−1.50×15→0.4	+2.50/−1.75×150→0.3
2013 - 6 - 18	+2.25/−1.50×15→0.3	+3.00/−2.00×150→0.3
2013 - 11 - 15	+1.50/−1.25×20→0.3	+2.00/−1.75×155→0.3

三、病例分析

1. 病史特点或术前小结

1) 病史询问

注重问诊技巧和病史资料的真实、系统及全面。对于主诉的问诊,需要遵循 FLODARQ 原则:

(1) 频率(Frequency):视力逐渐下降。

(2) 眼别(Location):两只眼。

(3) 发生时间(Onset):此前就是,具体时间说不清楚,大概 2 年多前。

(4) 持续时间(During):一直看不清楚。

(5) 伴随症状(Associated factors):晚上更明显。

(6) 缓解因素(Relief):无。

(7) 程度或性质(Quality):无痛、无眼红等不适。

2) 全身情况

确诊为朗格汉斯组织细胞增生症 1 型(骨嗜酸性肉芽肿),接受过 2 次各长达 1 年的化疗。

2. 诊断与诊断依据

(1) 双眼视力差,夜间尤著。

(2) 辅助检查显示目前患儿眼部疾病类似于视网膜色素变性。

(3) 葡萄膜炎全套＋结核,无明显有意义的阳性指标,排除感染性疾病的可能。

(4) 确诊为朗格汉斯组织细胞增生症 1 型(骨嗜酸性肉芽肿),接受过 2 次各长达 1 年的化疗。

(5) 头颅、眼眶 MR 增强显示:均无眼内肿瘤转移的病灶。

(6) 通过文献检索:目前尚没有文献表明患儿所使用的化疗药物有明显的视网膜毒性。据报道 VCR(长春新碱)、VBL(长春花碱)和 6 - TG(6 -硫代鸟嘌呤),多表现为血液系统毒性。MTX(甲氨蝶呤),多表现为胃肠道反应、骨髓抑制。

基于上述几点,患者最有可能为原发肿瘤诱导的自身免疫相关的视网膜病变和视神经水肿,即副肿瘤综合征(paraneoplastic syndrome,PNS)的一种。

3. 鉴别诊断

1) 葡萄膜炎的鉴别诊断

分为感染性和非感染性两大类,首先需排除感染性的指标,该患儿的葡萄膜炎全套均为阴性。

(1) 强制性脊柱炎:年轻男性,腰背部疼痛,也有可能无全身症状,HLA - B27 阳性,30％会发生前葡萄膜炎。

(2) 莱特综合征:年轻男性,关节炎、尿道炎(80％)和结膜炎(合并虹膜炎),血沉 ESR 升高。

(3) 炎症性肠病:包括克罗恩病和溃疡性结肠炎,多双眼发病,慢性间歇性腹泻,伴有便秘。克罗恩继发前葡萄膜炎少见(2.4%),溃疡性结肠炎相对较多(5%～10%)。

(4) 白塞病:年轻人,有前房积脓,合并口腔溃疡和生殖器溃疡三联症。

(5) 弓形虫病性葡萄膜炎:单眼常见局灶黄白色坏死灶,伴有玻璃体炎。

(6) 结节病:肉芽肿型 KP,弥漫玻璃体炎或下方棉花球样玻璃体炎症,黄白色渗出,静脉周围白鞘。

(7) 梅毒性葡萄膜炎:多灶脉络膜视网膜炎,玻璃体炎。梅毒检测阳性。

(8) 巨细胞病毒感染:视网膜白色坏死灶,伴出血,血管白鞘,多见于 HIV。

2) 伪装综合征的鉴别诊断

这是一种表现与葡萄膜炎相似的疾病,分为肿瘤性和非肿瘤性两大类,需全身筛查,避免遗漏一些严重的肿瘤性疾病。

(1) 视网膜色素变性:可有玻璃体细胞,甚至黄斑囊样水肿,可有家族史。

(2) 眼缺血综合征:由于缺血致低灌注压,组织缺血,细胞坏死而引起炎症反应。表现为视力下降,可偶有眼痛,FFA 可帮助诊断。

(3) Schwartz 综合征:孔源性视网膜脱离后脱离的视网膜外节碎片经过后房进入房水循环阻塞小梁网而引起眼压升高。眼底表现和视网膜复位后,炎症消失为其特点。

(4) 色素播散综合征:是虹膜或者睫状体的色素释放进入前房,呈颗粒状浮游,容易和前葡萄膜炎混淆。色素颗粒可沉积于角膜内皮、小梁网、晶状体后表面、悬韧带和前玻璃体。该病多发生于白人、男性、高度近视者。

3) 副瘤综合征的鉴别诊断

在某些恶性肿瘤或潜在恶性肿瘤患者体内,肿瘤未转移的情况下,肿瘤细胞产生与释放生理活性物质,引起其他远隔部位、器官功能的异常改变,又称为恶性肿瘤的远达效应。任何组织结构均有可能成为 PNS 累及的部位,眼部也不例外。癌症相关性视网膜病变(cancer associated retinopathy,CAR):以无痛性、进行性视力下降、闪光感、视野环形暗点和瞳孔对光反射迟钝为主要表现。眼底表现多为正常或轻度异常,比较典型的改变是视网膜小动脉变细,并随病程的延长而加重,视网膜电图(ERG)表现为波幅低平,病理改变主要是光感受器严重变性或丧失,与本病例表现最相似。其他类型包括:

(1) 副肿瘤性视神经病变(paraneoplastic optic neuropathy,PON):视乳头可呈腊黄样改变,视网膜动脉变细。ERG 可以正常,VEP 未能引出正常波形。视力通常在数天或者数周迅速下降,甚至丧失。

(2) 黑色素瘤相关性视网膜病变(melanoma-associated retinopathy,MAR):眼底最初正常,发病一段时间后视网膜色素上皮出现色素增生和脱失,视网膜小动脉变细,视盘苍白,也有视网膜血管炎以及玻璃体炎的报道。临床表现为闪光、夜盲、轻度周边视野异常,ERG 显示类似于视网膜色素变性样改变,即明适应相对正常而暗适应 b 波显著减少或熄灭,震荡电位缺失或降低。

(3) 双眼弥漫性葡萄膜黑色素细胞增生(bilateral diffuse uveal melanocytic proliferation,BDUMP):表现为视力下降、白内障、多发的色素性或非色素性鳞状虹膜和脉络膜结节,甚至出现渗出性视网膜脱离。

四、处理方案及基本原则

针对 CAR 的自身免疫发病机制,利用免疫抑制剂或降低自身抗体滴度疗法有一定的疗效。目前已有数种疗法报道。

(1) 糖皮质激素:全身使用糖皮质激素以发挥免疫抑制作用。但是免疫抑制治疗有加快肿瘤转移的风险,因此治疗的方向是低剂量和脉冲疗法,或采取球后注射局部用药,以尽量减少治疗的不良反应,其合适的使用剂量仍在探索中。

（2）血浆过滤疗法：以降低循环中自身抗体为目的，但对患者视力预后无影响。

（3）免疫球蛋白：有个案报道利用静脉阻塞免疫球蛋白治疗 CAR，患者视力提高。但其机制尚不明确，缺乏说服力。

（4）免疫调节剂：有研究利用 Tolpa Torf 制剂（TTP）治疗 CAR 患者，发现 TTP 能明显降低抗恢复蛋白抗体水平，同时具有免疫增强和免疫抑制的双向作用，可能对抑制光感受器的进一步损害起作用，但是对已经造成的视力丧失，无明显的改善效果。

（5）针对恶性肿瘤的放射或化学药物治疗：单纯实施治疗恶性肿瘤的全身放射或化学药物治疗措施，对于 CAR 患者预后并无改善。在切除肿瘤及放射或化学药物治疗后，视力仍进行性恶化，推测可能是自身抗体继续造成视网膜细胞的凋亡。

五、要点与讨论

1. CAR 的发病机制

癌症相关视网膜病变（CAR）是指非眼部原发肿瘤的占位压迫或肿瘤转移所致的一种视网膜变性疾病，为机体癌症的远部效应。以视力减退，视野环形缺损为主要临床表现，色素性视网膜炎样视网膜退行性病变为临床特征，伴有 ERG 反应减退。与自身抗体作用与视网膜源性蛋白引起的自发免疫性视网膜病变有关。

CAR 相关的抗原和自身抗体包括：抗恢复蛋白（recoverin）抗体、抗 a -烯醇化酶抗体、抗热休克蛋白抗体以及 TULP-1 蛋白等。

其中最受关注的是抗 recoverin 抗体，它是一种钙结合蛋白，存在于视杆细胞、视锥细胞和双极细胞中，它涉及通过视紫红质的磷酸化作用调节明暗适应。恢复蛋白结合钙后对视紫红质磷酸化起主要作用。肿瘤细胞能够表达恢复蛋白诱导机体产生抗恢复蛋白抗体，然后诱发视网膜病变的形成。

目前认为，CAR 发病主要为体液免疫机制，以 recoverin 蛋白为例。第一步：肿瘤组织中异常表达 recoverin 蛋白，免疫细胞识别后，产生抗 recoverin 的自身抗体；第二步：抗 recoverin 抗体通过血液循环突破血-视网膜屏障到达视网膜，被视网膜的光感受细胞摄取；第三步：抗抗体阻断 recoverin 蛋白的功能，视紫红质磷酸化增强，激活 caspase-3，9 路径，导致视网膜细胞凋亡。

2. 辅助检查指导 CAR 的诊断

（1）视野：以中心视野缺损或周边视野缩小为主。

（2）眼底荧光血管造影：可以基本正常，或有黄斑中心凹轻度窗样缺损。

（3）OCT：视网膜外层异常或者黄斑中心凹变薄。

（4）自发荧光：异常的自发荧光，但是无明显的特异性。

（5）全视网膜 ERG：光感受器功能异常想对应的 ERG 的异常。

（6）血清学：通过免疫组化或者 western blot、ELISA 等方式检测血清中抗视网膜抗体的浓度，有助于诊断。

六、思考题

1. 通过本案例的分析，你对葡萄膜炎病例分析的过程与规范有何体会？

2. 通过本案例的分析，你对全身病引起眼科疾病的认识有哪几方面的提高？

3. 通过本案例的分析，你对肿瘤相关的视网膜病变（CAR）的全身用药有什么认识，如何确保医疗安全？

七、推荐阅读文献

1. 杨柳. 葡萄膜炎图谱[M]. 北京：北京大学医学出版社，2013.

2. 杨培增. 葡萄膜炎诊断与治疗[M]. 北京：人民卫生出版社，2009

3. Bazhin，Schadendorf，Philippov，et al. Recoverin as a cancer-retina antigen [J]. Cancer Immunol Immunother，2007，56：110-116

4. Bazhin A V，Savchenko M S，et al. Recoverin as a paraneoplastic antigen in lung cancer：the occurrence of anti-recoverin autoantibodies in sera and recoverin in tumors [J]. Lung Cancer，2004，44：193-198.

5. 刘娅利，张军军. 癌症相关性视网膜病变的自身免疫机制[J]. 中华眼底病杂志. 2004. 20(4)：267-269.

视网膜血管增生性肿瘤

一、病历资料

1. 现病史

患者,女性,45岁,主诉"左眼视力下降4月"。4月前无明显诱因下出现左眼视力下降,不伴眼红,眼痛,畏光流泪,无分泌物增多,虹视,眶周痛等不适。为进一步诊治来我院门诊。

2. 既往史

系统性疾病史:否认。

外伤手术史:否认。

过敏史:否认。

家族史:否认。

用药史:否认眼部及全身用药史。

3. 体格检查

眼科专科检查如表40-1所示。

表40-1 眼科专科检查

	右眼	左眼
视力	远视力:1.0	远视力:0.2
	近视力:J2	近视力:J4
眼压	15 mmHg	16 mmHg
眼睑	无红肿,下垂	无红肿,下垂
结膜	无充血	无充血
角膜	透明,KP(一)	透明,KP(一)
前房	flare(一),cell(一)	flare(一),cell(一)
虹膜	未见新生血管	未见新生血管(见图40-1)
瞳孔	直径3 mm,对光反射灵敏,RAPD(一)	直径3 mm,对光反射灵敏,RAPD(一)
晶体	透明	透明
玻璃体	少量絮状混	cell(++)

（续表）

	右眼	左眼
视盘	界清,色淡红,C/D=0.3	界清,色淡红,C/D=0.3
黄斑	未见出血,渗出	可见增殖牵拉
视网膜	平伏	网膜前增殖,下方周边血管性肿物（见图40-2）

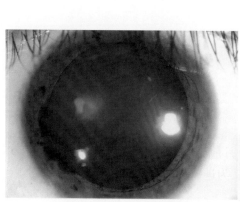

图40-1　患者左眼前节照(药物性扩瞳)

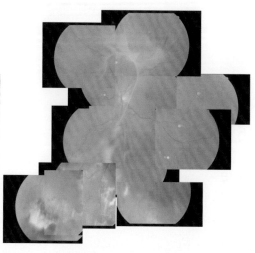

图40-2　患者左眼眼底照:可见显著的视网膜前增殖,鼻下方周边视网膜可见一血管性肿物,表面可见出血,伴有周围视网膜下渗出

4. 实验室及影像学检查

血管紧张素转换酶(ACE):阴性。

结核菌素纯蛋白衍化物(PPD)检查:阴性。

胸片:未见明显异常。

快速血浆反应素(RPR):阴性。

性病研究实验室(VDRL)实验:阴性。

犬弓蛔虫抗体检查:阴性。

弓形体抗体检查:阴性。

疱疹病毒检查(HSV，VZV):阴性。

HIV抗体检查:阴性。

B超检查:左眼下方高回声占位,如图40-3所示。

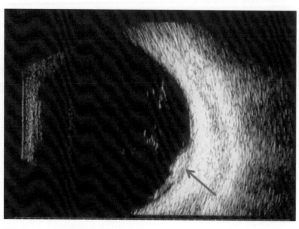

图40-3　患者左眼部B超:左眼下方高回声占位(见红色箭头)

荧光血管造影：早期可见肿物处血管充盈，随时间，荧光逐渐增强，局部伴出血荧光遮蔽，晚期可见血管渗漏，伴周围网膜下渗出性改变，如图40-4所示。

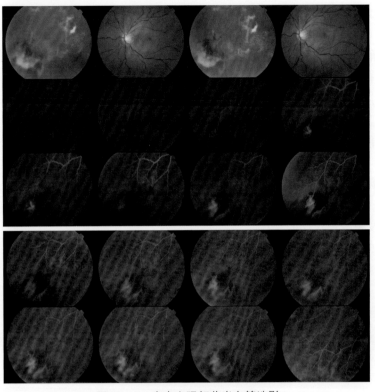

图40-4　患者左眼部荧光血管造影

二、诊治经过

结合患者症状、病史、眼科专科检查和辅助检查，综合考虑，诊断为"左眼视网膜血管增生性肿瘤"，入院行左眼玻璃体切割＋剥膜＋冷凝治疗（术中所见如图40-5），患者术后1月复诊，左眼视力恢复至0.4，可见视网膜血管性肿物消退，视网膜前膜已完全剥除，周围渗出大部分吸收。眼底照相如图40-6所示。

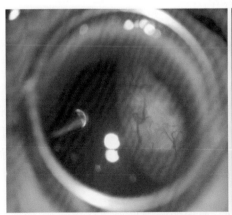

图40-5　患者左眼手术截图：可见左眼下方周边局部隆起病灶，表面有迂曲的血管

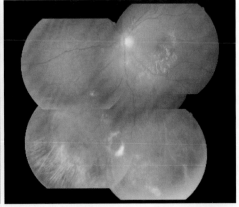

图40-6　患者左眼术后一月复诊眼底照相：可见视网膜血管性肿物消退，视网膜前膜已完全剥除，周围渗出大部分吸收

三、病例分析

1. 病史特点或术前小结

1) 病史询问

注重问诊技巧和病史资料的真实、系统及全面。

(1) 发生时间：什么时候开始出现视力下降？

(2) 眼别：双眼还是单眼？

(3) 伴随症状：除了视力下降,有没有其他伴随症状？如眼红眼痛等。

(4) 缓解因素：能否缓解或进行性加重？

2) 全身情况

要询问患者发病的诱因、就诊经过、是否已采取一些治疗措施和全身情况。该患者否认全身疾病史,但根据其眼部表现,应筛查感染性及免疫性指标,如结核、结节病、犬弓蛔虫、弓形体病等相关指标,以排除感染性疾病及免疫性疾病的存在。

2. 诊断与诊断依据

结合患者症状,病史,眼部专科检查及辅助检查,做出诊断。

(1) 左眼视力下降 4 月。

(2) 玻璃体细胞(＋)～(＋＋)。

(3) 视网膜前增殖。

(4) 周边、孤立视网膜血管性肿物伴出血、渗出。

(5) 回顾病史：无系统性疾病及眼部疾病史。

(6) 实验室检查：

血管紧张素转换酶(ACE)：阴性。

结核菌素纯蛋白衍化物(PPD)检查：阴性。

胸片：未见明显异常。

快速血浆反应素(RPR)：阴性。

性病研究实验室(VDRL)实验：阴性。

犬弓蛔虫抗体检查：阴性。

弓形体抗体检查：阴性。

疱疹病毒检查(HSV,VZV)：阴性。

HIV 抗体检查：阴性,排除感染及免疫性疾病的存在。

(7) B 超检查示左眼内高回声实质性占位。

(8) 荧光血管造影示肿块早期血管充盈,随时间延长,荧光增强,晚期渗漏。

基于以上几点综合分析,诊断为视网膜血管增生性肿瘤(VPT)。

3. 鉴别诊断

(1) 视网膜毛细血管瘤(von Hippel)：常见于中青年,多位于周边视网膜,但也可位于眼底的任何部位。可伴有视网膜内及视网膜下渗出,渗出性视网膜脱离。有显著扩张迂曲的滋养动脉和回流静脉,这是该疾病与视网膜血管增生性肿瘤最主要的鉴别要点。B 超检查显示为实质性包块,荧光血管造影显示瘤体呈现高荧光,晚期有荧光素的渗漏。von Hippel-Lindau (VHL)病除了有眼部血管瘤以外,伴有皮肤、神经系统等全身肿瘤的改变,可有阳性家族史。

(2) 无色素性脉络膜黑色素瘤：脉络膜来源的占位,典型的肿瘤呈现蘑菇样外观,病变区可有橙色色素沉着,同时可伴有渗出性视网膜脱离。B 超检查示中低度回声的肿块,有脉络膜挖空征。荧光血管造影(FFA)结合吲哚青绿血管造影(ICG)有助于协助诊断。典型的病例核磁共振检查表现为T_1加权高信号,T_2加权低信号。若无法确诊,可通过组织活检最终证实。

(3) 周边出血渗出性脉络膜病变(PHEC):该病发病年龄更大,肿瘤位于视网膜下,颜色比较深,表面有色素性改变,荧光血管造影显示没有视网膜血管与肿瘤血管的沟通,可以此与视网膜血管增生性肿瘤相鉴别。

(4) 结节病:累及多系统的肉芽肿样病变,以胸腔内脏器受累为特征,眼部受累者很常见。眼部病变包括眼前节病变,如前葡萄膜炎(急性虹膜睫状体炎,慢性肉芽肿性葡萄膜炎)、结膜结节、巩膜结节、虹膜结节等,后段病变有玻璃体炎症(典型的为雪球样)、脉络膜视网膜结节、静脉周围炎、脉络膜炎、视乳头肉芽肿等。结节性病灶多表现为黄白色炎性肉芽肿性病灶,相比视网膜血管增生性肿瘤,该肿物缺乏血管,视网膜的出血、渗出性改变也较 VPT 轻。结节病可通过相关实验室检查(血管紧张素转化酶、胸片、胸部 CT)确诊。

(5) 眼部结核病:可表现为慢性虹膜睫状体炎、玻璃体炎症、视网膜静脉周围炎、脉络膜炎、脉络膜视网膜结节等。可通过实验室检查、结核菌素试验或 γ-干扰素释放试验(T-spot 检查)确诊。

(6) 犬弓蛔虫病:多见于年轻患者,儿童常见,有小狗、小猫宠物接触史。典型表现为慢性眼内炎(玻璃体的致密炎症),后极部肉芽肿,周边肉芽肿(可有纤维条索从肉芽肿延伸至后极部或视乳头),视网膜内牵引条索可造成视网膜皱襞,牵引性或孔源性视网膜脱离。抽取眼内液(房水或玻璃体液)检测犬弓蛔虫抗体可以确诊。

(7) 弓形虫感染:最常见为累及内层视网膜的局灶性视网膜炎,表现为视网膜白色病灶,伴周围视网膜水肿,可以是局灶的玻璃体炎或全玻璃体炎。典型的眼内病灶是活动性病灶毗邻于一个陈旧的非活动性的瘢痕。可伴肉芽肿性前葡萄膜炎。可并发白内障、青光眼、虹膜后粘连、黄斑囊样水肿、脉络膜新生血管等。局部抗体检测结合 PCR 分析眼内液体可以有效协助诊断眼弓形虫病。

(8) 视网膜毛细血管扩张症(Coat's):以视网膜毛细血管扩张及微血管瘤样形成,伴有视网膜内及网膜下渗出为特征的病变。主要累及青少年男性,单眼发病,典型的表现为富含脂质的黄色视网膜下渗出,伴有各种血管异常,包括血管迂曲、血管瘤样扩张、局部毛细血管扩张,有时伴有新生血管生成,可伴渗出性视网膜脱离。荧光血管造影表现为视网膜毛细血管扩张、微血管瘤、血管壁的串珠样变。

(9) 视网膜星形胶质细胞错构瘤:是一种神经胶质起源的肿瘤,发病年龄更年轻,表现为灰色、半透明、结节样病变,可伴有钙化,多见于赤道后,少见出血、渗出性改变,以此可与视网膜血管增生性肿瘤鉴别。

(10) 巨细胞病毒感染:多发生于免疫功能低下的人群,常见于患有获得性免疫缺陷综合征(AIDS)的人群,也见于接受器官移植者和其他接受免疫抑制剂治疗者。病灶常累及血管,表现为白色视网膜病灶,常伴有中度至重度的出血,视网膜水肿,可表现出轻度的玻璃体和前房的炎症反应。可伴孔源性视网膜脱离等并发症。取眼内液标本(房水或玻璃体)行病毒 PCR 检测可以确诊。

(11) 急性视网膜坏死:由疱疹病毒感染引起。可见玻璃体混浊或坏死性视网膜炎,可伴浅层巩膜炎、巩膜炎、前段肉芽肿性葡萄膜炎。视网膜炎表现为深层的多灶性黄白色坏死灶,首先出现在周边部视网膜,向心性融合,并向后极部发展,视网膜病变同时伴有活动性的血管炎,表现为血管周围出血、血管鞘、终末细动脉的闭塞。活动性炎症期可伴有渗出性视网膜脱离,起病后1~2月可出现孔源性视网膜脱离。取眼内液标本(房水或玻璃体)行病毒 PCR 检测可以确诊。

四、处理方案及基本原则

根据肿瘤的部位、厚度及并发症综合考虑,选择合适的治疗方案。

若患者无主观症状,病灶较小,黄斑未累及,无网膜下液,无渗出(或局限性没有进展),可密切随访观察。

若患者已出现视力下降的症状,可采用以下治疗方法:

(1) 冷凝:适用于厚度小于 2 mm 的肿瘤。可联合抗 VEGF 药物、曲安耐德(TA)玻璃体腔注射以减轻冷凝后的炎症反应。据报道,行冷冻治疗 3 月后,黄斑前膜可消退。但冷凝也存在持续的黄斑水肿、渗出,继发视网膜前膜等并发症。

(2) 光凝:适用于厚度较小、渗出较少的肿瘤。若肿瘤较厚,或渗出较多甚至出现渗出性视网膜脱离,激光则无法有效实施。

(3) 光动力疗法(PDT):主要适用于 2.03~4.45 mm 厚度的肿瘤,经治疗后,可使肿瘤缩小,视网膜下渗出消退,视力得到提高。可联合玻璃体腔注射激素以减轻治疗后的炎症反应。但局限性在于视网膜血管增生性肿瘤往往位于周边视网膜,光动力疗法无法达到该部位。

(4) 经瞳孔温热疗法(TTT):少量报道显示该方法可使肿瘤缩小,视网膜下渗出消退,视力得到提高。

(5) 局部敷贴放疗:106Ru/iodine I 125 局部放射治疗,适用于病灶较大(厚度大于 2.5 mm)伴视网膜脱离的肿瘤及其他疗法无效者,治疗后视力稳定或提高的比例分别达 57% 和 73%,肿瘤消退率分别达 88% 和 97%。放射性治疗的不良反应可有干眼,白内障,放射性视网膜病变,放射性视神经病变,新生血管性青光眼等,但国外研究显示,治疗过程中并未发现放射性并发症的发生,学者认为可能与肿瘤的周边性有关。

(6) 玻璃体手术治疗:对于伴有玻璃体积血及广泛视网膜前增殖的病例可采用玻璃体手术治疗,术中针对病灶部位进行光凝或冷凝处理。

(7) 抗 VEGF 药物治疗:长期疗效不确定。针对视网膜血管增生性肿瘤并发的黄斑水肿有效,可提高视力,也可使渗出减少或消退,但肿瘤不一定缩小。也有报道显示,虽然肿瘤缩小,但视力不一定提高。因此目前不推荐单独使用抗 VEGF 药物治疗视网膜血管增生性肿瘤,主张将其作为辅助疗法,联合冷凝、光凝、玻璃体手术等其他治疗应用。

(8) 外科切除:有报道采用经巩膜局部切除病灶,或玻璃体手术局部切除病灶联合气体或硅油填充进行治疗,但目前此法未被普遍采用,仅为少量报道。

五、要点与讨论

1. 视网膜血管增生性肿瘤的分类

特发性(74%):中年发病,多表现为单侧,视网膜孤立性病灶。

继发性(26%):发病年龄较轻,多表现为双侧,视网膜多灶性病灶,视力预后相对更差。

继发性视网膜血管增生性肿瘤可见于以下几种情况:

(1) 炎症性疾病:中间葡萄膜炎(最常见)(28%),犬弓蛔虫病,弓形体感染,眼部结核。

(2) 血管性疾病:视网膜毛细血管扩张症(Coats)(16%),早产儿视网膜病变(ROP),家族性渗出性玻璃体视网膜病变(FEVR)。

(3) 退变性疾病:视网膜色素变性(RP)(21%)。

(4) 外伤性疾病:外伤性脉络膜视网膜病变。

(5) 先天性疾病:先天性无虹膜,先天性视网膜劈裂,脉络膜缺损。

(6) 其他病变:慢性视网膜脱离,巩膜扣带术后,神经纤维瘤。

2. 视网膜血管增生性肿瘤的特征

(1) 出血:可表现为病灶表面出血,也可见玻璃体腔出血。

（2）渗出：80％病例可伴视网膜下渗出。

（3）渗出性视网膜脱离：50％病例可伴渗出性视网膜脱离。

（4）增殖：可伴视网膜前增殖。

（5）玻璃体细胞。

（6）视网膜色素上皮增生。

（7）黄斑病变：黄斑前膜（31％），黄斑囊样水肿（18％），黄斑下渗出。

3. 视网膜血管增生性肿瘤相关辅助检查特征

（1）荧光血管造影（FFA）：

早期：病灶内血管快速充盈，随时间逐渐增强。

晚期：弥漫性渗漏。

（2）B超：高反射实质性肿物。

（3）光学相干断层扫描（OCT）：用于检测黄斑相关并发症，如黄斑水肿、黄斑前膜等。

4. 视网膜血管增生性肿瘤病理改变

目前认为视网膜血管增生性肿瘤是一种反应性的病变，而不是一个真正的新生物。

病理组成：

（1）胶质细胞-梭形排列。

（2）血管成分-血管壁增厚，管腔变窄，玻璃样变。

（3）视网膜色素上皮（RPE）-围绕血管，可化生为纤维母细胞、巨噬细胞或假腺瘤样细胞。

六、思考题

通过本案例的分析，你对视网膜血管增生性肿瘤病例分析的过程与规范有何体会？

七、推荐阅读文献

1. Rennie I G. Retinal vasoproliferative tumours [J]. Eye, 2010,24:468 - 471.

2. Shields C L, Shields J A, Barrett J, et al. Vasoproliferative tumors of the ocular fundus [J]. Classification and clinical manifestations in 103 patients. Arch Ophthalmol, 1995,113:615 - 623.

3. Smith J, Steel D. The Surgical Management of Vasoproliferative Tumours [J]. Ophthalmologica, 2011,226:42 - 45.

4. Anastassiou G, Bornfeld N, Schueler AO, et al. Ruthenium-106 plaque brachytherapy for symptomatic vasoproliferative tumours of the retina [J]. Br J Ophthalmol, 2006,90:447 - 450.

案例 41

视网膜色素变性

一、病历资料

1. 现病史

患者,女性,22岁,主诉"发现双眼前暗影半年余"。半年余前无明显诱因下出现双眼前暗影,无眼红、眼痛,无虹视、雾视,否认视物变形及色觉异常。既往无类似病史。症状发现一周时至外院就诊,查OCT(见图41-1):"视网膜变薄,余未见明显异常",中心视野(见图41-2):"双眼视野似有颞侧偏盲改变,普遍视敏度下降"。予蝶鞍摄片:"蝶鞍大小、形态及骨质未见明显异常,蝶鞍区未见异常钙化"。头颅MRI:"颅脑MR平扫+增强未见明确异常改变",FFA(见图41-3):"未见明显异常"。予强的松40 mg qd 2周治疗,未见明显好转,患者为求进一步诊治至我院门诊。

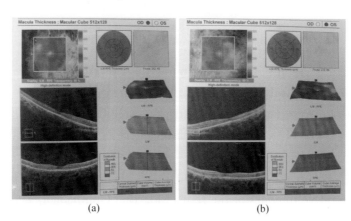

(a)   (b)

图 41-1　OCT 检查

a. 右眼;b. 左眼

2. 既往史

否认全身疾病史。

用药史:否认眼部及全身用药史。

个人史:足月顺产,否认疫水毒物接触史。

家族史:否认父母近亲结婚,否认家族性遗传疾病史。

外伤手术史:否认。

过敏史:否认。

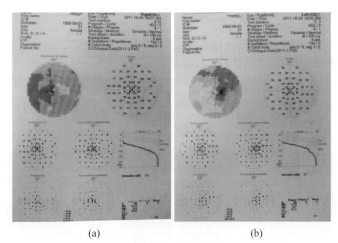

(a)　　　　(b)

图 41-2　中心视野检查

a. 右眼；b. 左眼

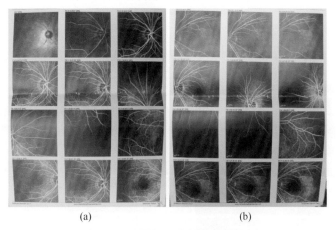

(a)　　　　(b)

图 41-3　眼底荧光血管造影检查

a. 右眼；b. 左眼

3. 体格检查

眼科专科检查如表 41-1 所示。

表 41-1　眼科专科检查

	右眼	左眼
视力	矫正视力：1.0(-6.00DS)	矫正视力：1.0(-6.00DS)
眼压	15 mmHg	15 mmHg
眼睑	无下垂	无下垂
结膜	无充血	无充血
角膜	透明，FL(-)，KP(-)	透明，FL(-)，KP(-)
前房	深浅可，Tyn(-)，cell(-)	深浅可，Tyn(-)，cell(-)
虹膜	纹理清，未见新生血管，无粘连	纹理清，未见新生血管，无粘连
瞳孔	直径 3 mm，对光反射灵敏，RAPD(-)	直径 3 mm，对光反射灵敏，RAPD(-)
晶体	透明	透明
玻璃体	清	清
视盘	界清色淡红，C/D=0.3	界清色淡红，C/D=0.3

（续表）

	右眼	左眼
黄斑	中心凹反光未见	中心凹反光未见
周边视网膜（见图41-4）	平伏,网膜周边细小色素上皮改变,动脉略细	平伏,网膜周边细小色素上皮改变,动脉略细

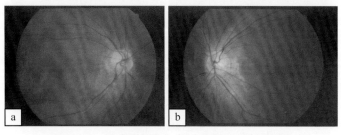

图41-4　眼底照检查(a图为右眼,b图为左眼)

4. 实验室及影像学检查或特殊检查

中心视野（见图41-5），周边视野（见图41-6）：双眼中心暗区，正常30°。

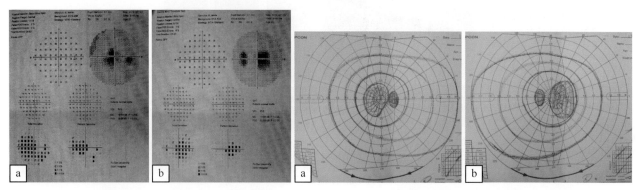

图41-5　中心视野检查(a图为右眼,b图为左眼)　　图41-6　周边视野检查(a图为右眼,b图为左眼)

OCT（见图41-7）：黄斑中心凹旁椭圆体带缺失。

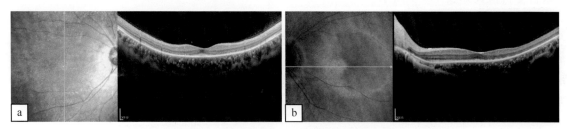

图41-7　OCT检查(a图为右眼,b图为左眼)

自发荧光（见图41-8）：黄斑中心凹旁低荧光,向外呈现以中心凹为中心的高荧光环,环外弥漫性低荧光。

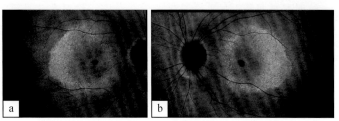

图41-8　自发荧光检查(a图为右眼,b图为左眼)

ERG(见图41-9)：五项标准反应：杆反应振幅轻度降低，余反应振幅中-重度降低伴明视潜伏期延迟。

mf-ERG(见图41-10)：双眼后极部弥漫性振幅降低，伴轻度潜伏期延迟。

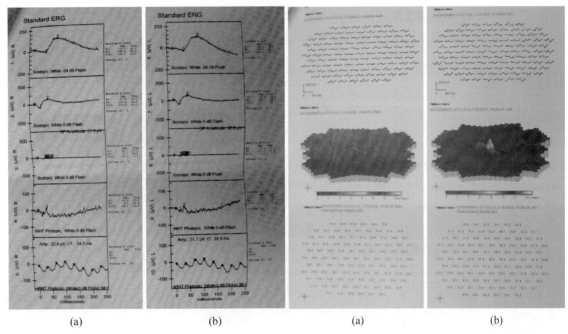

图41-9 ERG检查(a图为右眼,b图为左眼)   图41-10 mf-ERG检查(a图为右眼,b图为左眼)

图形VEP(见图41-11)：右眼P_1波峰时延迟，振幅降低，波形宽大；左眼P_1波峰时轻度延迟，振幅降低，波形宽大。

基因检测(见图41-12)：经对RHO基因第一、二、三、四、五外显子进行检测，结果显示RHO基因70A＞G处存在杂合突变。

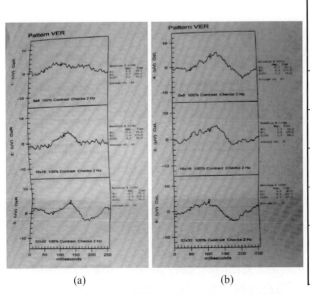

图41-11 图形VEP检查(a图为右眼,b图为左眼)

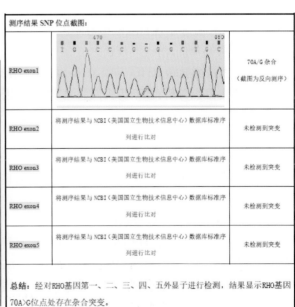

图41-12 基因检测

二、诊治经过

年轻女性患者,发现双眼前暗影一周至外院就诊,具体诊断不明,曾予强的松 40 mg qd,经 2 周治疗,未见明显好转。半年后患者至我院门诊,根据眼科专科检查和辅助检查,初步诊断为"无色素型视网膜色素变性",给予:①叶黄素口服;②强光下使用遮光镜;③每年眼科随访复查。

三、病例分析

1. 病史特点或术前小结

1)病史询问

注重问诊技巧和病史资料的真实、系统及全面。对于主诉的问诊,需要遵循 FLODARQ 原则:

(1) 频率(Frequency):多长时间发生一次眼前暗影?

(2) 眼别(Location):哪只眼睛出现眼前暗影?

(3) 发生时间(Onset):什么时候开始出现眼前暗影的?

(4) 持续时间(During):眼前暗影出现多长时间?

(5) 伴随症状(Associated factors):有什么其他症状伴随眼前暗影吗?

(6) 缓解因素(Relief):有什么情况可以使眼前暗影缓解吗?

(7) 程度或性质(Quality):眼前暗影是否完全遮挡? 是否固定?

2)全身情况

除了上述重要的 7 点主诉问诊,同样要询问患者的诱因、就诊经过和全身情况。还需询问既往类似情况发生史,家族史,是否合并耳聋及其他身材、智力发育异常。

2. 诊断与诊断依据

(1) 双眼眼前暗影,发病半年,发展缓慢。

(2) 无视物变形、色觉异常主诉,否认家族史。

(3) 眼科检查仅见视网膜周边细小色素上皮改变,动脉略细。

(4) 辅助检查显示视野双眼中心暗区。OCT 示黄斑中心凹旁椭圆体带缺失,相应区域自发荧光减低。电生理振幅降低,潜伏期延长。

(5) 基因检测显示 RHO 基因 70A>G 处存在杂合突变,为诊断的金标准。

基于以上几点分析:诊断为视网膜色素变性,因并无视网膜骨细胞样色素沉着的表现,故为罕见的无色素型。

3. 鉴别诊断

1)症状的鉴别诊断

持续存在的眼前暗影:玻璃体后脱离、后葡萄膜炎、玻璃体积血、玻璃体浓缩或碎片、中心性视网膜脉络膜病变、黄斑变性或黄斑裂孔等黄斑部病变、视神经炎及球后视神经炎。

2)视网膜色素变性的鉴别诊断

视网膜色素变性的锥杆型变性应与视锥细胞营养不良相鉴别。锥杆型变性不仅累及视锥细胞,也同时累及视杆细胞,最终表现为广泛的视野丧失,暗适应阈值升高,ERG 熄灭。视锥细胞营养不良主要累及视锥细胞,反映视杆细胞的外周视野,暗适应阈值及暗适应 ERG 均相对正常。

非双眼对称的、非进行性的色素性视网膜病变多见于继发性的眼底病,如病毒、梅毒、弓形体病引起的视网膜炎,并发于恶性肿瘤的视网膜病变、药物引起的视网膜病变、外伤及视网膜分支动脉阻塞后的视网膜改变。临床中应注意病史的采集,诊断困难时可以对患者的眼底及视功能作长期追踪观察。常见的需要鉴别的继发性视网膜色素变性如下：

（1）梅毒性脉络膜视网膜炎：双侧眼底改变，色素沉着和带黄色的斑点较原发性视网膜色素变性者为小，眼底极周边部都常受严重侵犯，夜盲不如本病明显，视野常无环形暗点，视乳头颜色较淡而不似蜡黄。ERG b波可有振幅降低，但不如本病严重降低至无法记录，梅毒血清反应阳性。

（2）妊娠期麻疹所致胎儿视网膜病变：罕见的幼儿眼底病变，始于胎儿期，因其母于妊娠第3个月患麻疹的影响。患儿出生后眼底病变逐渐发展。起初双眼有散在的点状色素沉着，其后出现典型的骨细胞样色素斑，ERG低下甚至消失。有时鉴别诊断困难。

（3）病毒所致热疹病后的视网膜色素变性：倾向于传染病全身症状出现后约1周或10日内，两眼视力突然降低，经过一段时间，视力进步，但不能恢复原来水平，视野向心性缩小，在几周到几年内，周边眼底出现色素沉着，甚至类似典型的原发性视网膜色素变性。

在继发性视网膜色素变性，色素沉着与视网膜血管常无关联，多不呈分支或骨细胞状，而为点状、圆形或不规则形，并可有脉络膜视网膜萎缩的白色斑块和脉络膜血管硬化。

四、处理方案

目前尚无疗效确切的治疗办法，然而应尽可能帮助患者提高视力，处理并发眼病。

（1）对无遗传病史的患者：初诊时应行OCT、自发荧光、电生理、视野检查。此外尚需做除外梅毒的血清检验。临床有多指畸形、运动失调及听力困难等全身症状与体征，应建议做相应的实验室检查。另外可以利用ERG检查，早期确定患者家族成员是否患有此病。

（2）诊断确定后：应嘱患者定期前来随诊。需每年复查眼底、OCT、视野等项目。合并黄斑囊样水肿者，可谨慎地应用轻能量的格子样激光光凝。

（3）当患眼视力下降至0.2或呈管视状态时：可试以助视镜，并予以必要的训练。

（4）对并发白内障需要手术者：术前需要重复视功能检查，以预测手术后的效果。人工晶体植入对保持中心视力，减少光学扭曲有益。

（5）药物治疗：可长期服用叶黄素、维生素A、玉米黄质、神经营养因子、钙离子拮抗药、血管扩张药等，文献报道可延缓视网膜色素变性的发展。

（6）辅助治疗：矫正屈光不正，使用遮光镜。

（7）基因治疗：最新的研究利用腺伴随病毒作为载体，将转导基因注入视网膜下腔，可有效转染视杆细胞、视锥细胞和视网膜色素上皮细胞，为基因治疗视网膜色素变性展现出美好的前景。

五、要点与讨论

1. 典型视网膜色素变性的眼底表现

早期，患者开始自觉夜盲时，眼底可完全正常，其后病情发展，眼底逐渐出现病变。典型病例的主要眼底改变为：视乳头颜色蜡黄，视网膜血管狭窄及骨细胞样色素散布，称为视网膜色素变性的典型三联征。早期视乳头颜色可正常，以后颜色逐渐变浅；晚期出现蜡黄色视乳头，表明视神经有不同程度的萎缩。视乳头边界可微显模糊。视网膜血管狭窄以动脉明显，可极细，呈一致性狭窄，其狭窄程度可反映病变的严重程度。在晚期，视网膜动脉几乎为线状，但并非白线，亦无白鞘包绕，只是极其细窄，有时甚至难以辨识。色素沉着首先出现在赤道部，由有突或分支的黑点组成，它们逐渐增多与扩大，聚集为墨黑色的蜘蛛状或骨细胞样斑点，有时为不规则条状，常覆盖于视网膜血管，特别是静脉之上。随病情进展，色素沉着向眼底周边及中心扩展，但极周边与黄斑可长期不出现色素斑。视网膜色素上皮不同程度脱色素,甚至暴露脉络膜血管而使眼底呈现豹纹状。黄斑色素紊乱,甚至如牛眼形态,此时视力尚可保持良好。

2. 相关辅助检查的意义

(1) OCT 及自发荧光:显示椭圆体带(IS/OS)缺损和 RPE 细胞内脂褐质沉积的严重程度及范围,并通过随访对比了解病变的进展情况。

(2) 视觉电生理

① 视网膜电图 ERG:闪光 ERG 以闪光作为刺激,主要反映神经节细胞以前的视网膜细胞的状态;图形 ERG 以图形作为刺激,主要反映视网膜神经节细胞层的状态,两者结合起来能够更加全面地反映视网膜各层细胞的功能状态。

② 多焦 ERG:反映后极部的局部视网膜(25°)功能。

③ 视觉诱发电位 VEP:反映视网膜、视路、视觉中枢的功能状态。

临床上已常规将 ERG 和 VEP 用于检测视网膜色素变性的最早表现,观察视锥细胞、视杆细胞的功能。

(3) 视野:反映视网膜功能损害的范围及严重程度。在视网膜色素变性的自然进程中,视野平均每年损失 4.6% 左右。

3. 视网膜色素变性的遗传方式

根据家族史,将本病分为四大类:

(1) 常染色体隐性遗传:最常见,年轻时即出现视力严重丧失和夜盲。

(2) 常染色体显性遗传:严重程度最轻。缓慢起病,多成年后出现,外显率各异,白内障出现晚,视力丧失较轻。

(3) X-连锁隐性遗传:最少见,最严重。发病与常染色体隐性遗传相似,女性携带者眼底呈椒盐样,视力严重丧失。

(4) 散发性。

六、思考题

1. 通过本案例的分析,你对视网膜色素变性病例分析的过程与规范有何体会?

2. 通过本案例的分析,你对遗传性营养不良性疾病的认识有哪几方面的提高?

3. 通过本案例的分析,你对视网膜色素变性的早期诊断有什么认识,如何与患者沟通病情?

七、推荐阅读文献

1. 葛坚,赵家良,黎晓新. 眼科学[M]. 2 版. 北京:人民卫生出版社,2005:321-322.

2. Justis P. Ehlers, Chirag P. Shah. WILLS 眼科手册[M]. 青岛:山东科学技术出版社,2009:347-351.

3. 张承芬,董方田,陈有信. 眼底病学[M]. 北京:人民卫生出版社,2010:508-520.

4. 文峰,黄时洲,左成果. 眼底病临床诊治精要[M]. 北京:人民军医出版社,2013:252-262.

5. AJ Smith, J W B Bainbridge, R R Ali. Gene supplementation therapy for recessive forms of inherited retinal dystrophies [J]. Gene Therapy, 2012 Feb, 19(2):154-161.

6. Berson E L, Sandberg M A, Rosner B. Nature course of retinitis pigmentosa over a three-year interval [J]. Am J Ophtlalmol, 1985, Mar 15;99(3):240-251.

Schwartz-Matsuo 综合征

一、病历资料

1. 现病史

患者,男性,21岁,主诉"右眼视力下降2年,加重4个月"。2年前无明显诱因下出现右眼视力下降,伴间歇性眼部酸胀感,无脓性分泌物、无虹视等不适,曾于当地医院就诊(视野,荧光血管造影,眼底OCT分别见图42-1、图42-2、图42-3)诊为"右眼葡萄膜炎,右眼青光眼,右眼视网膜脱离",予口服激素治疗(具体剂量不详),未见明显好转,又转诊去北京某医院(专科检查见表42-1,眼前段及眼底照相见图42-4,青光眼OCT见图42-5),诊为"右眼葡萄膜炎,右眼开角型青光眼,右眼视网膜脱离",给予更昔洛韦眼用凝胶,od,qid;贝他根眼水,od,bid;派立明眼水,od,bid;尼日克司,0.5 mg,po,bid,建议手术治疗,患者未采纳,仍保守治疗,4月前,右眼视力又突然下降,今为求进一步诊治来我院门诊(专科检查见表42-2,眼底照相见图42-6)。

2. 既往史

全身疾病:否认。

家族史:否认。

用药史:眼部及全身用药见现病史。

外伤手术史:10年前外伤史。

过敏史:否认。

3. 体格检查

表42-1 眼科专科检查(外院)

	右眼	左眼
视力	远视力:0.6(矫正)	远视力:1.0(矫正)
	近视力:不详	近视力:不详
眼压	39 mmHg	18 mmHg
眼睑	无下垂	无下垂
结膜	无充血	无充血
角膜	细小KP	无KP

（续表）

	右眼	左眼
前房	Flare（＋）cell（＋）	Flare（－）cell（－）
虹膜	平伏	平伏
瞳孔	直径 3 mm,对光反射迟钝,RAPD（＋）	直径 3 mm,对光反射灵敏,RAPD（－）
晶体	透明	透明
玻璃体	透明	透明
视盘	界清色淡,C/D＝0.8（见图 42－4）	界清色淡红,C/D＝0.3（见图 42－4）
黄斑	中央凹反光消失	中央反光凹（＋）
周边视网膜	上方、鼻侧脱离	平伏

该专科检查内容整理自患者所就诊北京某医院的门诊病例

表 42－2　眼科专科检查（我院,2015.05）

	右眼	左眼
视力	远视力：HM/30 cm	远视力：1.0（矫正）
	近视力：＜J7	近视力：J2
眼压	41 mmHg	20 mmHg
眼睑	无下垂	无下垂
结膜	无充血	无充血
角膜	细小 KP,羊脂状 KP（－）	无 KP
前房	Flare（＋）cell（＋）	Flare（－）cell（－）
虹膜	平伏	平伏
瞳孔	直径 3 mm,对光反射迟钝,RAPD（＋）	直径 3 mm,对光反射灵敏,RAPD（－）
晶体	透明	透明
玻璃体	透明	透明
视盘	界清色淡,C/D＝0.9（见图 42－6）	界清色淡红,C/D＝0.3（见图 42－6）
黄斑	中央凹反光消失,脱离	中央反光凹（＋）
周边视网膜	后极、上方、鼻侧脱离,鼻上方锯齿缘截离	平伏

4. 实验室及影像学检查或特殊检查

血沉（2014.4.9,当地医院）：阴性。

C-反应蛋白（2014.4.9,当地医院）：阴性。

抗 nRNP/Sm（2014.4.9,当地医院）：阴性。

抗 Sm（2014.4.9,当地医院）：阴性。

抗 PO（2014.4.9,当地医院）：阴性。

抗核小体抗体（2014.4.9,当地医院）：阴性。

抗组蛋白抗体（2014.4.9,当地医院）：阴性。

抗 Ro52（2014.4.9,当地医院）：阴性。

抗 SSA（2014.4.9,当地医院）：阳性。

抗 SSB(2014.4.9,当地医院):阴性。

抗 ScL-70(2014.4.9,当地医院):阴性。

抗 Jo-1(2014.4.9,当地医院):阴性。

抗 PM-Scl(2014.4.9,当地医院):阴性。

抗 PCNA(2014.4.9,当地医院):阳性。

抗 CENP B(2014.4.9,当地医院):阴性。

AMA M2 抗体(2014.4.9,当地医院):阴性。

抗双链 DNA 测定(2014.4.9,当地医院):阴性。

头颅 MR(2014.4.9,当地医院):未见明显异常。

胸部 X 线(2014.4.9,当地医院):未见明显异常。

视野(2014.4.9,当地医院):右眼中心视野基本丧失(见图 42-1)。

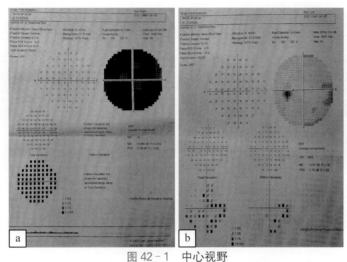

图 42-1　中心视野

右眼中心视野基本丧失(检查日期:2014.04)

a.右眼;b.左眼

荧光血管造影(2014.4.9,当地医院):双眼未见明显血管渗漏及无灌注区(见图 42-2)。

眼底 OCT(2014.4.9,当地医院):右眼鼻侧及上方视网膜脱离(见图 42-3)

眼前节及眼底照相(2014.7.10,北京某医院):右眼后极、鼻侧视网膜脱离(见图 42-4)。

青光眼 OCT(2014.8.27,北京某医院):右眼各方位神经网膜厚度变薄,由于乳头上方、鼻侧网脱,RNFL 厚度受到干扰(见图 42-5)。

眼底 B 超(2015.5.20,我院):超声所见:右眼玻璃体前中段少到中量点状回声。右眼后极、鼻侧、鼻下球壁前探及带状强回声,两端与球壁回声相连,距离球壁 0.5~1 mm。左眼玻璃体前中段少+量点状回声。(见图 42-7)。

二、诊治经过

患者右眼视力下降 2 年,加重 4 个月,曾在外院就诊,拟诊"右眼葡萄膜炎,右眼青光眼,右眼视网膜脱离",全身体检未见明显异常,全身使用激素后,"葡萄膜炎"控制不佳,视网膜脱离一直在进展。根据眼科专科检查和辅助检查,初步诊断为"右眼孔源性视网膜脱离,右眼青光眼",在神经阻滞麻醉下,行"右眼视网膜冷凝+外加压术",1 周眼科复查,右眼眼压 12 mmHg,1 月后眼科复查,右眼眼压 14 mmHg,矫正视力 0.5。补充诊断"右眼 Schwartz-Matsuo 综合征。

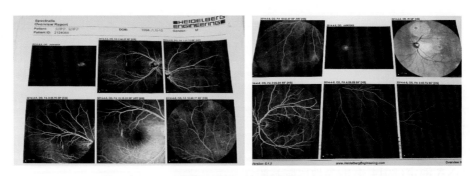

图 42-2　荧光血管造影

双眼未见明显血管渗漏及无灌注区(检查日期:2014.04)

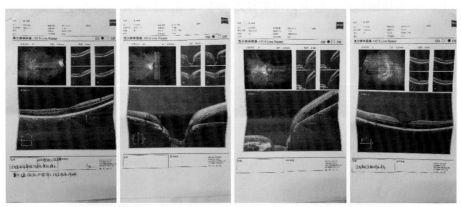

右眼　　　　　　　　　　　　　左眼

图 42-3　眼底 OCT

右眼上方、乳头鼻侧视网膜脱离,左眼黄斑中心凹结构可(检查日期:2014.04)。

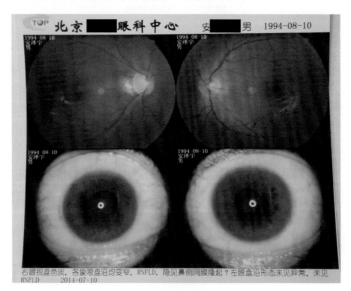

图 42-4　眼底及眼前节照片

右眼视盘色淡,各象限盘沿均变窄,神经纤维层缺损,鼻侧网膜隆起。
左眼未见明显异常(检查日期:2014.07)

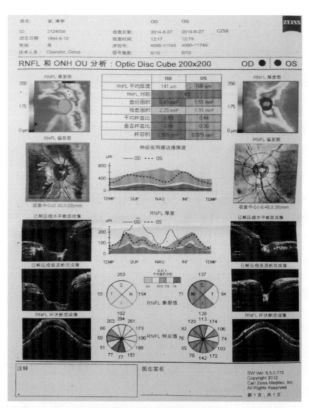

图 42-5 青光眼 OCT

右眼各方位神经网膜厚度变薄,由于乳头上方、鼻侧网脱,RNFL 厚度测量受到干扰。左眼未见明显异常(检查日期:2014.08)

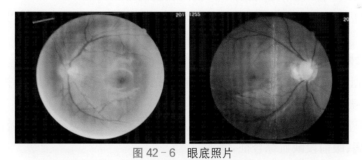

图 42-6 眼底照片

右眼视盘色淡,各象限盘沿均变窄,神经纤维层缺损,后极、鼻侧、上方网膜隆起。左眼未见明显异常(检查日期:2015.05)

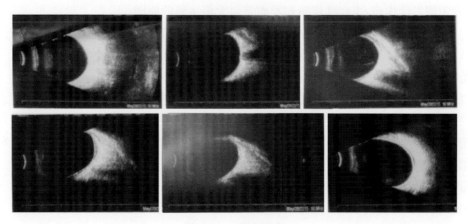

图 42-7 眼部 B 超

右眼视网膜脱离(检查日期:2015.05)

三、病例分析

1. 病史特点或术前小结

1）病史询问

(1) 频率（Frequency）：视力下降是一直存在还是视力时好时坏？

(2) 眼别（Location）：哪只眼睛出现视力下降？

(3) 发生时间（Onset）：什么时候开始出现视力下降的？

(4) 持续时间（During）：视力下降出现多长时间？

(5) 伴随症状（Associated factors）：有什么其他症状伴随视力下降吗？

(6) 缓解因素（Relief）：有什么情况可以视力变好或变差吗？

(7) 程度或性质（Quality）：视力下降是缓慢发生的还是突然发生的？

2）全身情况

除了上述重要的 7 点主诉问询，同样要询问患者的诱因、就诊经过和全身情况。排除免疫相关葡萄膜炎可能，以及外伤史。

2. 诊断与诊断依据

(1) 右眼视力下降 2 年，加重 4 个月，属于慢性，但有急性加重，后极、上方、鼻侧视网膜脱离，推测是原来的周边视网膜脱离累及黄斑所致。

(2) 右眼部酸胀等主诉，眼压高，杯盘比大，但左眼正常，考虑右眼继发性青光眼可能性较大。

(3) 结膜不充血，角膜色素性细小 KP，无羊脂状 KP，前房有丁达尔现象，但无虹膜后粘，玻璃体没有炎症，杯盘比大，不像典型的青睫综合征或前葡萄膜炎，属于前房反应范畴。

(4) 辅助检查显示全身体检未见明显异常，视网膜脱离累及黄斑。

基于以上几点分析：初步诊断为右眼孔源性视网膜脱离，右眼继发性青光眼可能。

3. 鉴别诊断

1）症状的鉴别诊断

(1) 视力下降：原因较多，大概分为屈光不正、屈光介质浑浊、青光眼、玻璃体视网膜疾病、球后视路病、弱视、伪盲等几大类。

(2) 眼痛：常见于青光眼发作、干眼症、睑缘炎、结膜炎、表层巩膜炎、发炎的胬肉、眼表异物、角膜疾病、隐形眼镜相关疾病、眼前段缺血综合征，等等。

2）视网膜脱离的鉴别诊断

(1) 渗出性视网膜脱离：眼底表现为视网膜青灰色圆顶状隆起，表面光滑，脱离范围随体位变动而移动。常继发于原发性疾病，炎症性疾病和肿瘤是两大最主要的原因。

(2) 牵引性视网膜脱离：眼底表现为视网膜呈帐篷样隆起，常继发于穿通性眼外伤或增值性玻璃体视网膜病变，如糖尿病视网膜病变、视网膜静脉周围炎、静脉阻塞等。

3）青光眼的鉴别诊断

(1) 原发性开角型青光眼：常双眼发病，有特征性的视盘与视野改变。

(2) 继发性开角型青光眼：①青睫综合征：常可见羊脂状 KP。②Fuchs 综合征：星状 KP 持久不变；虹膜异色，房角可有小血管；后极性白内障。③其他前房有颗粒的继发性青光眼：色素性青光眼，剥脱综合征，血影细胞性青光眼，等等。

4）葡萄膜炎的鉴别诊断

典型的葡萄膜炎常伴睫状充血，瞳孔后粘连；对激素治疗反应良好。

四、处理方案及基本原则

本病治疗的基本原则是行视网膜复位术、消除病因。高眼压、前房反应在视网膜复位成功后，很快自行消失。

五、要点与讨论

1. Schwartz-Matsuo 综合征的发病机制

在锯齿缘附近的视网膜裂孔，脱离视网膜散落的光感受外节段，随着房水，沿着后房进入前房，阻塞房角，一方面引起前房闪辉等类似葡萄膜炎的前房反应，另一方面，引起房水引流不畅，出现眼压增高。具体如图 42-8、图 42-9 所示。

单纯RRD　　　　　　　　　　Schwartz-Matsuo综合征

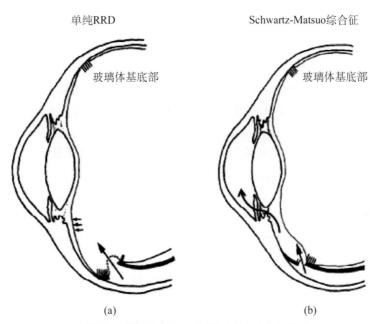

(a)　　　　　　　　　　　　　(b)

图 42-8　Schwartz-Matsuo 综合征的发病机制示意图

a. 锯齿缘截离不伴前部玻璃体脱离　b. 锯齿缘截离伴前部玻璃体脱离

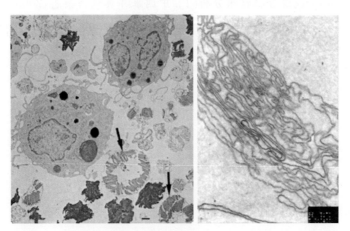

图 42-9　Schwartz-Matsuo 综合征患者前房水光感受器外节的电镜照片(箭头)

2. 相关辅助检查的意义

（1）荧光血管造影：排查葡萄膜炎。

（2）胸部 X 线检查：排查结节病、结核。

（3）头颅 MR 检查：排查脑内占位。

（4）眼部 B 超检查：排查视网膜脱离。

（5）眼底 OCT 检查：观察黄斑部是否受累及。

（6）免疫学相关指标检查：排查免疫相关性葡萄膜炎。

3. Schwartz-Matsuo 综合征的诊断要点

1）临床诊断

（1）三联征：①孔源性视网膜脱离（裂孔位于锯齿缘附近）；②高眼压；③前房细胞。

（2）视网膜复位后，高压眼，前房反应短期内自行消退。

2）细胞学诊断

前房水中找到光感受器外节。

六、思考题

1. 通过本案例的分析，你对 Schwartz-Matsuo 综合征病例分析的过程与规范有何体会？

2. 通过本案例的分析，你对孔源性视网膜脱离合并高眼压、前房反应疾病的鉴别诊断是否有了更多的考虑？

3. 通过本案例的分析，你对"葡萄膜炎"的诊断有什么认识，如何确保医疗安全？

七、推荐阅读文献

1. American Academy Of Ophthalmology. Basic and Clinical Science Course ［M］. 2011 - 2012 edition. US. 2013，Section 10，Chapter 4.

2. 薛黎萍，肖丽波，胡敏，等. Schwartz 综合征早期临床特点、漏误诊原因及治疗［J］. 中华眼外伤职业眼病杂志，2011，33（3）：163 - 165.

3. Mitry D，Constable I，Singh J. Photoreceptor outer segment glaucoma in rhegmatogenous retinal detachment ［J］. Arch Ophthalmol，2009，127（8）：1053 - 1054.

4. 赵芳，魏文斌. Schwartz 综合征临床分析［J］. 中国眼耳鼻喉科杂志，2005，5（4）：249.

5. Matsuo T. Photoreceptor outer segments in aqueous humor：key to understanding a new syndrome ［J］. Surv Ophthalmol，1994，39（3）：211 - 233.

6. Schwartz A. Chronic open-angle glaucoma secondary to rhegmatogenous retinal detachment ［J］. Am J Ophthalmol，1973，75（2）：205 - 211.

案例 43
病理性近视

一、病历资料

1. 现病史

患者,男性,5岁,主诉"发现双眼视物不清2年"。自患儿3岁时,即发现患儿看电视时喜欢靠近电视屏幕,至当地医院检查治疗,诊断双眼近视,约−4.00DS,给予戴框架近视眼镜治疗。近两年来,发现视力仍逐渐下降,上学前班时,老师多次反映患儿如坐在后排则看不清前面的黑板,遂至我院诊治。

2. 既往史

有近视戴镜史。

家族史:母亲双眼高度近视,约−18.00DS。右眼5年前发生黄斑出血,行口服药物治疗,无明显好转。

用药史:眼部用药见现病史,否认全身用药。

过敏史:否认。

3. 体格检查

眼科专科检查如表43-1所示。

表43-1 眼科专科检查

	右眼		左眼
视力	远视力:0.1 (−9.5DS/−1.50DC×180→0.8)		远视力:0.1 (−8.5DS/−1.25DC×180→0.8)
	近视力:J1		近视力:J1
眼压	16 mmHg		15 mmHg
眼睑	无下垂		无下垂
结膜	无充血		无充血
角膜	透明		透明
前房	房水清		房水清
虹膜	纹理清		纹理清
瞳孔	直径3 mm,对光反射灵敏,RAPD(−)		直径3 mm,对光反射灵敏,RAPD(−)

（续表）

	右眼	左眼
晶体	透明	透明
玻璃体	透明	透明
视盘	界清色淡红,C/D=0.3	界清色淡红,C/D=0.3
黄斑	中央反光凹(＋)	中央反光凹(＋)
周边视网膜	平伏,呈豹纹状	平伏,呈豹纹状

4. 实验室及影像学检查或特殊检查

（1）A 超检查眼轴:右眼 24.85 mm,左眼 24.51 mm。

（2）B 超检查提示:双眼后极部巩膜葡萄肿。

二、诊治经过

患者双眼通过 1%阿托品散瞳验光:右眼−9.5DS/−1.50DC×180→0.8,左眼−8.5DS/−1.25DC×180→0.8,眼轴较同龄儿童明显延长,回顾病史,患儿近视度数逐渐加深,5 岁已达−8.00DS 以上,眼底豹纹状改变,诊断:双眼病理性近视,收入院行双眼后巩膜加固手术,术后给予抗生素和皮质类固醇眼液治疗,并进行门诊随访。

三、病例分析

1. 病史特点

（1）起病早,幼年发病。

（2）以视力逐渐下降为主要临床表现。

（3）病情慢性进展状态:近视度数逐年加深。

（4）既往有近视戴镜史。

（5）有家族史:母亲有超高度近视史,并伴有右眼黄斑出血史。

（6）辅助检查:验光示双眼高度近视;A 超示眼轴延长;B 超示双眼后巩膜葡萄肿。

根据以上病史特点考虑诊断:双眼病理性近视。

2. 鉴别诊断

单纯性近视:病理性近视需要与单纯性近视区别,如表 43－2 所示。

表 43－2　单纯性近视与病理性近视的区别

分类	单纯性近视	病理性近视
患病率	20%～25%	1%～2%
发病年龄	学龄后	学龄前
进展情况	发育成熟后近视基本稳定	随年龄增长近视度数增加
眼轴长度	常小于 28 mm	常大于 28 mm
最终矫正视力	≥1.0	<1.0

（续表）

分类	单纯性近视	病理性近视
最终屈光度	常低于−12.0D	常高于−12.0D（<8 岁，−5D；<12 岁，−8D；<18 岁，−10D）
眼底改变	黄斑少有并发症	常表现为后极部变性、萎缩、黄斑出血、变性、龟裂纹（见图 43−1）
发病机理	多基因遗传，遗传指数 50%	基本为常染色隐性遗传

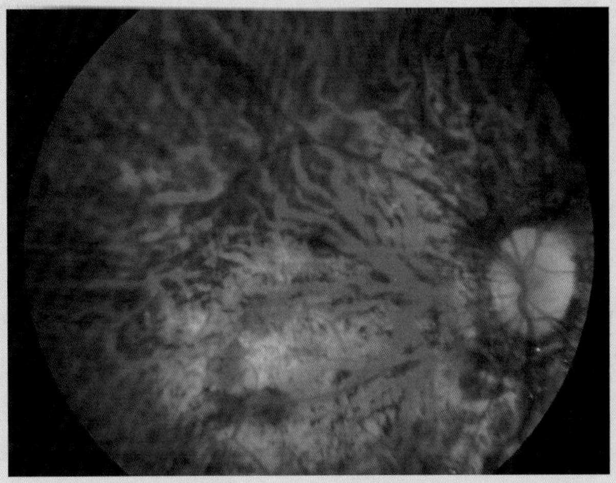

图 43−1　病理性近视眼底

豹纹状眼底伴有常表现为后极部变性、萎缩、黄斑出血、变性和龟裂纹

四、处理方案及基本原则

本病治疗的基本原则是应用药物或手术阻止其近视性眼轴延长。

（1）目前认为阿托品眼用制剂是阻止近视性眼轴延长、减缓近视加深的有效药物，但长期应用是否会产生不良反应，如瞳孔大、光照对眼内组织造成光毒性损害等尚不明确。

（2）后巩膜加固手术是目前认为能阻止近视性眼轴延长的有效方法。该患者选择了后巩膜加固手术，在眼球后极部巩膜外植入保存异体硬脑膜加固条带。

五、要点与讨论

在儿童期诊断病理性近视有一定的难度，因为在儿童期病理性近视往往尚未引起眼底等并发症。但是早期诊断能为早期的治疗提供依据，尤其是手术治疗。在诊断时我们要抓住以下要点：

（1）起病早：学龄前即起病。

（2）度数高：<8 岁，−5D；<12 岁，−8D；<18 岁，−10D。

（3）眼轴逐渐延长，近视逐年加深。

（4）儿童期伴有（也可不伴有）近视相关眼底病变。

（5）戴镜治疗前常常伴有弱视。

（6）常伴有家族史。

　　因为病理性近视度数较高,多数情况下视网膜上成像不清晰,影响幼儿的视觉发育,造成难治性弱视,因此在治疗上建议早期戴镜,避免和减轻弱视。随着年龄的增加和近视度数的逐渐加深,眼底等近视相关并发症的发生率也逐渐增加,因此建议早期药物和手术介入,减缓和阻止近视性的眼轴延长和度数的加深,从而减少病理性近视并发症的发生。

六、思考题

　　1. 如何鉴别儿童期单纯性近视和病理性近视?
　　2. 病理性近视有哪些并发症?

七、推荐阅读文献

　　1. Metlapally R, Wildsoet CF. Scleral Mechanisms Underlying Ocular Growth and Myopia [J]. Prog Mol Biol Transl Sci, 2015, 134: 241 - 8. doi: 10. 1016/bs. pmbts. 2015. 05. 005. Epub 2015 Jun 12.

　　2. Verkicharla P K, Ohno-Matsui K. Saw SMCurrent and predicted demographics of high myopia and an update of its associated pathological changes [J]. Ophthalmic Physiol Opt, 2015, Sep; 35(5): 465 - 475.

案例 44

屈光参差 1

一、病历资料

1. 现病史

患者,女性,24 岁,主诉"左眼自幼视物模糊伴视物偏斜逐渐加重 5 年"。左眼自幼视物模糊,视物模糊程度近年来无明显变化,5 年前开始逐渐向外偏斜,无眼红眼痛、畏光等不适,无脓性分泌物,无虹视,无眼眶痛等不适,曾于当地医院就诊,嘱转上级医院治疗,今为求进一步诊治来我院门诊。

2. 既往史

消化系统:否认腹胀、腹痛等。

家族史:无特殊。

用药史:否认眼部及全身用药史。

外伤手术史:否认。

过敏史:青霉素过敏史。

3. 体格检查

眼科专科检查如表 44 - 1 所示。

表 44 - 1 眼科专科检查

	右眼		左眼
视力	远视力:1.0		远视力:0.2
	近视力:J1		近视力:J5
眼压	7 mmHg		9 mmHg
眼睑	无下垂		无下垂
结膜	无充血		无充血
角膜	透明		透明
前房	清		清
虹膜	平伏		平伏
瞳孔	直径 3 mm,对光反射灵敏,RAPD(—)		直径 3 mm,对光反射灵敏,RAPD(—)
晶体	透明		透明

(续表)

	右眼	左眼
玻璃体	透明	透明
视盘	界清色淡红,C/D=0.3	界清色淡红,C/D=0.3
黄斑	中央反光凹(+)	中央反光凹(+)
周边视网膜	平伏	平伏

4. 实验室及影像学检查或特殊检查

小瞳主觉验光如表 44-2 所示,斜视度检查如表 44-3 所示。

表 44-2 小瞳主觉验光

	球镜/D	柱镜/D	轴位/°	矫正视力	Add
右眼	−0.25	−1.00	5	1.0	/
左眼	0	−6.00	180	0.4	/

表 44-3 斜视度检查

	33 cm	5 m
REF	$-40^{\triangle}$	$-40^{\triangle}$
LEF	$-40^{\triangle}$	$-40^{\triangle}$
斜视度	−15°	−15°

二、诊治经过

患者在当地医院就诊,拟诊断"屈光参差"。嘱其上级医院治疗。现来我院门诊,根据眼科专科检查和辅助检查,初步诊断为"屈光参差,左眼弱视,左眼废用性外斜",给予左眼斜视矫正术,术后 1 周后配戴框架眼镜矫正屈光参差治疗。

三、病例分析

1. 病史特点或术前小结

1)病史询问

(1) 频率(Frequency):多长时间发生一次视物模糊?

(2) 眼别(Location):哪只眼睛出现视物模糊?

(3) 发生时间(Onset):什么时候开始出现视物模糊的?

(4) 持续时间(During):视物模糊出现多长时间?

(5) 相关症状(Associated factors):有什么其他症状伴随视物模糊吗?

(6) 缓解因素(Relief):有什么情况可以使视物模糊缓解吗?

(7) 程度或性质(Quality):视物模糊的程度?

2)全身情况

除了上述重要的 7 点主诉问询,同样要询问患者的诱因、就诊经过和全身情况。该名患者无与疾病相关的全身情况。

2. 诊断与诊断依据

(1) 左眼自幼视物模糊伴视物偏斜逐渐加重 5 年。

(2) 无全身相关疾病。

(3) 左眼小瞳主觉验光示屈光参差,左眼高度散光、弱视,斜视检查示左眼废用性外斜。

基于以上几点分析:初步诊断为屈光参差,左眼高度散光,左眼弱视,左眼废用性外斜。

3. 鉴别诊断

1) 症状的鉴别诊断

(1) 视物模糊:常见于屈光不正,各种原因引起的屈光间质浑浊,各种眼部器质性病变等。

(2) 视物偏斜:废用性(非共同性)斜视需与共同性斜视相鉴别,另外眼部肿瘤性占位,Graves 眼病亦可引起视物偏斜,需鉴别。

2) 屈光参差的鉴别诊断

屈光参差根据病史及验光检查一般可以明确,屈光参差相关疾病如散光需与圆锥角膜相鉴别;废用性(非共同性)斜视需与共同性斜视相鉴别;弱视需与其他可导致视物模糊的眼部器质性病变相鉴别。

四、处理方案及基本原则

本病治疗的基本原则是矫正屈光参差,矫正斜视,提高视力。

(1) 矫正屈光参差:可使用配戴框架眼镜,角膜接触镜或角膜屈光手术等方法矫正屈光不正。

(2) 提高视力:低于 12 岁的儿童患者在矫正屈光参差的前提下,可遮盖弱视眼的对侧眼,以期提高弱视眼的视力。成人一般很难通过遮盖训练提高弱视眼的视力。

(3) 斜视手术:本患者如有美容方面的需求,可行左眼外斜矫正手术,矫正斜视,但由于左眼弱视,术后可能斜视会复发。

五、要点与讨论

(1) 屈光参差的诊断:屈光参差通过主觉验光可明确诊断。

(2) 屈光参差的并发症:屈光参差可能引起的并发症有弱视、斜视等。

(3) 屈光参差的治疗:治疗的基本原则是光学矫正屈光参差,矫正斜视,提高视力。

六、思考题

1. 通过本案例的分析,你对屈光参差病例分析的过程与规范有何体会?

2. 通过本案例的分析,你对屈光参差可能引起的并发眼科疾病的认识有哪几方面的提高?

3. 通过本案例的分析,你对屈光参差的治疗有何体会?

七、推荐阅读文献

Thomas J. Liesegang. Basic and Clinical Science Course [M]. Section 3. Optics, Refraction, and Contact Lenses. 2001 - 2002. Chapter 4.

案例 45

屈光参差 2

一、病历资料

1. 现病史

患者,男性,19 岁,主诉"双眼视物模糊 3 年,戴镜不适 2 周"。3 年前无明显诱因下出现双眼视力逐渐下降,右眼视物模糊更为显著,不伴眼红、畏光等不适,无脓性分泌物,无虹视,无眼眶痛等不适,2 周前于外院验光,配戴框架眼镜矫正后,视力明显改善,但视物不适,久视伴头晕头痛,今为求进一步诊治来我院门诊。

2. 既往史

神经系统:否认既往头晕、头痛等疾病史。

家族史:父亲中度近视 30 年,否认其他家族遗传性疾病史。

用药史:否认眼部及全身用药史。

外伤手术史:否认重大手术外伤史。

过敏史:否认食物及药物过敏史。

3. 体格检查

眼科专科检查如表 45-1 所示。

表 45-1 眼科专科检查

	右眼	左眼
视力	远视力:0.4	远视力:0.6
	近视力:J7	近视力:J7
眼压	14 mmHg	16 mmHg
眼睑	无下垂	无下垂
结膜	未见明显充血	未见明显充血
角膜	透明,BUT 12 s	透明,BUT 12 s
前房	中深,Flare(−) cell(−)	中深,Flare(−) cell(−)
虹膜	纹理清晰	纹理清晰
瞳孔	直径 3 mm,对光反射灵敏,RAPD(−)	直径 3 mm,对光反射灵敏,RAPD(−)

（续表）

	右眼	左眼
晶状体	透明	透明
玻璃体	少量絮状混浊	少量絮状混浊
视盘	界清，色淡红，C/D=0.3	界清，色淡红，C/D=0.3
黄斑	中央反光凹（+）	中央反光凹（+）
周边视网膜	平伏	平伏

4. 实验室及影像学检查或特殊检查

小瞳综合验光OD：−3.50DS/−0.75DC×160＝1.0

OS：−1.00DS/−0.50DC×165＝1.0

角膜地形图（见图45-1）OD：43.50D@75°　43.0D@168°

OS：42.90D@110°　42.60D@20°

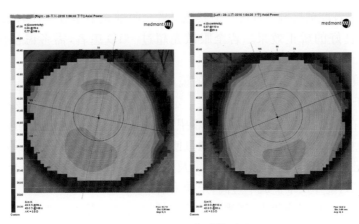

图 45-1　双眼角膜地形图

二、诊治经过

　　患者双眼视物模糊 3 年，配戴框架镜不适 2 周，伴有久视后头晕头痛，至我院门诊就诊，根据眼科专科检查和辅助检查，初步诊断为"双眼屈光参差"。与患者进行有效沟通后选择使用软性角膜接触镜进行屈光矫正，详细解释配戴软性角膜接触镜护理方法及注意事项，并于配戴一周后进行常规随访。

三、病例分析

1. 病史特点

（1）病史询问：注重问诊技巧和病史资料的真实、系统及全面。患者的视物模糊是持续多久？眼别？有无其他不适伴随症状？头晕不适出现的时间？是否有外在的干预因素介入等？

（2）全身情况：除了上述的主诉问询，同样要询问患者的诱因、就诊经过和全身情况。该患者近 3 年仅表现为视物模糊，而就在 2 周前验光配戴框架眼镜后出现视物头晕、头痛的不适症状，通过询问既往是否有此情况发生，初步判别 2 周前出现的头晕、头痛不适是否与戴镜相关。

2. 诊断与诊断依据

（1）双眼视物模糊 3 年，右眼更为显著，属于慢性。

（2）2 周前自行于外院验光，并配戴框架眼镜后出现头晕头痛等不适症状。

（3）眼部常规检查均未发现异常体征。

（4）辅助检查中综合验光提示有双眼近视、散光，双眼屈光参差；角膜地形图提示角膜低度数顺规散光。

基于以上几点分析，初步诊断为双眼屈光参差。

四、处理方案及基本原则

由于患者双眼屈光度差异达－2.50D，配戴常规框架眼镜存在双眼物象不等大，不能保持双眼单视功能，因此，可以选择通过角膜接触镜进行屈光矫正；18 岁以上患者，如度数稳定，在进行全面检查后，也可考虑角膜的屈光手术矫正。可选择的治疗方法如下：

（1）软性角膜接触镜：由于软性角膜接触镜存在初戴舒适性好，适应时间短，易于获得等优势，使其成为中低度屈光不正患者配戴接触镜首选。但其该患者全眼散光不超过－1D，因此使用普通球面软性角膜接触镜即可达到良好的矫正效果。若全眼散光超过－1D 患者，需考虑使用 Toric 软性角膜接触镜。

（2）硬性高透氧角膜接触镜（RGP）：高透氧的镜片材料使得 RGP 在维持眼表健康及视觉质量上有着强大的优势，但由于其配戴不及软镜舒适，需要一定的适应时间，临床医生需要有丰富的验配经验，且常规市场不易获得。在与患者进行充分沟通后，希望优先考虑舒适性，因此仍然选择通过软镜矫正。

（3）角膜塑形术（Ortho-K）：角膜塑形术是通过使用"逆几何"设计的硬性高透氧角膜接触镜重塑角膜，达到消除或降低屈光度的目的。该患者屈光度及角膜地形图结果均显示适合通过角膜塑形术来矫正其屈光参差，但考虑到镜片及维护成本过高，未能采纳。

（4）角膜屈光手术：18 周岁成年人，屈光度数稳定的屈光参差者还可考虑施行角膜屈光手术，在进行全面系统的眼部检查，排除手术禁忌证后可进行。需与患者进行详细的术前沟通，并制订全面的术后随访规划。

五、要点与讨论

1. 屈光参差矫正的放大率问题

一般双眼屈光状态完全相同者甚少，低度数的屈光参差对于双眼视功能影响不大，但中高度的屈光参差会产生一系列的问题，如：双眼间的棱镜效应差异，双眼调节不等，双眼相对眼镜镜片放大率不等。根据 Carleton 和 Madigan 理论：通常两眼屈光度每相差 0.25D，视网膜上像的大小就会产生 0.5% 的差别，当双眼屈光参差时，双眼的放大程度不等，由于视觉系统无法将来自双眼不同的像融合为单一像，会造成不等像视症。

2. 屈光参差的矫治方法选择

目前屈光参差的矫治方法主要包括：框架眼镜、角膜接触镜和屈光手术。一般的观点为框架眼镜允许相差 2.0～2.5D，≥3.0D 双眼物象大小差别明显，便不被患者接受，因此配戴框架眼镜常以相差 2.5D 为界限。角膜接触镜特别是 RGP 矫正屈光参差的效果最为明显，由于接触镜接近角膜平面，因此其物象大小接近于正视眼，并且眼球转动时不产生棱镜效应，因此其能矫正中高度屈光参差。屈光手术包括角膜屈光手术和眼内屈光手术，从光学理论上比较符合眼的生理状态，使其产生的物象改变达到最小,加强融合,避免光学像差,提高视力,改善立体视,对恢复双眼单视功能均有积极意义。

六、思考题

1. 通过本案例的分析,你对屈光参差的诊治流程有何体会?
2. 通过本案例的分析,你对屈光参差矫正方法的选择有何认识?

七、推荐阅读文献

1. 吕帆. 隐形眼镜学[M]. 北京:人民卫生出版社,2004.
2. 徐广第. 眼科屈光学(修订本)[M]. 北京:军事医学科学出版社,2001.
3. Rabbetts R B. Clinical Visual Optics [M]. 3rd ed. Butterworth Heineman, Oxford, 1998.

案例 46

老视配镜

一、病历资料

1. 现病史

患者,女性,47 岁,图书管理员,主诉"双眼酸胀、视物模糊 3 年"。3 年前无明显诱因下出现双眼酸胀,视力进行性下降,尤其近视力下降更明显,持续阅读 10 min 伴眉弓部疼痛,畏光、头疼等不适,下午和傍晚时最严重,无虹视、雾视等不适。曾于当地医院就诊,予珍珠明目液、玻璃酸钠滴眼液等治疗,未见明显好转,今为求进一步诊治来我院门诊。

2. 既往史

系统回顾:无特殊。

药物过敏史:否认。

外伤手术史:否认。

家族史:否认遗传病家族史。

既往无配戴眼镜史。

3. 体格检查

眼科专科检查如表 46-1 所示。

表 46-1 眼科专科检查

	右眼	左眼
视力	远视力:0.8	远视力:0.8
	近视力:J6	近视力:J6
眼压	14 mmHg	13 mmHg
眼睑	无下垂	无下垂
结膜	不充血	不充血
角膜	透明,KP(一)	透明,KP(一)
前房	深度正常,Tyn(一)	深度正常,Tyn(一)
虹膜	纹理清晰,无结节	纹理清晰,无结节
瞳孔	直径 3 mm,对光反射灵敏,RAPD(一)	直径 3 mm,对光反射灵敏,RAPD(一)

（续表）

	右眼	左眼
晶体	透明	透明
玻璃体	透明	透明
视盘	界清色淡红,C/D=0.3	界清色淡红,C/D=0.3
黄斑	中央凹反光(+)	中央凹反光(+)
周边视网膜	平伏	平伏

4. 实验室及影像学检查或特殊检查

主觉验光：

OD：+1.25DS/−0.50DC×175°→1.0

OS：+1.50DS/−1.00DC×165°→1.0

调节功能检查：

融合交叉柱镜(FCC)：+1.00 d,调节滞后。

正性相对性调节(PRA)：−2.00D

负性相对性调节(NRA)：+2.50D

调节幅度：4.5D

二、诊治经过

患者双眼酸胀、视物模糊 3 年,在当地医院就诊,多次测眼压、视野检查均正常,排除青光眼后,拟诊"双眼白内障、干眼症"予珍珠明目液、玻璃酸钠滴眼液,长期使用未见明显好转,并且症状逐年加重,来我院门诊。

根据眼科专科检查和视光学检查,初步诊断为"双眼屈光不正、老视",给予配戴渐进多焦点眼镜,远用处方 OD：+1.25DS, OS：+1.50DS/−0.50DC×165°,近加光 ADD+1.25DS。2 周后复诊,戴镜视力 OD 1.0, OS 1.0,近视力 OD J1, OS J1,双眼酸胀、视物模糊症状消失,可持续阅读 2 h 以上。患者满意。

三、病例分析

1. 病史特点和专科检查

1) 病史特点

(1) 发病年龄 45 岁左右,既往无配戴眼镜史。

(2) 双眼酸胀,视力进行性下降,尤其近视力下降更明显。

(3) 持续近距离用眼加重症状。

2) 专科检查

(1) 远、近视力均下降,可光学矫正至正常。

(2) 无器质性病变。

(3) 调节功能下降。

2. 诊断与诊断依据

(1) 双眼酸胀、视物模糊,持续 3 年,属于慢性疾病。

(2) 发病年龄 45 岁左右,症状随年龄进行性加重,具有年龄相关性特征。

（3）眼部专科检查未发现器质性病变。

（4）视光学检查发现远视性屈光不正和调节功能下降。

（5）经光学矫正，远、近视力可以至正常。

基于以上几点分析：初步诊断为双眼屈光不正，老视。

3. 鉴别诊断

1）症状的鉴别诊断

（1）眼胀：常见于青光眼、干眼症、睑缘炎、表层巩膜炎、胬肉等。

（2）畏光：常见于角膜疾病、结膜炎、葡萄膜炎、巩膜炎、干眼症等。

（3）年龄增加相关的视力下降：常见于白内障、年龄相关性黄斑变性、青光眼等。

2）老视的鉴别诊断

（1）老年性白内障：多见于50岁以上老年人，以远视力下降为主要特征，早期近视力不下降，甚至有改善，配镜无法矫正，无眼胀、酸痛症状。裂隙灯检查可发现晶状体混浊。

（2）年龄相关性黄斑变性：远、近视力均明显下降，无法矫正，眼底镜检查可见黄斑区中心凹反光消失，色素紊乱，玻璃膜疣，或脉络膜新生血管膜，OCT和FAG有助于诊断。

（3）青光眼：远、近视力均进行性下降，无法矫正，可有急性发作或无症状慢性发展，可有/无前房变浅和/或房角关闭，多数伴有眼压升高，眼底检查可发现C/D增大，盘沿切迹或狭窄，以及对应的视野缺损，OCT检查RFLP和GCC厚度有助于早期诊断。

（4）干眼症：远、近视力均可下降，常伴畏光，光学矫正效果不明显，人工泪液治疗后视力改善，眼前段检查可发现BUT缩短、泪液分泌下降（Schirmer试验），严重可伴有角膜上皮脱落。

四、处理方案及基本原则

本病治疗的基本原则是准确验光，合理配镜，对不接受配镜的患者可行屈光手术。

1. 准确验光

使用综合验光仪进行远用屈光度的检查是老视验光的基础。在屈光度完全矫正的前提下，测量调节幅度，按照"半量调节幅度"的经验公式给予老视配镜处方。基本步骤：

（1）远用屈光度的测量。

（2）融合交叉柱镜（FCC）或试验性阅读附加。

（3）负性相对性调节（NRA）和正性相对性调节（PRA）的测量。

（4）ADD＝FCC＋1/2（NRA＋PRA）。

（5）试镜，测定近视力及清晰视力范围，根据实际需要调整处方。

（6）远、近瞳距测量。

2. 合理配镜

常用的老视光学矫正方法有单光老花镜、双光镜、渐进多焦点眼镜，以及与框架眼镜相对应的单光、双光或多焦点角膜接触镜。如图46-1所示。

3. 老视屈光手术

详见老视手术章节。

五、要点与讨论

1. 老视的解剖基础

人眼中与调节有关的解剖结构主要是睫状体、悬韧带和晶状体。具体如图46-2所示。

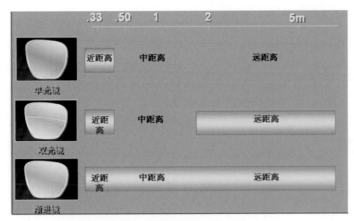

图 46-1 三种常用老视镜片的比较

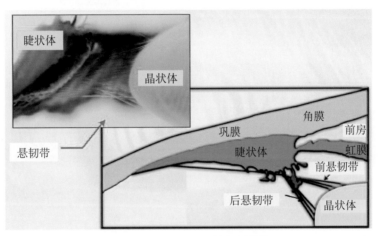

图 46-2 调节相关的解剖结构

睫状体里与调节有关的成分主要是睫状肌,这是调节发生的动力源,睫状肌有三种肌纤维成分,分别是纵形肌、环形肌和放射状肌,引起调节的肌纤维主要是放射状肌。

悬韧带的起点在睫状突,止点可以位于晶状体前囊、后囊和赤道部,对于晶体屈光力的改变,赤道部的悬韧带是起决定作用的,而前、后悬韧带的作用是固定晶体。

晶状体的前囊和后囊本身都具有一定的张力,同时又受到悬韧带的牵拉,前囊和后囊的形状决定晶状体前后表面的曲率,在调节时,晶状体的前囊和后囊分别向前后突出,同时晶状体的前后径增加,使整个晶状体的屈光力明显增大,其中前表面曲率的改变是主要的,是调节的主要成分。

2. 老视的发生机理

(1) Helmholtz 调节理论:视远时,晶体赤道部向巩膜靠近,睫状肌松弛→晶状悬韧带紧张→晶状体变扁平;视近时,晶体赤道部远离巩膜,睫状肌收缩→晶状体悬韧带松弛→晶状体因自身弹性而变凸→屈光力增大、赤道部直径缩小、前后径增大。

(2) Schachar 理论调节时,睫状肌各种纤维的作用是不同的,环行纤维收缩→前、后悬韧带松弛,放射状纤维收缩→赤道部悬韧带紧张;晶状体赤道部张力增加→直径增大;晶状体中央部变突(体积增加),周边部变扁(体积变小);晶状体中央部前后表面变陡→中央屈光力增大;周边部变扁平→屈光力减小→球差往负向飘移。这与真实情况下测得的调节状态下人眼球差增大时相符合的。

六、思考题

1. 通过本案例的分析，你对老视病例分析的过程与规范有何体会？
2. 通过本案例的分析，你对老视配镜有什么认识？

七、推荐阅读文献

1. 徐广第. 眼科屈光学（修订本）[M]. 北京：军事医学科学出版社，2001.
2. Rabbetts RB. Clinical Visual Optics [M]. 3rd ed. Butterworth Heineman，Oxford，1998.
3. Thomas J. Liesegang. Basic and Clinical Science Course [M]. Section 3. Optics，Refraction，and Contact Lenses. 2001 - 2002.

低度近视 LASEK 手术

一、病历资料

1. 现病史

患者,男性,28 岁,主诉"近视想要手术矫正"。患者近视 10 年余,配戴框架眼镜 10 年,目前戴的眼镜度数－2.00D,近两年近视度数增加约－0.25D,一年前配戴过软性角膜接触镜,约 2 个月。患者自觉戴镜不便,遂来我院门诊欲行近视激光矫正。

2. 既往史

外伤手术史:两年前左前臂骨折,石膏固定。

过敏史:青霉素过敏。

眼部疾病史:否认。

全身病史:否认。

家族史:父亲近视－5.00D 左右,母亲正视眼。

用药史:否认。

3. 体格检查

眼科专科检查如表 47－1 所示。

表 47－1 眼科专科检查

	右眼	左眼
裸眼视力	远视力:0.3	远视力:0.3
眼压	14.7 mmHg	15.2 mmHg
眼睑	无下垂	无下垂
结膜	无充血	无充血
角膜	透明	透明
前房	（一）	（一）
虹膜	平伏	平伏
瞳孔	直径 3 mm,对光反射灵敏	直径 3 mm,对光反射灵敏
晶体	透明	透明

（续表）

	右眼	左眼
玻璃体	透明	透明
视盘	界清色淡红,C/D=0.3	界清色淡红,C/D=0.3
黄斑	中央反光凹(+)	中央反光凹(+)
周边视网膜	平伏,未见明显裂孔及变性	平伏,未见明显裂孔及变性

4. 实验室及影像学检查或特殊检查

视光学专科检查或特殊检查如表47-2所示。

表47-2 视光学专科检查或特殊检查

	右眼	左眼
电脑验光	$-2.25DS/-0.25DC\times82°$	$-2.00DS$
小瞳综合验光	$-1.75DS/-0.25DC\times80°\rightarrow1.2$	$-1.75DS\rightarrow1.2$
暗瞳直径	7.5 mm	7.4 mm
角膜厚度	589 μm	575 μm
眼轴	25.39 mm	25.35 mm
角膜曲率	40.2/40.5	39.9/40.6
像差	$-2.76DS/-0.22DC\times104°$	$-2.46DS/-0.41DC\times32°$
HOAs	0.25	0.31
WTW	12.1 mm	12.0 mm
BUT	10 s	10 s

二、诊治经过

患者来我院门诊完善术前检查于次日行准分子激光上皮下角膜磨镶术（Laser-assisted Subepithelial Keratomileusis，LASEK），手术设计:双眼均矫正-2.00DS,切削光学区直径6.75 mm,切削深度42 μm。术毕,置绷带式角膜接触镜于角膜上,嘱患者勿用力揉眼,一周后至医院取出绷带镜。

三、病例分析

1. 病史特点或术前小结

（1）病史询问:除询问并记录全身及眼部疾病等病史外,还需了解要求手术的原因(如摘镜、戴镜不适、上学、就业等),近2年屈光状态的稳定情况。配戴角膜接触镜者应停止使用直到屈光状态和角膜曲率达到稳定状态:球形软镜应停戴1~2周,散光软镜和硬性透气性角膜接触镜应停戴3~4周,角膜塑形镜应停戴3个月以上。

（2）全身情况:重点询问患者是否有自身免疫疾病,因为这类疾病有可能伴随干眼等眼表异常,对术后恢复及术后效果都有很大影响。此外,准备行LASEK者,还应询问其是否有瘢痕体质,考虑术后HAZE的发生。

2. 手术设计

患者年龄只有 19 岁,近两年度数有小幅增加,因此在设计时需考虑进行适度过矫,即−2.00D,用来抵消术后可能出现的屈光回退。此外,考虑术后眩光症状,因此切削区域尽可能大,设计为 6.75 mm。

四、处理方案及基本原则

屈光手术是一种"锦上添花"的手术,因此患者术后及长期满意的视觉质量是我们追求的目标。

(1) 准确的验光:每位患者都要经历电脑验光、小瞳综合验光、扩瞳电脑验光,如果扩瞳度数与小瞳综合验光相差−0.50D 或以上,还应扩瞳综合验光,验光仍然遵循最小负镜最佳矫正视力的原则。

(2) 手术方式选择:根据患者的年龄、屈光度、角膜厚度、术后恢复周期的要求等来选择手术方式。

(3) 手术方案:一般如果患者角膜厚度足够,都会在原来验光结果的基础上多矫正 10% 左右,因为近视越深,术后屈光回退的程度越高。并且年龄小的患者,也会在多矫正 10% 多的基础上多矫正−0.25D 左右,因为年龄小的患者不仅要考虑屈光回退,随年龄增长其屈光度也会增加。

五、要点与讨论

1. LASEK 矫正近视的优势

LASEK 利用 20% 乙醇浸润分离角膜上皮与基质,通过准分子激光切削部分角膜前基质,角膜曲率变平,达到正视状态。由于角膜上皮可以再生完整,同时研究显示 LASEK 术后伤口愈合较充分,因此可以在一定程度上保持角膜原有的生物力学。因而对于某些特殊职业如对抗性较强的运动员、武警等是较好的选择;对于角膜瓣激光手术预期剩余基质过薄的患者,可酌情考虑进行 LASEK,以保留术后尽可能多的基质厚度;此外,角膜浅层疾病同时伴随屈光不正的患者,LASEK 是优先选择。

2. 术前详细检查发现禁忌证与相对禁忌证

(1) 术前与患者充分沟通,排除对手术预期过高及不能很好配合手术的患者。充分了解患者病史,排除不适合手术,对于手术后视力或视觉质量可能恢复不良的患者应充分告知患者,在患者理解后进行手术。

(2) 通过角膜地形图的检查,发现可疑圆锥角膜、亚临床圆锥角膜的患者;若怀疑圆锥角膜,可以两周之后再行角膜地形图检查,以明确诊断;若是亚临床圆锥角膜,则不能再行角膜屈光手术,若患者脱镜愿望强烈,可以酌情行晶体屈光手术。角膜厚度对于手术方式的选择也非常重要:中央角膜厚度<450 μm、预期切削后角膜瓣下剩余角膜中央基质厚度<360 μm、预期术后剩余角膜中央基质厚度小于术前角膜厚度 50%,都不适合进行 LASEK 手术。此外,重度干眼、尚未控制的青光眼、未控制的全身结缔组织疾病及自身免疫性疾病等这些情况是 LASEK 手术的绝对禁忌证。

3. 屈光术后眼压变化

(1) 角膜变薄:激光手术后角膜变薄,术后检测的眼压值结果较实际偏低,因此潜在眼压升高易被忽视。

(2) 激素滴眼液:LASEK 术后激素滴眼液使用时间约两个月,有可能引起眼压升高,因此最好选用浓度较低、眼压升高作用不明显的滴眼液,并嘱患者定期复查眼压。

4. LASEK 术后 haze 发生

Haze(角膜上皮下雾状混浊)的发生随着屈光度数和切削深度增加而增加,也是术后屈光回退和视力下降的一个重要原因。LASEK 术后规范使用激素是预防 haze 的重要手段,如果出现 2 级以上 haze,根据情况增加激素用量和时间,同时密切随访眼压。对于部分 haze 高危患者,手术中可使用 0.02% 丝裂霉素 C 以预防 haze 发生。

六、思考题

1. 通过本案例的分析,你对 LASEK 病例分析的过程与诊疗规范有何体会?

2. 通过本案例的分析,你对近视屈光手术方案选择的认识有哪几方面的提高?

3. 通过本案例的分析,你对角膜屈光手术的禁忌证有什么认识,如何确保医疗安全?

七、推荐阅读文献

1. McAlinden C. Corneal refractive surgery:past to present [J]. Clin Exp Optom, 2012,95: 386 - 398.

2. Keefe MO, Kirwan C. Laser epithelial keratomileusis in 2010—a review [J]. Clinical and Experimental Ophthalmology, 2010,38:183 - 191.

3. 周行涛,孙兴怀.眼科新技术应用丛书:飞秒激光、LASEK/Epi-LASIK 及 ICL 手术[M].上海:复旦大学出版社,2015.

4. 周行涛,孙兴怀.眼科新技术应用丛书:角膜地形图[M].上海:复旦大学出版社,2015.

LASEK 术后 Haze

一、病历资料

1. 现病史

患者,男性,21岁,主诉"双眼近视激光矫正术后6月,双眼视力下降1月"。双眼6月前因近视于外院行 LASEK 手术,术后双眼裸眼视力均恢复至1.0,术后应用0.1%氟米龙眼液约3周后,自行停药。近1月来,感觉双眼视力明显下降,自测视力右眼0.6,左眼0.5,无眼红、眼痛。

2. 既往史

双眼近视12年,准分子矫正术前右眼近视约−6.00DS,左眼约−5.00DS,无其他眼病史。

家族史:父亲双眼高度近视,约−8.00DS。

用药史:眼部用药见现病史,否认全身用药。

过敏史:否认。

3. 体格检查

眼科专科检查如表48-1所示。

表48-1 眼科专科检查

	右眼	左眼
视力	远视力:0.5	远视力:0.5
	近视力:J1	近视力:J1
眼压	16 mmHg	15 mmHg
眼睑	无下垂	无下垂
结膜	无充血	无充血
角膜	上皮下混浊(Haze)(++)	上皮下混浊(Haze)(++)
前房	房水清	房水清
虹膜	平伏	平伏
瞳孔	直径3 mm,对光反射灵敏,RAPD(−)	直径3 mm,对光反射灵敏,RAPD(−)
晶体	透明	透明
玻璃体	透明	透明

（续表）

	右眼	左眼
视盘	界清色淡红,C/D=0.3	界清色淡红,C/D=0.3
黄斑	中央反光凹(＋)	中央反光凹(＋)
周边视网膜	平伏	平伏

4. 实验室及影像学检查或特殊检查

影像学检查如图 48-1 所示。

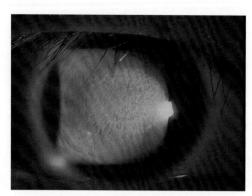

图 48-1　上皮下混浊(Haze 2 级)

二、诊治经过

患者双眼于半年前于外院行 LASEK 手术,术后 2 周时复查视力双眼,1.0 术后应用 0.1%的氟米龙眼液,一天 3～4 次,约 1 月后自行停药。近 1 月来,自觉视力逐渐下降,自行滴用氯霉素眼液,无明显好转,来我院门诊,根据眼科专科检查和辅助检查,初步诊断为"LASEK 术后角膜上皮下混浊(2 级)",给予皮质类固醇眼液治疗:百力特眼药水 ou q3 h,1 周眼科随访复查,注意随访眼压情况。

三、病例分析

1. 病史特点

1) 病史询问

(1) 频率:持续视力下降,还是时好时坏视力波动?

(2) 眼别:视力下降哪只眼睛还是双眼?

(3) 发生时间:什么时候开始出现视力下降的?

(4) 持续时间:视力下降持续时间?

(5) 相关症状:有无眼红、眼痛等症状伴随?

(6) 缓解因素:什么情况下能减轻或更严重(比如环境明暗)?

(7) 程度或性质:视力下降程度?

2. 诊断与诊断依据

(1) 年轻男性患者。

(2) 以双眼 LASEK 术后视力逐渐下降为主要临床表现。

（3）无眼红、眼痛及畏光流泪。

（4）结膜无充血，裂隙灯检查：角膜上皮下混浊，角膜荧光素染色（一），BUT 8 s。

基于以上几点分析：LASEK 术后角膜上皮下混浊（Haze）。

3. 鉴别诊断

1）症状的鉴别诊断

LASEK 术后视力下降：

（1）屈光回退：高度近视、术中角膜上皮瓣制作不良以及术后皮质类固醇滴眼液应用不规范等都可导致术后屈光回退。

（2）近视度数本身加深：由于眼轴延长或者晶状体密度增加导致。

2）角膜上皮下混浊（Haze）的鉴别诊断

角膜炎：角膜炎常伴有角膜刺激症状和角膜荧光素染色阳性，而 Haze 没有角膜刺激症状，角膜荧光素染色呈阴性。

四、处理方案及基本原则

本病治疗的基本原则是应用皮质类固醇滴眼液：

（1）皮质类固醇：Haze 多数情况下局部用糖皮质激素滴眼液有效，2 级或以下 Haze 会逐渐减轻至消失。程度较轻的 Haze 随着时间的推移、角膜组织的重塑，不用药也会逐渐减轻至消退。

（2）非甾体抗炎药物治疗：Haze 的发生和手术的创伤反应有关，手术部位有炎性介质的释放和聚集。当应用皮质类固醇眼液造成眼压增高、不适合继续应用时，可局部使用非甾体抗炎药滴眼剂，对减轻 Haze 有一定的作用。

（3）PRK 术中联合丝裂霉素 C：Haze 发生后常常伴有角膜组织的过度修复和 Haze 的发生，3 级或以上 Haze 单纯应用皮质类固醇药物效果不佳，可在 Haze 稳定后，考虑用 PRK 手术消融 Haze，同时消除回退的屈光度，术中需要用棉签蘸取稀释的 0.02% 丝裂霉素 C 药液，涂抹在激光消融后的角膜组织上，20～30 s 后用大量平衡液冲洗。如果术中不应用丝裂霉素 C，术后会发生更严重的 Haze。

（4）其他疗法：避免紫外线照射，有研究证明，术后早期，紫外线照射可加重 Haze。

五、要点与讨论

1. Haze 的发生机制

在准分子激光角膜表面切削后的修复过程中，有大量肌成纤维细胞在创面处聚集，合成新的胶原蛋白和细胞外基质，以Ⅲ型胶原蛋白为主（角膜瘢痕的主要成分），结构粗大，排列紊乱，并产生平滑肌样结构收缩，使得角膜透明性下降，导致 haze 发生。而正常角膜的基质中含有Ⅰ、Ⅲ、Ⅴ、Ⅵ型胶原蛋白，以Ⅰ型为主，Ⅵ型胶原蛋白在保持角膜基质的有序板层结构、保持角膜透明性方面起重要作用。

2. Haze 的好发因素

患者越年轻、矫正度数越高、切削深度越深，LASEK 术后就越容易发生 Haze，Haze 程度也越严重。另外，术后早期皮质类固醇药物应用不规范，术中上皮瓣制作不良，术后接收紫外线照射等也会造成和加重 Haze。

3. Haze 的发生的时间

LASEK 术后 Haze 常在术后 3 周至 3 个月内发生并逐渐达到高峰。这和角膜组织进行创伤修复过程相吻合，修复时新合成的胶原蛋白在 1～3 个月时达到高峰，6～12 个月时减少至消失。也有迟发性 Haze 的报道,如术后 17 个月发生的 Haze。

4. Haze 的预防

LASEK 术中制作高活性的角膜上皮瓣,伴有 Haze 高危因素的患者,术中可应用丝裂霉素 C。术后要规范应用皮质类固醇滴眼液。

六、思考题

1. 通过本案例的分析,你对各种类型角膜混浊的鉴别是否有更全面的了解?
2. 哪些情况下 LASEK 手术后容易发生 Haze?

七、推荐阅读文献

1. Laser-Assisted Subepithelial Keratectomy versus Laser In Situ Keratomileusis in Myopia:A Systematic Review and Meta-Analysis [J]. Zhao LQ, Zhu H, Li LM. ISRN Ophthalmol. 2014 Jun 12;2014:672146. doi:10.1155/2014/672146. eCollection 2014. Review.

2. Development of late-onset subepithelial corneal haze after laser-assisted subepithelial keratectomy with prophylactic intraoperative mitomycin-C: Case report and literature review [J]. Journal of Cataract & Refractive Surgery, Volume 32, Issue 9, September 2006, Pages 1573 - 1578.

案例 49

SMILE 术后透镜位置异常

一、病例资料

1. 现病史

患者,男性,27 岁,主诉"左眼 SMILE 术后视物重影一月"。患者 1 月前在外院行双眼 SMILE 术,术后左眼视物重影,无眼红、畏光等不适,为就进一步诊治,来我院门诊。

2. 既往史

手术史:1 月前在外院行双眼 SMILE 术。

家族史:父母高度近视。

用药史:人工泪液 4 次/天;0.1%氟米龙眼水 2 次/天。

3. 体格检查

眼科专科检查如表 49 - 1 所示。

表 49 - 1　眼科专科检查

	右眼	左眼
视力	远视力:1.0	远视力:1.0
	近视力:J1	近视力:J1
眼压	11 mmHg	12 mmHg
眼睑	无下垂	无下垂
结膜	无充血	无充血
角膜	透明,边切口可见	透明,边切口可见
前房	(一)	(一)
虹膜	(一)	(一)
瞳孔	直径 3 mm,对光反射灵敏,RAPD(一)	直径 3 mm,对光反射灵敏,RAPD(一)
晶体	透明	透明
玻璃体	透明	透明
视乳头	界清色淡红,C/D0.3	界清色淡红,C/D0.3

（续表）

	右眼	左眼
黄斑	中央凹反光（＋）	中央凹反光（＋）
视网膜	平伏	平伏
眼球运动	良好	良好
眼位	正	正

4. 实验室及影像学检查或特殊检查

综合验光：右眼 plano，矫正视力 1.0；左眼 0.00/－0.50X70，矫正视力 1.0。

像差检查（WASCA）：

右眼：垂直慧差 Z(3，－3)：－0.049，水平慧差 Z(3，＋3)：0.051；球差 Z(4，0)0.213；高阶像差 HOA 0.29。

左眼：垂直慧差 Z(3，－3)：－0.107，水平慧差 Z(3，＋3)：－0.039；球差 Z(4，0)0.16；高阶像差 HOA 0.25。

左眼角膜地形图检查（Pentacam）（见图 49-1）：提示左眼光学区偏心，同时该患者存在瞳孔区角膜表面欠规则。

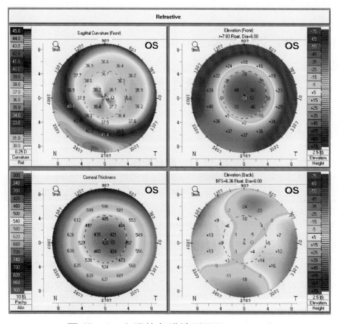

图 49-1　左眼的角膜地形图（Pentacam）

二、诊治经过

患者来我院后，根据眼科专科检查和辅助检查，拟诊"双眼 SMILE 术后"，给予测视力、主觉验光、像差检查、角膜地形图检查。由于该患者来就诊时为术后 1 个月，角膜尚未完全稳定，建议门诊随访。若 4～6 个月后患者仍然主诉视觉症状明显，在充分与患者沟通后，可考虑补矫手术。

三、病例分析

1. 病史特点

该患者 SMILE 术后虽然左眼裸眼视力 1.0,但是诉左眼视物重影,视觉质量欠佳,角膜地形图检查结果,该患者光学区轻度偏心,此外角膜地形图显示角膜瞳孔区呈现蝴蝶结样,显示瞳孔区角膜欠规则,两个因素都会造成术后视觉质量的下降。因此角膜屈光手术后,医生不可仅仅关注患者的视力,更需要关注视觉质量。

2. 鉴别诊断

(1) 透镜位置异常:在角膜地形图上可表现为厚度变比率一致的偏心,需与透镜残留组织时所致的不规则厚度变化的偏心相鉴别,根据患者的病史以及裂隙灯下的透镜边缘痕迹有助于鉴别诊断,也可结合眼前节 OCT 结果鉴别。

(2) 单眼复视:较常见于晶体或人工晶体脱位、多瞳症、黄斑疾病、视网膜脱离,根据患者病史及详细的眼科检查可予以鉴别。

(3) 双眼复视:双眼注视单个物体时成两个影像,遮盖任一眼,复视消失。根据此点可鉴别。

四、处理方案及基本原则

最接近视轴与角膜交点的是角膜顶点(apex),角膜顶点稳定可靠。SMILE 中,在保持注视的前提下,当水印到达 70%~80% 时,启动吸引,角膜顶点与吸引锥镜的锥顶接触,扫描成形的透镜中心即处于理想位置。

五、要点与讨论

1. 眼球的主要几个轴与角(见图 49-2)

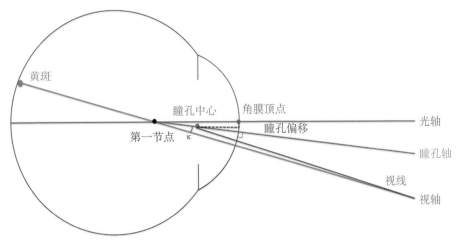

图 49-2　眼球的轴与角示意图

注意:为了清晰显示各标志线,本图已将各点间距离人为扩大。

(1) 光轴:光束的中心线,或光学系统的对称轴,光束围绕此轴转动。

(2) 瞳孔轴:与角膜垂直并连接瞳孔中心的连线。

(3) 视线:连接光源与视网膜黄斑中心凹之间,并通过瞳孔中心的连线。

(4) 视轴:注视点与视网膜黄斑中心凹之间,并通过节点的连线。

(5) κ:视轴与瞳孔轴的夹角。

2. 角膜屈光手术中定中心的方法

角膜屈光手术中中心定位有多种方法,包括视轴与角膜的交点、瞳孔中心、角膜顶点。视轴与角膜的交点是激光角膜屈光矫正的理想位点,但是在实际操作中,几乎不可能确定视轴与角膜的交点,因此临床中应用最为广泛的参考点是角膜顶点。许多文献认为以角膜顶点为中心进行的切削术后视觉质量优于以瞳孔中心进行切削,尤其是对远视患者更是如此。

3. 准确定位的重要性

角膜屈光手术中精确的中心定位有助于获得最佳的术后视觉效果。超过一定量的偏心可能会导致一些不良反应如视力下降、眩光、单眼复视等视觉症状。尤其是对远视手术患者,由于远视患者的Kappa角通常比近视患者大,对偏心切削更加敏感。

4. 导致透镜位置异常的主要原因

SMILE中,导致透镜位置异常的主要原因来自两个方面:

(1)定位吸引过程:①术者定中心失误,在偏心情况下且水印超过80%以上时启动负压吸引致使角膜顶点与锥镜顶点不吻合;②患者注视欠佳。

(2)扫描过程:①扫描透镜过程中患者紧张性或不自主性眼位偏移;②单纯的透镜边切偏移。

5. 如何预防

第一要素是定位吸引时患者务必注视绿色指示灯,始终保持注视。术者通过同轴显微镜观察,参考瞳孔中心,在锥镜接触角膜顶点后使水印居中呈正圆形,逐渐增加接触面积即水印面至70%~80%即可启动负压,以利于角膜顶点与锥顶最佳匹配。在实际操作中,调整合适的内置照明光的亮度有助于患者配合,输入正确屈光度数,启用红外模式,观察内置同心圆环,预先定位标记以便术中调整等,对准确定中心有帮助。

六、思考题

1. 眼球有几个重要轴和角?
2. 通过本案例的分析,你对角膜屈光手术后视觉质量的分析有哪几个方面的提高?

七、推荐阅读的文献

1. Wu L, Zhou X, Chu R, et al. Photoablation centration on the corneal optical center in myopic LASIK using AOV excimer laser [J]. Eur J Ophthalmol, 2009, 19:923 - 929.

2. Park C Y, Oh S Y, Chuck R S. Measurement of angle kappa and centration in refractive surgery [J]. Curr Opin Ophthalmol, 2012, 23(4):269 - 275.

3. Li M, Zhao J, Miao H, Shen Y, et al. Mild Decentration Measured by a Scheimpflug Camera and Its Impact on Visual Quality Following SMILE in the Early Learning Curve [J]. Invest Ophthalmol Vis Sci, 2014, 55(6):3886 - 3892.

4. Arbelaez M C, Vidal C, Arba-Mosquera S. Clinical outcomes of corneal vertex versus central pupil references with aberration-free ablation strategies and LASIK [J]. Invest Ophthalmol Vis Sci, 2008, 49(12):5287 - 5294.

飞秒激光术后弥漫性层间角膜炎

一、病历资料

1. 现病史

患者,女性,23岁,主诉"SMILE术后1天,双眼视物模糊畏光"。患者因双眼近视接受全飞秒激光小切口透镜取出术,手术顺利。术后第1天双眼畏光流泪,轻度视物模糊,右眼较左眼更甚,不伴眼红、分泌物等其他不适。

2. 既往史

术前主觉验光:右眼－4.00DS/－0.50DC×175°,左眼－3.5DS/－1.0DC×10°。

术前矫正视力:右眼1.0,左眼1.2。

隐形眼镜佩戴史:近三年偶尔戴,术前停1周。

家族史:否认高度近视家族史。

过敏史:否认。

全身疾病史:否认。

3. 体格检查

眼科专科检查如表50-1所示。

表 50-1 眼科专科检查

	右眼	左眼
裸眼视力	0.6	1.0
电脑验光	＋0.50/－0.75×169	－1.00/－0.25×104
眼睑	无下垂	无下垂
结膜	轻度充血	轻度充血
	上皮水肿	上皮水肿
角膜	层间白色沙漠样混浊	层间白色沙漠样混浊
	弥漫性分布	限于上方小切口周围
前房	中等深度,Tyn(－)	中等深度,Tyn(－)
虹膜	平伏	平伏

（续表）

	右眼	左眼
瞳孔	直径 3 mm，对光反射灵敏，RAPD（一）	直径 3 mm，对光反射灵敏，RAPD（一）
晶体	透明	透明
玻璃体	透明	透明
视盘	界清色淡红，C/D＝0.3	界清色淡红，C/D＝0.3
黄斑	中心凹反光（＋）	中心凹反光（＋）
周边视网膜	平伏	平伏

4. 实验室及影像学检查或特殊检查

相关检查如图 50-1～图 50-4。

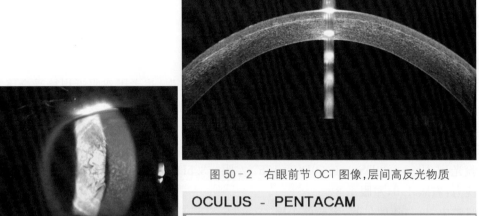

图 50-2 右眼前节 OCT 图像，层间高反光物质

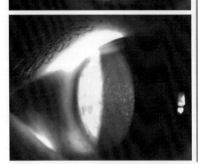

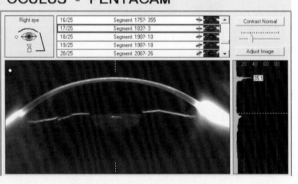

图 50-1 右眼裂隙灯下角膜层间 "撒哈拉"样混浊

图 50-3 右眼的眼前节分析仪 Pentacam 图像，层间高反光

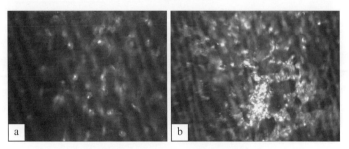

图 50-4 术后 3 天，右眼角膜共聚焦显微镜下表现

a. 角膜帽内前部基质；b. 透镜界面基质层间

共焦显微镜下见角膜上皮、后基质和内皮层正常。层间见大量直径约为 8～12 μm 的圆形细胞，强反光，聚集成簇或排列成行，细胞核形态不规则。根据浸润细胞的形态推测卵圆形的可能为多核巨细胞，小的圆形细胞可能为嗜酸性粒细胞或淋巴细胞

二、诊治经过

术后 1 天发现弥漫性层间角膜炎(DLK)后,即刻开始日间用 0.1% 氟米龙滴眼液频点,每 10 min 滴眼 1 次,每 2 h 重复 3 次,睡前妥布霉素地塞米松眼膏涂眼 1 次。术后 3 天复诊,双眼角膜层间反应显著减轻,裸眼视力,右眼 1.2-,左眼 1.2。0.1% 氟米龙滴眼液减为每 2 h 1 次,睡前妥布霉素地塞米松眼膏涂眼 1 次。术后 1 周复诊,仅右眼仍有层间反应,0.1% 氟米龙滴眼液减为每 3 h 1 次,左眼基本消退,按常规术后激素使用频率。术后 20 天复诊,右眼层间反应消退,视力 1.0,+0.25DS=1.2,按常规术后用药,如图 50-5 所示。

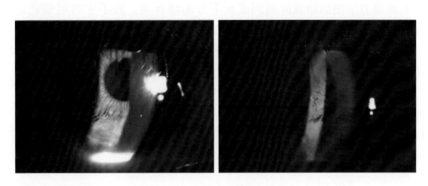

图 50-5　激素冲击治疗后 20 天,右眼角膜层间反应消失,恢复透明

三、病例分析

板层角膜激光术后弥漫性层间角膜炎,大多仅伴轻微畏光视物模糊等主诉。角膜瓣与基质层间散在或弥漫的沙尘状浸润灶,局限于层间而不向角膜瓣或深层基质延伸。前房及结膜反应轻或无。DLK 已明确是非感染性炎症反应,层间异物引发的过敏性或毒性反应可能是其病因。

1. 病程特点

多为术后 1~5 天发生在角膜瓣下基质层间局灶或弥漫的白色颗粒状炎性浸润灶,也可能由于上皮缺损而导致迟发性 DLK。本例发生于术后第一天,最为常见。DLK 病程为自限性,但严重时可导致角膜溶解和最佳矫正视力下降。早期诊断和充分治疗 DLK 可避免影响视觉质量的后遗症发生,提高 LASIK 术后视觉效果,本例确诊后使用激素冲击治疗 3 天即获得显著效果,视力恢复至 1.2,较轻的左眼于治疗后 1 周即消退,右眼 3 周消退,角膜恢复透明,对视力无影响。

2. 病理分期

Linebarger 按准分子激光原位角膜磨镶术后 DLK 炎症细胞浸润进程分为 4 级:1 级,角膜瓣周边部轻度的炎症细胞的无菌性浸润;2 级,炎症细胞向瓣中央或弥漫性的发展;3 级,进一步发展,侵入光学区,形成致密白色团块状细胞聚集,周边部相对较轻,并引起视力下降;4 级,胶原酶释放基质溶解继发瘢痕形成、远视漂移、最佳矫正视力减退。本病例的右眼属 2 级,左眼属 1 级。

3. 鉴别诊断

感染性角膜炎:DLK 首先需与感染进行鉴别,感染性角膜炎浸润呈单一特别明显的炎症区域,有睫状充血和分泌物增多,炎症侵入角膜瓣角膜基质内,角膜混浊随时间进展而加重,可伴有明显的前房反应,可有角膜上皮缺损,角膜刮取物微生物培养可呈阳性。

四、处理方案及基本原则

对于轻度和周边浸润DLK(1及2级)仅予局部糖皮质激素眼水频滴,密集炎性细胞累及角膜中周部时联合糖皮质激素静脉滴注(3级),严重病例(4级)需要掀瓣冲洗,但易诱发散光。

五、要点与讨论

层间异物引发的过敏性或毒性反应可能是其病因。LASIK术后DLK多发生在瓣缘,与瓣复位时灌注液冲刷不够,水流动力学使油脂或碎屑回流至下方瓣缘有关。故手术时可望通过彻底冲刷瓣蒂组织碎屑或油脂,在完全覆盖角膜瓣的水流中迅速复瓣来预防DLK。术后瓣缘因眼睑运动而潜在非严密状态也可能是一个因素,可通过严格原位复瓣并吸干瓣周多余水分来保持瓣的良好贴附。SMILE术后DLK报道不多,但多见于上方小切口附近,与分离器带入油脂或金属碎屑有关。

LASIK术后爆发性DLK多由于灌注液的成分问题,批量发生层间角膜炎。

此外,迟发性DLK可以发生于LASIK术后1～3月,较为罕见,中老年患者多见,与年长者睑板腺功能低下及干眼有关,也有报道与上皮缺损有关。

六、思考题

1. 通过本案例的分析,你是否能鉴别角膜激光术后弥漫性层间角膜炎和角膜感染?

2. 通过本案例的分析,你是否能给予本案例合适的治疗方案?

七、推荐阅读文献

1. Smith R J,Maloney R K. Diffuse lamellar keratitis—a new syndrome in lamellar refractive surgery [J]. Ophthalmology,1998,105:1721 - 1726.

2. Linebarger E J,Hardten D R,Lindstrom RL. Diffuse lamellar keratitis:diagnosis and management [J]. J Cataract Refract Surg,2000,26:1072 - 7077.

3. 姚佩君,周行涛,褚仁远,等. 准分子激光原位角膜磨镶术后弥漫性层间角膜炎的临床分析[J]. 中华眼科杂志,2009,45(7):601 - 606.

4. Zhao J,He L,Yao P J,et al. Diffuse lamellar keratitis after femtosecond laser refractive lenticule extraction [J]. J Cataract Refract Surg,2015,41(2):400 - 407.

薄角膜激光手术

一、病历资料

1. 现病史

患者,女,37岁,主诉"双眼近视25年,要求行屈光矫正手术"。近两年近视度数稳定,目前戴镜度数右眼-5.75D,左眼-3.00D。没有角膜接触镜配戴史。

2. 既往史

外伤手术史:无。

药物过敏史:无。

全身疾病史:无。

眼部疾病史:无。

家族史:无。

3. 体格检查

眼科专科检查如表51-1所示。

表51-1 眼科专科检查

	右眼	左眼
裸眼视力	0.1	0.25
电脑验光(自然瞳)	-6.25DS	-3.50DS/-0.75DC×180
主觉验光(自然瞳)	-6.00DS	-3.50DS/-0.50DC×180
最佳矫正视力	1.2	1.2
电脑验光(扩瞳)	-6.00DS	-3.25DS/-0.75DC×180
主导眼	右眼	
ADD(40 cm)	0	
眼睑	正常	正常
BUT	8 s	9 s
结膜	正常	正常
角膜	透明	透明

（续表）

	右眼	左眼
前房	深清	深清
虹膜	纹理清	纹理
暗瞳直径/mm	6.9	7.1
晶体	透明	透明
视盘	界清,C/D=0.3	界清,C/D=0.3
黄斑	中心反光（＋）	中心反光（＋）
周边视网膜	平伏	平伏
角膜 K 值	45.8D(见图 51-1)	45.6D(见图 51-2)
眼压/mmHg	14	16.5
角膜厚度/μm	486(见图 51-1)	484(见图 51-2)
眼轴/mm	24.80	23.95
角膜直径 W-W/mm	11.3	11.4

4. 实验室及影像学检查或特殊检查

Pentacam 眼前节分析:除角膜厚度薄以外,角膜曲率和高度分布都正常(右眼见图 51-1,左眼见图 51-2)。

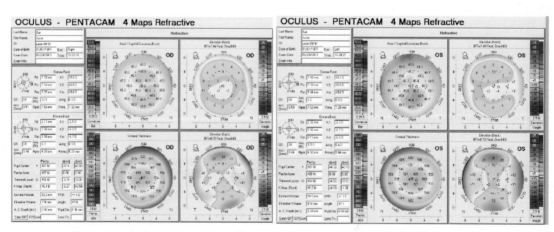

图 51-1　右眼 Pentacam 图　　　　图 51-2　左眼 Pentacam 图

二、诊治经过

患者,双眼近视、薄角膜拟行角膜屈光手术,在当地医院就诊,认为角膜太薄不能行 LASIK 手术,故来我院就诊。经过眼科和屈光专科详细检查,诊断为"双眼稳定性近视、薄角膜"。给予全飞秒 SMILE 手术,双眼帽厚度设为 $100~\mu m$,透镜厚度右眼 $116~\mu m$、左眼 $86~\mu m$,双眼均保留基质床厚度 $270~\mu m$。术后常规抗生素滴眼液一周、0.1%氟米龙滴眼液 3 周,以及人工泪液需要时使用。术后随访 1 年,双眼裸眼视力均稳定在 1.2。

三、病例分析

1. 病史特点或术前小结

(1) 病史询问:该患者为成人近视,近两年屈光度稳定,有屈光手术摘镜的意愿。

(2) 全身情况:无系统性疾病史,无眼部疾病和外伤手术史,无家族遗传性疾病史。

2. 诊断与诊断依据

(1) 患者为成年人。

(2) 近视十余年,近两年近视度数改变小于50度。

(3) 验光结果:右眼−6.0DS=1.2,左眼−3.50DS−0.50DC180=1.2。

(4) Pentacam显示:双眼角膜厚度薄,右眼486 μm,左眼484 μm,角膜前后表面曲率和高度正常。

基于以上分析,诊断为成人稳定性近视、薄角膜。

3. 鉴别诊断

1) 进展性近视

多见于学龄期儿童和部分青少年,表现为近视度数每年增加不低于0.50D,多伴随眼轴的增长。

2) 薄角膜的鉴别诊断

(1) 先天性薄角膜:除角膜厚度薄以外,其他角膜地形图数据都是正常,常是双眼对称,厚度通常小于500 μm,但角膜前后表面曲率和高度都正常。

(2) 圆锥角膜:表现为角膜厚度变薄,常伴有曲率增高和后表面高度增高,常常出现在角膜中央偏下方,并且双眼往往表现出不对称性。

(3) 边缘角膜变性:表现为角膜周边部变薄和曲率改变,中央角膜不受累。

四、处理方案及基本原则

薄角膜屈光手术的基本原则是安全第一。在排除圆锥角膜并且角膜厚度>450 μm 的前提下可以选择角膜激光手术,原则上选择对角膜生物力学影响相对较小的手术方式,并且在手术方案设计时保留安全角膜基质床厚度。在角膜厚度<450 μm 或者角膜地形图有异常表现的情况下,选择屈光晶体手术。

(1) LASEK:对角膜生物力学的影响小于板层手术,适用于角膜地形图无异常,且角膜最薄厚度大于450 μm,安全基质床厚度为360 μm。

(2) SMILE:对角膜生物力学的影响小于LASIK,适用于角膜地形图无异常,且角膜最薄厚度大于480 μm,安全基质床厚度为270 μm。

(3) ICL/TICL:屈光晶体手术对角膜没有影响,适用于不适合角膜激光手术的患者。

五、要点与讨论

1. 角膜厚度在激光手术中的意义

角膜厚度是维持角膜生物力学的重要因素。近视激光手术中的操作对角膜生物力学都会造成一定程度的影响,包括制作角膜瓣以及在角膜基质上行消融或切割,因此,为了维持角膜生物力学特性,最大限度避免角膜扩张,我们必须把握好激光手术的指征,其中角膜厚度就是非常重要的具体指标。目前大家对激光手术的角膜厚度指征有如下共识:表层手术(LASEK和Epi-LASIK)角膜最薄点厚度不低于

450 μm,术后剩余角膜厚度不低于 360 μm;板层手术(包括机械刀 LASIK 和飞秒激光辅助 LASIK)角膜最薄点厚度不低于 480 μm,术后剩余角膜基质床厚度不低于 270 μm 同时不低于原角膜厚度的一半;SMILE 手术尚缺乏大样本循证医学数据,其角膜厚度指征参考板层手术。

除角膜厚度以外,角膜前后表面形态也是激光手术指征的重要参数。通过 Pentacam 眼前节分析获得角膜前后表面曲率、高度以及角膜厚度的全面数据,并进行计算分析,可以提供详细信息来判断是否符合激光手术指征。

2. 如何测量和评估角膜厚度

角膜厚度的测量方法从最早的 A 超发展到现在的 Sheimpflug 与光学相关断层扫描,从只能手工测量角膜中央厚度,进展到全自动非接触快速成像同时获得角膜各位置的厚度、高度和曲率,再利用强大的数据分析软件计算得到一系列角膜前后表面规则性、对称性与圆锥角膜相关参数。技术的革新为更早期发现亚临床圆锥角膜、更准确获取角膜厚度和形态特征提供了有力支持。需要注意的是:不同测量仪器测得的角膜厚度存在一定系统误差,因此在做比较的时候一定要用同一台仪器。目前激光术前最常用的是 Pentacam,与它相比,另两台 Scheimpflug 仪测得的角膜厚度稍偏厚,而前节 OCT 测得的角膜厚度偏薄。

Pentacam 眼前节分析仪不仅可以测量角膜各点角膜厚度,而且对厚度分布也进行分析,给出角膜厚度分布相关参数。从角膜厚度图上,我们可以获得瞳孔中央厚度、最薄点厚度和角膜顶点厚度的数值和位置,以及角膜厚度从中央到周边的梯度变化情况,给出 PTI(厚度增加百分比)的平均值 Avg,正常值为 0.8~1.2,>1.2 提示角膜有扩张的趋势。

3. 先天性薄角膜和圆锥角膜在 Pentacam 图上的解读要点

鉴别先天性薄角膜和圆锥角膜,尤其是早期圆锥角膜,必须综合考虑角膜前后表面曲率、厚度和高度的关键参数。Pentacam 眼前节分析仪的解读要点包括:

(1) 角膜前表面最大曲率、规则性和对称性参数,以及前表面圆锥参数 TKC。

(2) 角膜后表面高度,以最佳拟合球面半径 8 mm 为参考,高度大于 13 mm 为可疑圆锥,大于 16 mm 为典型圆锥。

(3) 角膜厚度最薄点小于 450 μm 不考虑手术,平均厚度分布百分比 APPI>1.2 提示有扩张趋势。

(4) BAD 早期圆锥诊断。

先天性薄角膜在角膜地形图上表现为以下特点:①角膜各部位厚度均匀薄,中央角膜厚度小于 500 μm;②角膜前后表面曲率和高度的关键参数均正常。

六、思考题

如何把握薄角膜激光手术的指证?

七、推荐阅读文献

1. 周行涛,褚仁远.眼前节全景仪[M].上海:复旦大学出版社,2009.

2. 周行涛,王晓瑛,褚仁远.飞秒激光、LASEK/Epi-LASIK 及 ICL 手术[M].上海:复旦大学出版社,2010.

3. 周行涛,丁岚.圆锥角膜 Pentacam 解析[M].上海:上海科学技术文献出版社,2014.

远视眼的激光矫正手术

一、病历资料

1. 现病史

患者,男性,29岁,主诉"左眼自幼视力差"。患者自幼年期,无明显诱因下,家人发现其左眼视力差,无头位偏斜,无明显复视、视物变形、眼胀、眼痛、畏光流泪等症状。年幼时曾戴镜矫正,但未能坚持,近年来自觉视疲劳严重,特别在长时间近距离用眼时,为行进一步治疗来我院就诊。

2. 既往史

系统回顾:自幼健康,无特殊。

家族遗传史:否认家族遗传性疾病。

预防接种史:按社会要求接种。

外伤手术史:否认。

过敏史:否认。

戴镜史:年幼时曾配戴框架眼镜,但弱视好转后未能坚持,5年前尝试配戴隐形眼镜,但易引起眼红眼痛,也未能坚持。近年来未配戴眼镜矫正。

3. 体格检查

眼科检查如表52-1所示。

表 52-1 眼科专科检查

	右眼	左眼
视力	裸眼:远 1.0 近 J1	裸眼:远 0.4 近 J6
	矫正:＋1.50/－0.25×110＝1.5	矫正:＋5.25/－0.75×15＝1.2
眼压	14.2 mmHg	16.7 mmHg
眼眶	无压痛,未及肿块	无压痛,未及肿块
泪器	压迫泪囊无溢脓,泪道冲洗畅	压迫泪囊无溢脓,泪道冲洗畅
眼睑	位置正常	位置正常
结膜	无充血	无充血
巩膜	无黄染/结节/葡萄肿	无黄染/结节/葡萄肿

（续表）

	右眼	左眼
角膜	角膜透明，FL（一），KP（一）	角膜透明，FL（一），KP（一）
前房	深浅可，Tyn（一）	深浅可，Tyn（一）
虹膜	纹理清，未见新生血管，无周边前粘连	纹理清，未见新生血管，无周边前粘连
瞳孔	圆，直径 3 mm×3 mm，对光反射灵敏	圆，直径 3 mm×3 mm，对光反射灵敏
晶状体	透明	透明
玻璃体	清	清
视乳头	色淡红，界清，C/D0.3	色淡红，界清，C/D0.3
黄斑	未见明显异常	未见明显异常
视网膜	平伏	平伏

4. 实验室及影像学检查或特殊检查

（1）立体视：titmus 大于 400 s。

（2）屈光专科检查：结果如表 52 - 2 所示。

（3）左眼术前角膜地形图：如图 52 - 1 所示。

表 52 - 2 屈光专科检查结果

	右眼	左眼
视力	远 1.0 近 J1	远 0.4 近 J6
电脑验光	＋1.00/－0.25×110	＋4.75/－0.75×15
自然瞳主觉验光	＋1.00/－0.25×110 ＝ 1.5	＋4.75/－0.75×15 ＝ 1.2
散瞳主觉验光	＋1.50/－0.25×110 ＝ 1.5	＋5.25/－0.75×15 ＝ 1.2
暗瞳直径/mm	7.5	7.1
角膜厚度/μm	604	606
眼轴长度/mm	23.86	22.26
WTW/mm	12.3	12.3
像差	＋1.48/－0.17×108	＋5.44/－0.81×9

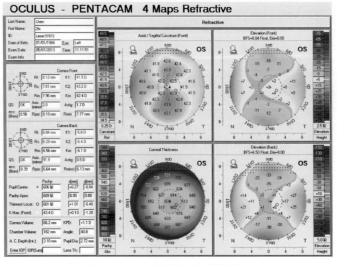

图 52 - 1 左眼术前角膜地形图

（4）实验室与辅助检查

胸片：心肺未见明显活动性病变。

心电图检查：窦性心律。

二、诊疗经过

患者入院后完善相关检查，于表面麻醉下行左眼飞秒 LASIK 手术。术中诊断：左眼高度远视，双眼屈光参差。激光切削参数：+4.75/－0.75×15；光学区 6.75 mm；切削深度 87 mm；切削时间 44 s。术中跟踪良好，术后即刻配戴角膜绷带镜。术后予以托百士眼水（术眼，一日 4 次），0.1％氟美瞳眼水（术眼，一日 4 次）抗炎对症治疗。密切观察病情。

术后第一天：患者左眼视力 1.0/J1，屈光度 +1.00/－0.25×10＝1.2，角膜地形图如图 52－2 所示。

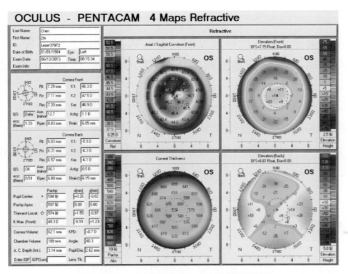

图 52－2　左眼术后第一天角膜地形图

术后两年：患者左眼视力 1.0/J1，屈光度 +1.25/－0.25×10＝1.2，角膜地形图如图 52－3 所示。立体视：titmus 100 s。

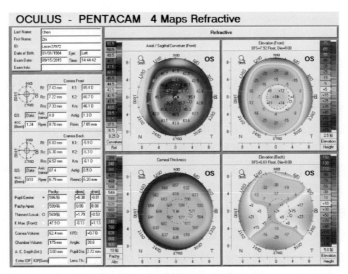

图 52－3　左眼术后两年角膜地形图

三、病例分析

1. 病史特点或术前小结

(1) 病史询问:注重问诊技巧和病史资料的真实、系统及全面。

(2) 全身情况:除了上述重要主诉问询,同样要询问患者的诱因、就诊经过和全身情况。

2. 诊断与诊断依据

(1) 患儿,男性,29 岁,主诉"自幼左眼视力差"。

(2) 近年来自觉视物疲劳,特别在长时间近距离用眼时。

(3) 屈光度:右眼 $+1.50/-0.25\times110=1.5$;左眼 $+5.25/-0.75\times15=1.2$ 。

(4) 眼轴长度:右眼 23.86 mm,左眼 22.26 mm。

基于以上几点分析:初步诊断为左眼高度远视,双眼屈光参差。

3. 鉴别诊断

视疲劳症状的鉴别:视疲劳是目前眼科常见的一种疾病,患者的症状多种多样,常见的有近距离工作不能持久,出现眼及眼眶周围疼痛、视物模糊、眼睛干涩、流泪等,严重者头痛、恶心、眩晕。引起视疲劳的常见的原因有:

(1) 屈光不正:包括近视、远视、散光没有得到准确矫正,严重的屈光参差。

(2) 眼位不正:如隐斜患者随年龄增长双眼融合能力下降。

(3) 其他疾病:如干眼、青光眼时眼压高、眶上神经痛以及副鼻窦炎都可引起视疲劳。

本例患者出现视疲劳的原因为双眼严重的屈光参差、双眼远视左眼高度远视未予矫正。

四、处理方案及基本原则

屈光参差会严重影响视功能,破坏双眼单视,导致斜视、弱视发生,而且屈光参差发生年龄越小,对视功能的影响越严重。因此,对少年儿童的屈光参差要早期发现,充分矫正,尽早配镜,并坚持戴镜。对于成人,往往不能耐受屈光参差的框架眼镜,因此常用的治疗方式为隐形眼镜或屈光手术治疗。目前准分子激光手术已被广泛应用于成人远视、近视、散光的矫治,其近期、远期疗效已得到临床的充分肯定。

五、要点与讨论

1. 远视眼的临床特点

(1) 视力及视力障碍:远视眼的视力好坏与远视程度有密切关系。轻度远视可被调节作用所代偿而不出现视力降低。调节力的强弱也与裸眼视力有很大关系。轻度或中度远视,如其调节功能强,常可借调节作用矫正其远视,故对外界目标均能看清。随年龄的增长,调节力渐减,隐性远视逐渐转化为显性远视。这样,不仅远视力减退,近视力更易出现障碍。因此,矫正远视以提高视敏度是很重要的。

(2) 视疲劳及全身症状:由于远视眼无论看远或视近都必须动用调节作用,故除远视度数小且年龄又轻者外,在看书写字或其他视近工作时,很易产生视疲劳。视近用眼稍久,则视力模糊,眼球沉重、压迫感,或酸胀感,或眼球深部作痛,或有不同程度的头痛。眼部容易引起结膜充血和流泪。头痛部位多在额部或眶上部,有时引起肩胛部不适、偏头痛,甚至恶心、呕吐等症状。这些症状都是因动用调节作用引起的,故称为调节性视疲劳。此种视疲劳的特点是:如闭目休息暂停用眼或戴上合适的凸透镜后,症状即可消失或明显减轻;但如再继续阅读或书写等视近用眼时,又会出现同样的视疲劳现象。

（3）调节和集合联动失调：远视患者注视远目标时，两眼视线必须平行，即不需要集合，但必须调节；当两眼注视近目标时，其所用调节也常大于集合，造成调节和集合联动关系的失调，轻者可成为内隐斜，重者便出现内斜视。

（4）远视眼的前部和眼底变化：远视眼的前部和眼底变化存在于较高度数的远视，通常眼球比较小。外观眼球呈轻度凹陷状。前房浅、瞳孔较小。远视眼由于经常调节紧张，结膜充血，可伴有慢性结膜炎，睑腺炎及睑缘炎者。远视眼由于 Alpha 角大，视轴常在光轴的鼻侧，故外观呈假性外斜视状。

2. 屈光参差的临床症状

（1）轻度屈光参差可无任何症状。

（2）单眼视：屈光参差超过一定程度，双眼单视功能被破坏。在视觉发育尚未成熟的阶段，为避免模糊物像的干扰，会不自主地对其采取抑制作用，患儿不是双眼单视，而是单眼单视，即只用视力较好的眼视物，另一眼则废弃不用。单眼视力无正常的深度觉和立体视觉。

（3）弱视：形成单眼视后，主视眼的视网膜不断受到正常的视觉刺激，并通过视路将视觉信息传递至视中枢形成视觉，其视功能可以得到正常发育。废用眼模糊不清的物像及其产生的信息被抑制，视中枢对该眼的视觉信息不发生反应，久之形成弱视。

（4）斜视：弱视眼不一定伴有斜视，但如果该眼视功能长时间被抑制而废弃不用，则容易出现斜视。

3. 飞秒 LASIK 治疗远视眼

LASIK 是种通过激光准确定位、安全切削眼角膜的基质层来矫正视力的主流眼科手术方式之一，LASIK 的手术对角膜的损害小，无痛感，安全性高，术后恢复快，并发症少，不留瘢痕，适用于各种不同程度的屈光性近视和远视患者的视力矫正，备受医师和患者青睐。研究表明，对于远视性屈光参差，采用 LASIK 屈光矫正可以改善同时视、立体视功能和融合范围。近年来，采用飞秒激光制作 LASIK 角膜瓣，进一步降低了术中术后并发症，提高了手术安全性、预测性和有效性。

六、思考题

1. 通过本案例的分析，你对远视眼屈光参差分析的过程与规范有何体会？
2. 通过案例的分析，你对飞秒 LASIK 的治疗远视眼有哪几方面的提高？

七、推荐阅读文献

1. Antonios R，Arba Mosquera S，Awwad S T. Hyperopic laser in situ keratomileusis：Comparison of femtosecond laser and mechanical microkeratome flap creation［J］. J Cataract Refract Surg，2015，Aug；41(8)：1602 - 1609.

2. Sher N A. Hyperopic refractive surgery［J］. Curr Opin Ophthalmol，2001，Aug；12(4)：304 - 308.

3. 石明华，蒋海翔，牛晓光，等. 角膜屈光手术对成人和青少年远视性屈光参差性弱视的临床意义［J］. 国际眼科杂志，2014，14(3)：509 - 512.

4. 美国眼科学会. 眼科临床指南［M］. 赵家良，译. 2 版. 北京：人民卫生出版社. 2013：83 - 130.

案例 53

部分调节性内斜

一、病历资料

1. 现病史

患者,女性,3岁,家长主诉"发现患儿左眼向内偏斜1年"。家长发现患儿从2周岁开始无明显诱因下出现左眼向内偏斜,不伴眼红、眼痛、畏光等不适,半年前至我院就诊,扩瞳验光后诊断为双眼远视、共同性内斜视。予按阿托品扩瞳验光后远视度数足配,嘱配镜常戴,半年后复诊。家长诉戴镜后斜视有所好转。

2. 既往史

个人史:足月剖腹产,发育中等,体重偏轻。

家族史:父母均低度近视,无其他眼病史。

外伤手术史:否认。

过敏史:否认。

传染病史:否认。

3. 体格检查

眼科专科检查如表53-1所示。

表53-1 眼科专科检查

	右眼	左眼
视力	不配合	不配合
眼压	16 mmHg	15 mmHg
眼睑	无下垂	无下垂
结膜	无充血	无充血
角膜	透明	透明
前房	中等深度,Tyn(一)	中等深度,Tyn(一)
虹膜	平伏	平伏
瞳孔	直径3 mm,对光反射灵敏,RAPD(一)	直径3 mm,对光反射灵敏,RAPD(一)
晶体	透明	透明

（续表）

	右眼	左眼
玻璃体	透明	透明
视盘	界清色淡红,C/D=0.3	界清色淡红,C/D=0.3
黄斑	中心凹反光(＋)	中心凹反光(＋)
周边视网膜	平伏	平伏

4. 实验室及影像学检查或特殊检查

（1）睫状肌麻痹验光：

阿托品眼水,tid,3 天后剪影验光：

R：＋4.50DS

L：＋6.00DS/－1.00DC×20

矫正视力不合作。

（2）斜视度检查：

① 角膜映光法 33 cm：sc＋25°

cc＋10°

② 三棱镜 33 cm：

sc　REF　＋85$^\triangle$　　　　cc　REF　＋30$^\triangle$

　　LEF　＋85$^\triangle$　　　　　　LEF　＋30$^\triangle$

③ 注视性质：中心注视。

④ 眼球运动：双眼各方向运动无明显受限,内转较强。

⑤ 特殊体征：Bielschowsky 征(－)。

⑥ 代偿头位：无明显代偿头位。

⑦ A/V 征：无。

⑧ 眼球震颤：无。

⑨ 眼睑改变：无。

眼位诊断如图 53－1、图 53－2 所示。

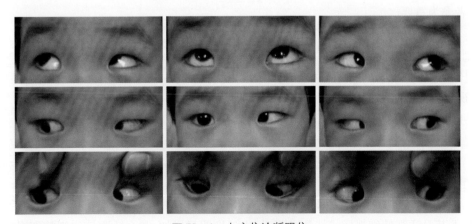

图 53－1　九方位诊断眼位

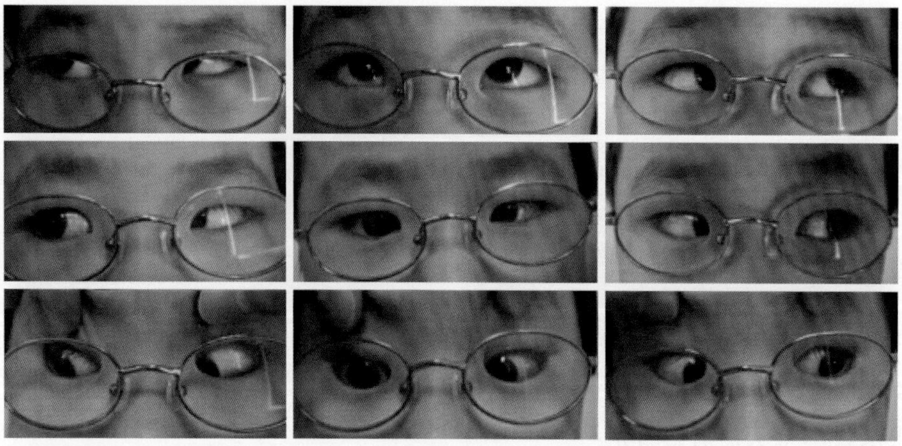

图 53 - 2   戴镜时九方位诊断眼位

二、诊治经过

患儿半年前就诊时，按阿托品扩瞳验光度数足配眼镜，配戴后家长诉内斜程度减轻，查体示戴镜时仍见内斜＋10°。因患儿视力检查不合作，故暂不能确定弱视诊断，故予以随访，嘱家长教患儿看视力表，以便明确弱视诊断，再考虑斜视矫正术。

三、病例分析

部分调节性内斜视是内斜视中最常见的类型。其内斜的一部分是由于调节增加所致，另一部分是由于解剖因素、先天性融合功能发育不良，或由于完全调节性内斜视未及时治疗导致内直肌功能过强所致。患者常有中度远视及较明显的屈光参差，部分患者常合并垂直斜视，下斜肌功能亢进及 DVD 等。AC/A 比率正常。

1. 病史特点或术前小结

询问病史时需了解内斜开始的时间，如果发生在出生后 6 个月内的则为先天性内斜。有些家长会观察到患儿歪头注视物体的习惯，这是伴有斜肌异常的表现。另外，是否有佩戴眼镜的病史对于部分调节性内斜视者尤为重要。

2. 诊断与诊断依据

（1）双眼交替性内斜视。

（2）阿托品扩瞳验光显示中高度远视。

（3）远视眼镜戴镜时仍见内斜，但斜视度较裸眼时明显减少。

基于以上几点分析：初步诊断为部分调节性内斜视。

3. 鉴别诊断

（1）完全调节性内斜视：内斜度完全由于远视性屈光不正引起，充分麻痹睫状肌或戴全矫眼镜后内斜可矫正达正位。

（2）非屈光性调节性内斜视：又称高 AC/A 或集合过强型内斜。伴或不伴远视，戴镜后斜视度无改变。看近时，尤其是注视精细视标或精神紧张时，内斜度明显增加，戴全矫眼镜注视精细视标（调节性视标）时，其视近内斜度比视远内斜度大 20$^{\triangle}$ 以上。视远时内斜可消失。

四、处理方案及基本原则

对于部分调节性内斜视的治疗,首先应完全矫正远视,同时治疗弱视。3 个月后复查视近、视远斜视度变化。如果内斜视减少,但仍残留 10$^\triangle$ 以上的内斜视,则应手术治疗,将残留内斜部分手术矫正。调节性内斜视部分应继续戴镜。有些家长不愿意让患儿戴镜,要求把所有斜视度都通过手术来矫正,是不恰当的,应该给家长讲明,即使手术把斜视完全矫正,术后不戴眼镜,斜视还会复发。手术量应根据视远斜视度来设计,手术方式以减弱单眼或双眼内直肌为主。

五、要点与讨论

1. 调节性内斜视的手术时机

共同性内斜视会引起视野缩小,对视觉发育影响较外斜视更大,因此主张在弱视训练的同时尽早手术治疗。但对于完全性调节性内斜视,只需要佩戴眼镜矫正远视,消除调节引起的集合,内斜视即可消失。如果戴镜后或睫状肌麻痹后仍存在大于 10$^\triangle$ 内斜视,可以考虑手术矫正。如果既往没有戴镜史,可以先予以配镜足矫 3 个月后复查斜视度数,再行手术治疗。

2. 手术量设计

部分调节性内斜视的手术量应以睫状肌麻痹后或者佩戴足矫眼镜时测得的残余内斜视度数为目标矫正量,术后继续佩戴眼镜矫正调节引起的内斜视,待眼球发育后随远视度数降低,调节部分的内斜视会相应减轻至消失。

六、思考题

1. 通过本案例的分析你临床上看到的儿童内斜视诊疗流程是什么?
2. 内斜视的手术时机是什么?

七、推荐阅读文献

1. 葛坚,赵家良,黎晓新.眼科学[M].2 版.北京:人民卫生出版社,2014.
2. 杨景存.眼外肌病学[M].郑州:郑州大学出版社,2003.

案例 54

完全性调节性内斜视

一、病历资料

1. 现病史

患者,男性,4 岁,主诉"家属发现患者眼睛往内偏斜半年"。半年前无明显诱因下家长发现患儿眼睛往内偏斜,刚开始只是间歇性发作,后来逐渐变成持续性,尤其是在看近物或玩玩具的时候,今为求进一步诊治来我院门诊。

2. 既往史

眼部疾病史:否认。

家族史:母亲未见明显异常,父亲有弱视病史。

个人史:足月顺产。

用药史:否认。

外伤史:否认。

手术史:否认。

过敏史:否认。

3. 体格检查

眼科专科检查如表 54 - 1 所示。

表 54 - 1 眼科专科检查

	右眼	左眼
视力	+5.00DS=0.7	+2.00DS=1.0
眼压	16 mmHg	15 mmHg
眼睑	无下垂	无下垂
结膜	无充血	无充血
角膜	透明	透明
前房	深、清	深、清
虹膜	平伏	平伏
瞳孔	直径 3 mm,对光反射灵敏,RAPD(一)	直径 3 mm,对光反射灵敏,RAPD(一)

（续表）

	右眼	左眼
晶体	透明	透明
玻璃体	透明	透明
视盘	界清色淡红,C/D=0.3	界清色淡红,C/D=0.3
黄斑	中央反光凹(+)	中央反光凹(+)
周边视网膜	平伏	平伏
斜视检查		
角膜映光	+15°(见图 54-1),右眼主斜眼,戴镜后眼位正常(见图 54-2)	
眼球运动	未见明显异常	
遮盖试验 Sc	近 33 cm	远 5 m
	REF:40△ 内斜	30△ 内斜
	LEF:40△ 内斜	30△ 内斜
A/V 征	无	
代偿头位	无	
特殊体征	无	
注视性质	双眼均为中心注视	
眼球震颤	无	
眼睑改变	无	

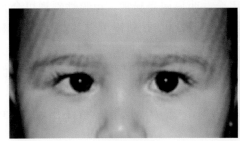

图 54-1　右眼内斜视,约 15°

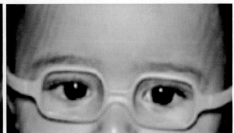

图 54-2　戴镜后眼位正位

4. 实验室及影像学检查或特殊检查

头颅 MRI 检查:未见明显异常。

B 超检查:未见肌肉明显增粗肥厚等现象,眼眶内未见明显异常。

二、诊治经过

患者,男性,4 岁,主诉"家属发现患者眼睛往内偏斜半年"。半年前无明显诱因下家长发现患儿眼睛往内偏斜,刚开始只是间歇性发作,后来逐渐变成持续性,尤其是在看近物或玩玩具的时候,根据眼科专科检查和辅助检查,初步诊断为"完全性调节性内斜视,右眼弱视"。治疗:①佩戴眼睛;②遮盖左眼;③三个月眼科复诊。

三、病例分析

1. 病史特点或术前小结

1) 病史询问

(1) 频率:多长时间发生一次内斜?

(2) 眼别:哪只眼睛出现内斜?

(3) 发生时间:什么时候开始出现内斜的?

(4) 持续时间:内斜出现多长时间?

(5) 相关症状:有什么其他症状伴随内斜吗?

(6) 缓解因素:有什么情况可以使内斜缓解吗?

(7) 程度或性质:内斜的程度厉害吗?

2) 全身情况

除了上述重要的七点主诉问询,同样要询问患者的诱因、就诊经过和全身情况。该名患者头颅MRI 无异常,提示无神经性疾病所致内斜的可能,该名患者否认外伤史,排除机械性肌肉损伤所致内斜的可能。该名患者否认手术史,排除术后继发性内斜视的可能。

2. 诊断与诊断依据

(1) 发生年龄。

(2) 右眼高度远视,屈光参差。

(3) 戴镜后眼位完全正位。

基于以上几点分析:初步诊断为"完全性调节性内斜视,右眼弱视"。

3. 鉴别诊断

(1) 先天性内斜视:出生后 6 个月内发病,一般不合并明显屈光异常。单眼性斜视可合并弱视。

(2) 基本型内斜视:常在 2 岁以后出现,没有明显调节因素,单眼斜视可合并弱视,无明显远视屈光不正,视远视近斜视度相同。

(3) 急性共同性内斜视:发病急,突然出现复视。多发生在 5 岁以后,因双眼视功能已健全所以才有复视。眼球运动无受限。

(4) 周期性内斜视:3～4 岁发病,内斜视呈周期性出现,一般为隔日斜视,在不出现之日可能仅有轻度斜视或隐斜。

四、处理方案及基本原则

本病治疗的基本原则是戴镜矫正和弱视治疗。

(1) 戴镜:矫正全部远视度数。

(2) 遮盖疗法:对于中度弱视(20/40～20/80),每天遮盖 2 h;对于重度弱视(20/100～20/400)每天遮盖 6 h。

(3) 阿托品治疗:对于中度和重度弱视,每周点两天,推荐周末。

五、要点与讨论

1. 调节功能的测量

四条直肌附着点距角膜缘的距离,依照内、下、外、上的顺序形成一个特殊的螺旋状,成为 Tillaux 螺旋(见图 54 - 3)。内直肌距离角膜缘最近,约 5.5 mm,因此在做胬肉切除手术时候,时刻关注内直肌止端,如图 54 - 4 所示。

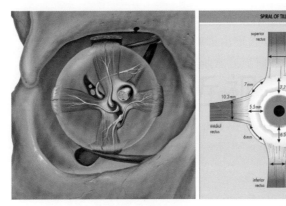

图 54 - 3　眼外肌的来源　　　　图 54 - 4　眼外肌的止端

2. Worth 4 点检查的意义

如果该患者检查 Worth 4 点检查,看到 2 个点,提示左眼被抑制;如果看到 3 个点,提示右眼被抑制;如果看到 4 个点,说明是正常眼;如果看到 5 个点,提示复视。

3. 遮盖和阿托品疗法的比较

阿托品和遮盖疗法对于中度弱视具有相似的疗效。研究表明,经过 6 个月随访,两种疗法都能将 75% 弱视眼提高到 0.6 或更好,或是比基线提高 3 行。不管哪种疗法,半年后推荐需要定期 4~6 周随访。

同时应注意阿托品的不良反应:可能产生皮肤、黏膜干燥、发热、面部潮红、心动过速等现象,少数患者眼睑出现发痒、红肿、结膜充血等过敏现象,若产生不良反应应立即停药。

六、思考题

1. 通过本案例的分析,你对完全性调节性内斜视病例分析的过程与规范有何体会?
2. 通过本案例的分析,你对阿托品的用药有什么认识,如何确保医疗安全?

七、推荐阅读文献

1. 葛坚,赵家良,黎晓新.眼科学[M].2 版.北京:人民卫生出版社,2014:270 - 281.

2. Justis P. Ehlers, Chirag P. Shah, Gregory L. Fenton. The Wills Eye Manual-Office and Emergency Room Diagnosis and Treatment of Eye Disease [M]. Fifth Edition. US. Lippincott Williams & Wilkins. February 20,2008. P173 - 175.

3. Daniel Kurtz, Nancy B. Carlson. Clinical Procedures for Ocular Examination [M]. Third Edition. US. October 17,2003. Chapter 1.

4. The Pediatric Eye Disease Investigator Group. A Randomized Trial of Atropine Regimens for Treatment of Moderate Amblyopia in Children [J]. Ophthalmology, 2002, Mar: 120(3):387 - 388.

案例 *55*

先天性内斜

一、病历资料

1. 现病史

患者,男,2岁,家长主诉"患儿出生4月时出现眼睛向里面偏斜至今"。患儿自出生4月时起出现眼向内偏斜,双眼都有出现,不伴眼红、眼痛等不适,视力情况不详,为求诊治至我院门诊。

2. 既往史

家族史:否认。

用药史:否认。

预防接种史:随社会。

外伤手术史:否认。

早产吸氧史:否认。

过敏史:否认。

3. 体格检查

眼科专科检查如表55-1所示。

表55-1　眼科专科检查

	右眼	左眼
视力	不会	不会
屈光度	+3.0DS	+3.25DS
眼压	指测正常	指测正常
眼睑	正常	正常
结膜	正常	正常
角膜	透明	透明
晶体	透明	透明
玻璃体	透明	透明
视盘	界清色淡红,C/D=0.3	界清色淡红,C/D=0.3
黄斑	中央反光(+)	中央反光(+)

4. 实验室及影像学检查或特殊检查

斜视专科检查如表 55-2 所示。

表 55-2 斜视专科检查

			33 cm	5 m
眼位检查（见图 55-1）	SC	REF	+90△	+90△
		LEF	+90△	+90△
	CC	REF	+90△	+90△
		LEF	+90△	+90△
主斜眼	无			
注视性质	双眼均为中心注视			
眼球运动	各方向眼球运动无明显异常			
特殊体征	无			
眼球震颤	无			
代偿头位	无			

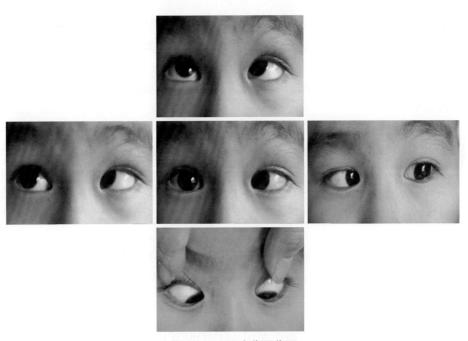

图 55-1 五方位眼位图

二、诊治经过

患者在我院斜视门诊，根据眼科和斜视专科检查，初步诊断为"先天性内斜视"，给予收治入院，拟行手术治疗。

三、病例分析

1. 术前小结

(1) 病史询问:发病在出生 6 个月以内,双眼交替出现内斜。

(2) 全身情况:无出生异常情况,无外伤手术史。

2. 诊断与诊断依据

(1) 出生 6 个月以内出现内斜视。

(2) 内斜度数较大,与调节没有关系

(3) 屈光度正常:+3.0DS。

(4) 眼球运动正常,也可合并 DVD 或下斜肌亢进。

(5) 无明显中枢神经系统异常或器质性眼病。

基于以上几点分析:初步诊断为先天性内斜视。

3. 鉴别诊断

1) 症状的鉴别

假性内斜视:由于内眦赘皮遮挡鼻侧部分巩膜,导致视觉上向内偏斜的假象,采用遮盖试验可鉴别。

2) 内斜视的鉴别诊断

按发病年龄分为先天性内斜视和后天性内斜视,前者发病在出生后 6 个月以内,后者发病在出生后 6 个月以后。按斜视类型分为共同性内斜视和非共同性内斜视。按是否与调节有关系分为调节性内斜视、部分调节性内斜视。

(1) 调节性内斜视:是由于过度使用调节,引起调节性辐辏过量所致,可分为屈光性调节性内斜、非屈光性调节性内斜。

① 屈光性调节性内斜:是远视屈光所致,由于过多使用调节而致调节性集合过强,每一屈光度调节都伴有若干棱镜度调节性集合,这种比例称调节性集合与调节之比,即 AC/A 比值,患者是否出现内斜,不仅取决于远视程度,也与融合性分开的储备力有关,患儿如无良好的矫正性融合反射,则形成内斜。以 2～3 岁为最多,也有 1/2～1 岁的,远视度较高,平均+4.0D。远近注视斜度相等,AC/A 比多正常,斜度一般中等,约 20～30△,开始为间歇性后转为恒定性。戴足矫正镜后内斜逐渐消失。

② 非屈光性调节性内斜:又称高 AC/A 型调节性内斜。1～4 岁发病,较屈光性调节性内斜稍晚。无屈光不正或度数较小,约+2.0D 左右。AC/A 比率高,注视近距物体发生过强的调节冲动,从而引起过度的调节性辐辏。正常的 AC/A 比率约为 3～5△/D,而此型可达 7△/D。视远可正位或轻度的内斜,视近则有 20～30°的内斜。

(2) 部分调节性内斜:也即调节性内斜+非调节性因素,又称混合性内斜。一部分是由于调节的增加所引起,另一部分可能由于解剖异常所致。发病年龄在 6 月～15 岁,双眼视功能低下,多合并单眼弱视、异常视网膜对应、分离性垂直偏斜(DVD)及下斜肌功能过强等。有中度或高度远视屈光不正,屈光不正矫正后,斜度减少,但不能完全消失。

(3) 非调节性内斜:在儿童早期发病,无明显远视,也可为近视,戴镜不能矫正,单眼性者多伴有弱视。

(4) 继发性内斜:包括下列情况:

① 继发于各种麻痹性斜视的内斜:眼球运动无障碍。

② 继发于术后的内斜:内斜欠矫、外斜过矫。

③ 知觉性内斜:因出生后早期眼部器质性病变,导致一眼视力低下,如角膜白斑,先天性葡萄膜炎,

视神经萎缩或其他眼底病。因幼儿集合力强,故一眼视力低下易引起内斜。

(5) 特殊型内斜:

① 小角度内斜:微小斜视一般在 10~15$^\triangle$ 之内的内斜视,外观表现不显著,往往在发现弱视存在时,才被检查出来。

② 周期性内斜:内斜呈规律性周期出现。

③ 急性内斜视:临床上偶然也见于年长儿童,甚至成年人突然出现复视,发生内斜,易与麻痹性内斜误诊。检查发现患者虽有同侧复视,但眼外肌各向运动皆好,无障碍呈现。

四、处理方案及基本原则

手术治疗:先天性内斜由于发病早,此时视觉发育基础差,易丧失双眼单视,故对手术时间,Parks 认为治疗越早越好,最迟宜在 2~2.5 岁前,矫正眼位或残留 10$^\triangle$(棱镜度)以下的内斜。

五、要点与讨论

关于手术时机,主要有两种观点:

第一种认为先天性内斜视的双眼视功能存在先天性的缺陷,早期手术不能获得双眼单视,只能取得周边融合。而且早期手术(4~18 个月)由于婴儿检查不能配合,所得结果常不能肯定,对一些 A-V 综合征、下斜肌亢进和 DVD 等一些伴发病,易被忽略,给手术设计增加了困难,欠矫和过矫率高,从功能和美容角度衡量,也不比晚期手术好。因此,主张在 2 岁或以后手术。

第二种认为早期手术获得功能性治愈的机会多,2 岁以后手术往往失去功能性治愈的机会,眼球筋膜及球结膜继发性挛缩造成手术困难。

目前主流观点认为早期手术使双眼正位或呈小于 8$^\triangle$~10$^\triangle$ 的内斜视,能使先天性内斜视患儿在术后获得粗略的立体视。

六、思考题

1. 通过本案例的分析,你对先天性内斜视的诊断有何体会?
2. 通过本案例的分析,你对先天性内斜视的治疗有哪几个方面的认识?

七、推荐阅读文献

李凤鸣,谢立信.中华眼科学[M].3 版.北京:人民卫生出版社,2014.9:2708-2712.

案例 56

远视弱视伴内斜

一、病历资料

1. 现病史

患儿，女性，4 岁，家长主诉"发觉患儿眼斜 3 年"。3 年前患儿家长发现患儿出现双眼眼位向内偏斜，左眼视力欠佳。不伴眼红、畏光、脓性分泌物等不适，曾于当地医院就诊，诊为双眼内斜。今为求进一步诊治来我院门诊。

2. 既往史

全身系统：否认全身性疾病。体格发育略迟缓。

家族史及个人史：否认家族性遗传性疾病。患儿早产剖腹产。

用药史：眼部用药见现病史，否认全身用药。

外伤手术史：否认。

过敏史：否认。

3. 体格检查

眼科专科检查如表 56 - 1 所示。

表 56 - 1　眼科专科检查

	右眼	左眼
视力	远视力：0.5	远视力：0.2
眼压	18 mmHg	19 mmHg
眼睑	无下垂	无下垂
结膜	无明显充血	无明显充血
角膜	透明	透明
前房	中深，Tyn(一)	中深，Tyn(一)
虹膜	纹理清，无前后粘连	纹理清，无前后粘连
瞳孔	直径 3 mm，对光反射灵敏，RAPD(一)	直径 3 mm，对光反射灵敏，RAPD(一)
晶体	透明	透明
玻璃体	透明	透明

（续表）

	右眼	左眼
视盘	界清色淡红，C/D＝0.3	界清色淡红，C/D＝0.3
黄斑	中央反光凹（＋）	中央反光凹（＋）
周边视网膜	平伏	平伏

4. 实验室及影像学检查或特殊检查

视光专科检查见表 56－2 所示。

表 56－2　视光专科检查

	右眼	左眼
眼轴	19.67 mm	19.05 mm
主觉验光（阿托品散瞳）	＋6DS/－1DC×5°	＋8DS/－0.5DC×170°
矫正视力	0.8	0.4
遮盖试验	内斜＋20△	内斜＋20～25△
眼球运动	无明显障碍	无明显障碍
有无代偿头位	无	无

其他无殊。

二、诊治经过

患儿初诊时发现双眼共同性内斜，眼轴略短，遂给予阿托品散瞳，确认屈光状态及矫正视力。主觉验光结果显示双眼远视，左眼弱视（中度），双眼共同性内斜。给予双眼远视足矫戴镜治疗。并嘱患儿家长，给予患儿每日遮盖右眼，训练左眼 3 h。定期眼科随访复查。

三、病例分析

1. 病史特点或术前小结

（1）病史询问：注重问诊技巧和病史资料的真实、系统及全面。此患儿需关注出生史，生长发育情况，有否伴有全身异常等情况等。

（2）全身情况：除了上述重要几点主诉问询，同样要询问患儿就诊经过和全身情况。尤其注重有无眼部器质性病变。需排除先天性白内障、视网膜母细胞瘤等疾病。

2. 诊断与诊断依据

（1）家长首先发现患儿双眼眼位不正，出生后不久即发现。

（2）有生长发育缓慢的表现。

（3）眼部检查无器质性病变，屈光检查发现共同性内斜，双眼远视，单眼矫正视力低下。

（4）辅助检查未显示明显异常。

基于以上几点分析：初步诊断为双眼远视，左眼弱视，双眼共同性内斜。

3. 鉴别诊断
(1) 内斜:常见于调节性内斜,或部分调节性内斜。小儿单眼麻痹性内斜少见。
(2) 远视:常见于生理性远视。
(3) 弱视:常见于形觉剥夺性弱视、屈光参差性弱视、斜视性弱视及屈光性弱视。

四、处理方案及基本原则

本病治疗的关键是矫正屈光不正和正规长期的弱视治疗。

1. 矫正屈光不正

大多数弱视儿童都伴有不同程度的屈光不正,屈光不正的矫正是弱视治疗的基础和关键。通过戴镜矫正屈光不正,可以使视网膜上获得清晰的物象,在此基础上遮盖疗法又可以消除健眼对弱视眼的抑制作用。远视性屈光不正合并内斜视,配镜时应予以全部矫正,逆规散光和斜轴散光也应予以全部矫正。屈光不正矫正治疗本身也可帮助改善视觉缺陷,增强遮盖疗法的依从性。

2. 弱视治疗

(1) 遮盖疗法:是一种传统的治疗方法,它是目前弱视治疗中沿用最久,并且是最经济有效的一种治疗方法。通过对优势眼的遮盖,来减缓或消除优势眼对弱视眼的抑制作用,增加弱视眼的使用机会,促使弱视眼视力的提高恢复。对于伴有斜视或是屈光参差的弱视儿童,在戴矫正眼镜后同时给予近距离作业加上遮盖治疗,能更好地治疗弱视、提高视力。患儿和家长的依从性是治疗有效与否的关键。

(2) 压抑疗法:是利用过矫镜片、欠矫镜片或是点阿托品滴眼液压抑优势眼功能,促进弱视眼的视力提高,这种治疗方法对于轻、中度弱视、遮盖性眼球震颤、遮盖失败或需要维持治疗的儿童特别有效。

(3) 多媒体训练治疗:是集视觉生理刺激、精细目力训练、同时视和立体视训练为一体的,并同时将电脑游戏和治疗训练相融合,增加智利过程中的趣味性,提高患儿的积极性和依从性,提高弱视的治愈率。

(4) 药物治疗:弱视主要是为了改变神经元的活性,多巴胺是中枢神经系统重要的神经递质,能增加神经元的活性。胞二磷胆碱则是在中枢神经系统内刺激多巴胺的代谢,促进神经系统修复、功能再生。

五、要点与讨论

斜弱视治疗的要点:人类视觉发育可塑性关键期为 3～4 岁,敏感期为 7～10 岁。斜弱视的疗效及立体视的建立与治疗关系密切,年龄越小,疗效越好。斜弱视的患儿多伴有不同类型和程度的屈光不正,一般来说,先纠正屈光不正,再纠正弱视,尽可能提高矫正视力,最后再纠正斜视。

六、思考题

1. 通过本案例的分析,你对远视弱视伴内斜病例分析的过程与规范有何体会?
2. 通过本案例的分析,你对儿童斜弱视的治疗原则的认识有哪些提高?

七、推荐阅读文献

1. 葛坚,赵家良,黎晓新. 眼科学[M].2 版. 北京:人民卫生出版社,2005.

2. 中华眼科学会全国儿童斜视弱视防治学组. 弱视的定义、分类及疗效评价标准[J]. 中国斜视与小儿眼科杂志. 1996；4(3)；97.

3. Chen P L，Chen J T，Tai M C，et al. Anisometropic amblyopia treated with spectacle correction alone：possible factors predicting success and time to start patching [J]. Am J Ophthalmol，2007，143(1)：54 - 60.

4. Wallace D K，Pediatric Eye Disease Investigator Group，Edwards A R，et al. A randomized trial to evaluated 2 hours of daily patching for strabismic and anisometropic amblyopia in children [J]. Ophthalmology，2006，113(6)：904 - 912.

案例 57

固定性内斜视

一、病历资料

1. 现病史

患者,女性,52岁,主诉"双眼逐渐内斜10余年,近年有加重"。患者在10余年前慢慢出现内斜,并有复视。后复视消失,但内斜却日益明显,眼球活动度明显下降。近年内斜更加明显,同时右眼各方向活动差,左眼向外及上下活动基本受限,固定于内下斜位,左眼尤明显。为求进一步诊治来我院门诊。

2. 既往史

疾病史:无特殊。

家族史:父亲为高度近视。

用药史:目前无特殊用药。

外伤手术史:否认。

过敏史:否认。

3. 体格检查

眼科专科检查如表57-1所示。

表 57-1 眼科专科检查

	右眼	左眼
裸眼视力	0.05	0.04
矫正视力	0.5	0.2
屈光度	−16.00DS−1.25×175	−18.00DS−1.75×180
眼压	16 mmHg	15 mmHg
眼位	右眼内斜(+)35°	左眼不能正位注视,>+45° L/R20°
眼球运动	右眼向外,上下转均较差	左眼固定内下斜位,各方运动均受限
牵拉试验	(+)	(+)
角膜	(−)	表面有卷丝
前房	(−)	(−)
瞳孔	直径3 mm,对光反射灵敏	直径3 mm,对光反射灵敏

（续表）

	右眼	左眼
晶状体	密度增高	密度增高
玻璃体	轻度浑浊,见飘浮样物	轻度浑浊,见飘浮样物
视盘	乳头弧形斑,C/D=0.5	乳头弧形斑,C/D=0.5
黄斑	色素紊乱,萎缩病灶	色素紊乱,萎缩病灶
视网膜	豹纹状眼底	豹纹状眼底

4. 实验室及影像学检查或特殊检查

患者眼睛术前像如图 57 - 1 所示,术后像如图 57 - 2 所示。

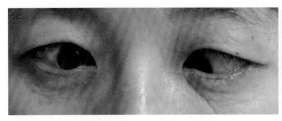

图 57 - 1　术前像

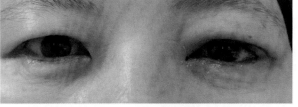

图 57 - 2　术后像

眼眶 CT:左眼上直肌轻度向鼻侧偏位。

二、诊治经过

行左眼改良的 Yokoyama 术,离断内直肌后将其悬吊缝合于原肌止端后 10~12 mm 处,勾取外直肌及上直肌,分离肌间膜及节制韧带,用短斜视钩将上直肌、外直肌从中间分开至止点后 14 mm 处。将上直肌外 1/2 肌腹、外直肌上 1/2 肌腹,作轻松结扎于角膜缘后 12 mm。术后予局部常规用药。术后眼位如图 57 - 2 所示。

三、病例分析

1. 病史特点或术前小结

（1）患者女性,中老年人,双眼高度近视。

（2）近几年发生内斜,并呈逐渐加重趋势,双眼程度稍不同,患眼固定于内转或内下转位,不能外转或合并上转受限。

（3）检查发现:眼球向外、上转部分或完全受限,固定于内下斜位,牵拉试验阳性。

（4）眼眶 CT:左眼上直肌轻度向鼻侧偏位。

（5）全身情况:无特殊。

2. 诊断与诊断依据

（1）近几年发生内斜,并呈逐渐加重趋势,双眼程度稍不同,患眼固定于内转或内下转位,不能外转或合并上转受限。

（2）检查发现:眼球向外、上转部分或完全受限,固定于内下斜位,牵拉试验阳性。

（3）有高度近视病史。

基于以上几点分析：初步诊断为高度近视性固定性内斜。

3. 鉴别诊断

（1）先天性眼外肌广泛纤维化综合征：是一种先天性眼外肌发育异常，多累及双眼。其病因不清，有家族遗传特性，有认为病变在运动神经或者肌肉本身。临床表现为上睑下垂，眼球固定在某一位置，向其他方向运动均有受限，可有代偿头位，牵拉试验阳性。与高度近视无明显相关性。

（2）慢性进行性眼外肌麻痹：病因不清，有神经核变性、肌肉营养不良等因素之说。疾病呈慢性进展表现，双眼上睑下垂为初始症状，眼球各方向运动逐渐受限，多无复视。被动牵拉试验有明显抵抗。与高度近视无明显相关性。

（3）重症肌无力：是一种自身免疫性疾病，具有缓解和复发的倾向。可有上睑下垂，某一或多条眼外肌受累，且有疲劳症、晨轻暮重等倾向，可有复视等症状。注射新斯的明等抗胆碱酯酶类药物后，症状迅速减轻或消失。

四、处理方案及基本原则

对于这类病例，手术治疗是唯一的选择。

五、要点与讨论

1. 高度近视与固定内斜关系

高度近视可合并固定性内斜视或内下斜视，近视度数往往非常高，在−15.0D以上，中老年多见。单眼或双眼可先后发病。患眼往往固定于内转或内下转位，不能外转或合并上转受限。高度近视合并固定性内斜或内下斜的发病机制不清，有人认为可能是由于眼轴过长，使眼外肌处于相对缺血状态，造成眼外肌的纤维化而影响眼球运动；或由于眼轴过长，使位于球壁与眶壁之间的眼外肌受压产生非特异性炎症，进而导致内直肌和或下直肌纤维化所致；或由于高度近视眼轴超长、眼容积较大，导致眼球在颞上象限由肌圆锥内"疝出"，改变了原有肌肉间的相互关系。扩张的眼球使内直肌拉紧，外直肌和上直肌位置改变造成了眼外肌矢量改变。上直肌向内直肌方向移位，导致机械性内收，眼球外转受限。外直肌向下直肌方向移位导致机械性下转，眼球上转受限，从而形成大角度内下斜视。通过CT影像学检查往往可观察到上直肌向内直肌方向移位，外直肌向下直肌方向移位。

2. 高度近视合并固定性内斜或内下斜视的治疗

仍以手术为主，但常规的内直肌减弱和外直肌加强手术不能取得满意效果。改良的Yokoyama手术，做上直肌的颞侧1/2和外直肌上1/2肌腹于肌止点后12～14 mm处连接术，使上直肌和外直肌接近肌腹处形成肌肉弹弓，重建物理性眼肌平面，并将增长的眼球推回肌锥来达到手术矫正眼位的目的。

六、思考题

1. 通过本案例的分析，你对高度近视性固定性内斜的诊断有何体会？
2. 通过本案例的分析，你对固定性斜视的鉴别诊断有哪些提高？

七、推荐参考文献

1. 李凤鸣，谢立信. 中华眼科学[M]. 3版. 北京：人民卫生出版社，2014.
2. 赵堪兴. 斜视弱视学[M]. 北京：人民卫生出版社，2011.

非调节性内斜视

一、病历资料

1. 现病史

患者,女性,13岁,家长主诉"自幼发现患儿眼睛向内偏斜"。患儿家长自幼(1岁左右)发现患儿一眼向内偏斜,以左眼为主,患儿自3岁起开始佩戴眼镜矫正内斜,无明显效果。不伴有眼部疼痛、眼红、畏光等不适。现为求进一步诊治来我院门诊。

2. 既往史

家族史:无特殊。

用药史:否认。

外伤手术史:否认。

过敏史:否认。

3. 体格检查

眼科专科检查如表58-1所示。

表58-1 眼科专科检查

	右眼	左眼
视力	远视力:0.2	远视力:0.2
	−2.0DS−>1.0	−2.0DS−>1.0
	近视力:J1	近视力:J1
眼压	11 mmHg	15 mmHg
眼睑	无下垂	无下垂
结膜	无充血	无充血,外眦部见光滑皮样组织
角膜	透明	透明
前房	清	清
虹膜	平伏	平伏
瞳孔	直径3 mm,对光反射灵敏,RAPD(−)	直径3 mm,对光反射灵敏,RAPD(−)
晶体	透明	透明

（续表）

	右眼	左眼
玻璃体	透明	透明
视盘	界清色淡红,C/D＝0.3	界清色淡红,C/D＝0.3
黄斑	中央反光凹(＋)	中央反光凹(＋)
周边视网膜	平伏	平伏

4. 实验室及影像学检查或特殊检查斜视检查

（1）角膜映光：＋15～20°；不可控正位；主斜眼为左眼（见图58-1）。

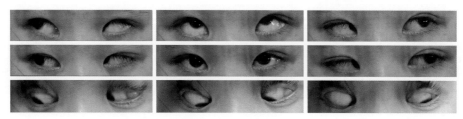

图58-1　九方位图

（2）眼球运动：未见明显异常。

（3）遮盖：如表58-2、表58-3所示。

表58-2　眼位检查

眼位		33 cm	5 m
SC	REF	＋20°	＋15°
	LEF	＋20°	＋15°
CC	REF	＋20°	＋15°
	LEF	＋20°	＋15°

表58-3　三棱镜眼位检查

眼位(三棱镜)		33 cm	5 m
SC	REF	＋50△	＋50△
	LEF	＋50△	＋50△
CC	REF	＋50△	＋50△
	LEF	＋50△	＋50△

（4）A/V 征：无。

（5）代偿头位：无。

（6）特殊体征：无。

（7）注视性质：双眼均为中心注视。

（8）眼球震颤：无。

（9）眼睑改变：无。

二、诊治经过

患儿曾行双眼视功能训练及弱视训练,弱视已矫正,但斜视无明显改善。

三、病例分析

1. 病史特点或术前小结

1) 病史询问

(1) 频率:多长时间发生一次斜视?

(2) 眼别:哪只眼睛出现斜视?

(3) 发生时间:什么时候开始出现斜视的?

(4) 持续时间:每次持续多长时间?

(5) 相关症状:有什么其他症状伴随斜视吗?

(6) 缓解因素:有什么情况可以使斜视缓解吗?

(7) 程度或性质:斜视程度怎样? 是外斜还是内斜?

2) 全身情况

除了上述重要的 7 点主诉问询,同样要询问患者的诱因、就诊经过和全身情况。

2. 诊断与诊断依据

(1) 自幼(1 岁左右)一眼向内偏斜,无外伤史,双眼斜视度数一致,眼球运动正常,属于共同性斜视。

(2) 不可控正位,戴镜后斜视无缓解,属于非调节性内斜视。

(3) 左眼偏斜为主。

(4) 双眼屈光不正,矫正视力 1.0。

(5) 左眼外眦部黄色皮样结节。

基于以上几点分析,初步诊断为:非调节性内斜视,左眼主斜;双眼屈光不正;左眼皮样脂肪瘤。

3. 鉴别诊断

(1) 先天性内斜视:出生后半年以内发现的内斜视称为先天性内斜视。一般在生后或生后数日内发生,多表现为大角度内斜,可大于 $40^{\triangle}$ 内斜眼多有弱视,可伴随 DVD、隐性眼球震颤和下斜肌亢进。早产、低出生体重、低阿普加评分是其危险因素。

(2) 调节性内斜视:由过度的调节性集合所引起,根据矫正远视后内斜视的恢复程度分为完全性和部分性两种。完全性调节性内斜视多有中高度远视,远视足矫后斜视可以完全消失,故及时配镜矫正可不需手术治疗。部分调节性内斜视在戴镜矫正远视后,仍有部分内斜视残留。根据 AC/A 值可分为正常 AC/A 和高 AC/A 两种。

(3) 麻痹性内斜视:有外伤史如新生儿产伤或其他影响眼外肌功能的疾病,如固定性内斜视、Duan's 眼球后退综合征等。表现为外转受限,可过或不过中线,可伴有其他眼外肌的运动异常。

四、处理方案及基本原则

由于戴镜无法矫正内斜视,因此本病治疗主要为手术治疗。

(1) 手术适应证:2 岁以上能配合检查,斜视角大于 $15^{\triangle}$。

(2) 常用的手术方式:基本型以单眼内直肌后徙联合外直肌缩短为主;集合过强型可采用双眼内直

肌后退；分开不足型可行外直肌缩短术。

　　本例患者看远、看近斜视度基本一致，属于基本型内斜视，故在局麻下行左眼内直肌后退5 mm，外直肌缩短4 mm术，术后眼位正。

五、要点与讨论

1. 非调节性内斜视的分类

非调节性内斜视可分为以下三种类型：

（1）集合过强型：内斜度看近大于看远15$^\triangle$。

（2）分开不足型：内斜度看远大于看近15$^\triangle$。

（3）基本型：看远与看近内斜度相差在10$^\triangle$以内。

2. 眼外肌的解剖（见图58-2）

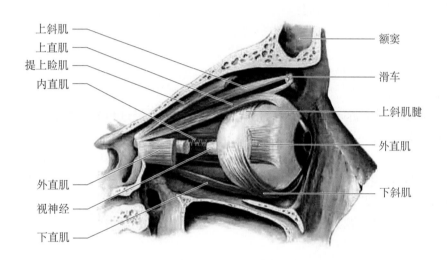

图58-2　眼外肌的解剖图

六、思考题

　　1. 通过本案例的分析，你对内斜视的病例分析的过程与规范有何体会？

　　2. 通过本案例的分析，你对内斜视的治疗有何认识？

七、推荐阅读文献

　　1. 赵堪兴. 斜视弱视学［M］. 北京：人民卫生出版社，2011：72-77.

　　2. 孙荣霞，刘桂香，宁香玉. 283例手术治疗共同性内斜视临床特点分析. 中国斜视与小儿眼科杂志［J］，2012，20(1)：4-7.

　　3. Skuta G L, Cantor L B, Weiss J S. Basic and Clinical Science Course, Section 6：Pediatric ophthalmology and Strabismus［M］. American Academy of Ophthalmology, 2012-2013：89-98.

间歇性外斜视 1

一、病历资料

1. 现病史

患儿，男性，7岁，家属主诉"发现患儿双眼歪斜2年余"。患儿约两年前，无明显诱因下，家人发现其双眼时而向外斜视，无头位偏斜，无明显复视、视物变形、眼胀、眼痛、畏光流泪等症状。随时间推移，眼位偏斜幅度逐渐增大，为行进一步治疗，近期来我院就诊。

2. 既往史

系统回顾：自幼健康，无特殊。

家族遗传史：父亲有共同性外斜病史，至今未治疗。

预防接种史：按社会要求接种。

外伤手术史：否认。

过敏史：否认。

3. 体格检查

眼科检查如表59-1所示。

表 59-1 眼科专科检查

	右眼	左眼
视力	裸眼：远0.4近J4	裸眼：远1.0近J4
	矫正：$-0.25/-0.50 \times 180 = 1.0$	矫正：$+0.25DS = 1.0$
眼压	11.2 mmHg	12.3 mmHg
眼眶	无压痛，未及肿块	无压痛，未及肿块
泪器	压迫泪囊无溢脓，泪道冲洗畅	压迫泪囊无溢脓，泪道冲洗畅
眼睑	位置正常	位置正常
结膜	无充血	无充血
巩膜	无黄染/结节/葡萄肿	无黄染/结节/葡萄肿
角膜	角膜透明，FL（－），KP（－）	角膜透明，FL（－），KP（－）
前房	深浅可，Tyn（－）	深浅可，Tyn（－）

（续表）

	右眼	左眼
虹膜	纹理清，未见新生血管，无周边前粘连	纹理清，未见新生血管，无周边前粘连
瞳孔	圆，直径 3 mm×3 mm，对光反射灵敏	圆，直径 3 mm×3 mm，对光反射灵敏
晶状体	透明	透明
玻璃体	清	清
视乳头	色淡红，界清，C/D0.3	色淡红，界清，C/D0.3
黄斑	未见明显异常	未见明显异常
视网膜	平伏	平伏

4. 实验室及影像学检查或特殊检查

1）斜视检查（见图 59 - 1、图 59 - 2、图 59 - 3）

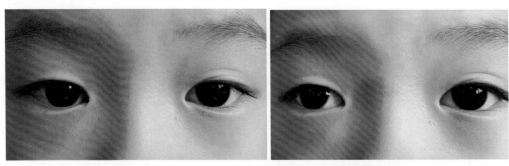

图 59 - 1　眼位正位　　　　　图 59 - 2　眼位外斜位

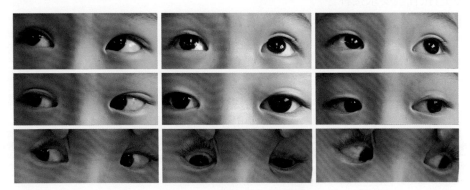

图 59 - 3　眼球运动九方位图

（1）角膜映光：−15～20°，可控正位，右眼主斜眼。

（2）眼球运动：未见明显异常。

（3）遮盖试验如表 59 - 2 所示。

表 59 - 2　遮盖试验结果

眼位	33 cm	5 m
REF	−40△	−40△
LEF	−40	−40△

（续表）

眼位		33 cm	5 m
包扎半小时后	REF	$-40^{\triangle}$	$-50^{\triangle}$
	LEF	$-40^{\triangle}$	$-50^{\triangle}$

（4）同视机检查：同时知觉（右眼抑制）。

（5）A/V征：无。

（6）代偿头位：无。

（7）特殊体征：无。

（8）注视性质：双眼均为中心注视。

（9）眼球震颤：无。

（10）眼睑改变：无。

2）实验室与辅助检查

（1）X线胸片检查：心肺未见明显活动性病变。

（2）心电图检查：窦性心律。

二、诊疗经过

患者入院后完善相关检查，于在全麻下行双眼外直肌后退术。术中诊断：间歇性外斜视。手术方案：右眼外直肌后退 7 mm，左眼外直肌后退 7 mm。术顺，术后安返病房。术后予以托百士眼水（术眼，一日 3 次），0.1%氟美瞳眼水（术眼，一日 3 次）抗炎对症治疗。密切观察病情。

三、病例分析

1. 病史特点或术前小结

（1）病史询问：注重问诊技巧和病史资料的真实、系统及全面。患儿斜视出现的时间、频率、主斜眼、持续时间、戴镜对斜视的影响等。

（2）全身情况：除了上述重要主诉问询，同样要询问患者的诱因、就诊经过和全身情况。需要注意的是该患儿的父亲也有共同性外斜。

2. 诊断与诊断依据

（1）患儿，男性，7 岁，家长主诉"发现患儿双眼歪斜 2 年余"。

（2）随时间推移，眼位偏斜幅度逐渐增大。

（3）角膜映光：$-15\sim20°$，可控正位，右眼主斜眼。

（4）三棱镜斜视度检查斜视度数稳定。

基于以上几点分析：初步诊断为间歇性外斜视。

3. 鉴别诊断

（1）废用性斜视：多因视力差造成外斜视，多有其他眼病，此患者否认其他眼病史，且视力较好，故排除该诊断。

（2）麻痹性斜视：除了直肌麻痹引起的斜视外，还有直肌以及斜肌运动障碍或上睑下垂等，此患者不符合，故暂不考虑。

（3）动眼神经麻痹性斜视：患眼不同程度的上睑下垂、眼球外上斜视，向上、向下和向内运动受限。

眼内肌受累时,瞳孔开大,对光反应消失,近反射消失,调节麻痹。本患儿无此表现,故可鉴别。

（4）肌性斜颈:一般为胸锁乳头肌发育异常,无眼斜位,遮盖一眼单眼注视时头位仍斜。该患儿遮盖一眼后头位明显改善,故不支持此诊断。

四、处理方案及基本原则

本病治疗的目的是改善眼位偏斜以及远注视时较差的双眼视功能,同时保持或改善近注视时的双眼视功能。可以通过手术解决减少偏斜的角度,和（或）通过非手术方式增加融合控制能力。间歇性外斜视的主要治疗方式为手术治疗。

五、要点与讨论

1. 间歇性外斜视的几个临床特征

（1）早期表现为注视远处物体时出现间歇性或恒定性外斜视,视近时可维持正常的眼位和双眼视功能,随病情进展,间歇性外斜视出现的频率和持续时间逐渐增加,融合和调节性集合功能逐渐减弱,注视近处时也可以出现间歇性外斜视。

（2）在间歇性外斜视的儿童中,虽然在眼球正位时有双眼视功能,却很少在眼位偏斜时出现复视,这可能是由于单眼抑制。

（3）间歇性外斜视儿童常在阳光下喜闭眼,其原因尚不不明确。

（4）除了在视远时外斜视明显外,由于维持正常眼位需要代偿性融合功能被激活,因此患者在注意力不集中、疲劳时,均容易出现外斜视。

2. 间歇性外斜视的手术时机选择

非手术治疗对于年龄较小、斜视度数较小,尤其伴有高 AC/A 的患者有一定的应用价值。矫正近视性和散光性屈光参差性以促进融合,维持调节性集合,促进外斜的控制力。此外,负透镜疗法和压贴三棱镜的使用对不同类型的小度数间歇性外斜视,但多为推迟手术时间的暂时性治疗手段,不宜长期使用。

外斜视的融合控制能力是评估病情严重程度的一项重要指标。在评估间歇性外斜视的手术时机时,明确患者外斜视的发生频率要比明确斜视度数更为重要。年龄<10 岁间歇性外斜视患儿在发病初期常伴有复视,但随着病情进展,视皮层对抑制逐渐产生适应,异常视网膜对应形成,因此应在视网膜抑制性暗点形成之前进行手术矫正。当患儿的显性斜视频率增加或发生显性斜视时不再闭合一只眼时,表明抑制愈来愈厉害,必须进行手术矫正。但是,对于 10 岁以上患者,因抑制不再继续进展,故推迟手术对手术疗效没有不利影响,改善复视症状和外观是手术的主要指征。标准化、系统的分级标准（NCS 分数）可作为一项手术干预的参考指标,可对不同严重程度的间歇性外斜视进行定量分级,从而治疗临床治疗。

3. 间歇性外斜视的手术方案设计

手术治疗为调整水平眼外肌位置或长度,以改善眼球位置及双眼功能。间歇性外斜视常用的手术方式包括单眼内直肌缩短联合外直肌后退,以及单/双眼外直肌后退。按照对间歇性外斜视的分类,根据看近与看远斜视度数的差别,间歇性外斜视可分为基本型、真性分开过强型、类似分开过强型、集合不足型 4 种类型。根据不同的类型可以采取不同的手术方案设计。

六、思考题

1. 通过本案例的分析,你对间歇性外斜视分析的过程与规范有何体会?

2. 通过本案例的分析,你对间歇性外斜视的治疗有哪几方面的提高?

七、推荐阅读文献

1. American Academy of Ophthalmology. Section 6:pediatric ophthalmology and strabismus basic and clinical science course [M]. San Francisco:American Academy of Ophthalmology,2011 - 2012:99 - 103.

2. 美国眼科学会. 眼科临床指南[M]. 赵家良,译. 2 版. 北京:人民卫生出版社,2013:654 - 658.

3. 王利华,赵堪兴. 间歇性外斜视治疗中的热点问题[J]. 中华眼科杂志,2015,51(6):465 - 469.

4. 韦严,亢晓丽,赵堪兴. 间歇性外斜视的研究进展[J]. 中华眼科杂志,2011,47(11):1043 - 1048.

5. Nelson L B, Olitsky S E. Harley's pediatric ophthalmology [M]. 5th ed. New York:Lippincott Williams & Wilkins,2005:158 - 162.

案例 60

间歇性外斜视 2

一、病历资料

1. 现病史

患者,男性,15 岁,家长主诉"发现患儿眼睛向外偏斜 8 年"。自 8 年前开始,家长发现患儿在注意力不集中或疲劳时一眼向外偏斜,以左眼为主,注意力集中时可保持正位,随着年龄增长,斜视的频率逐渐增加。不伴有眼部疼痛、眼红、畏光等不适。患儿自 3 岁起发现双眼散光即开始佩戴眼镜治疗至今。为求进一步诊治来我院门诊。

2. 既往史

家族史:无特殊。

用药史:否认。

外伤手术史:否认。

过敏史:否认。

3. 体格检查

眼科专科检查如表 60-1 所示。

表 60-1 眼科专科检查

	右眼	左眼
视力	远视力:0.6	远视力:0.4
	0DS/−3.0DC×10—>1.0	+0.25DS/−4.0DC×160—>1.0
	近视力:J1	近视力:J1
眼压	14 mmHg	13 mmHg
眼睑	无下垂	无下垂
结膜	无充血	无充血
角膜	透明	透明
前房	清	清
虹膜	平伏	平伏
瞳孔	直径 3 mm,对光反射灵敏,RAPD(−)	直径 3 mm,对光反射灵敏,RAPD(−)

（续表）

	右眼	左眼
晶体	透明	透明
玻璃体	透明	透明
视盘	界清色淡红,C/D=0.3	界清色淡红,C/D=0.3
黄斑	中央反光凹(＋)	中央反光凹(＋)
周边视网膜	平伏	平伏

4. 实验室及影像学检查或特殊检查

斜视检查(见图 60-1、图 60-2):

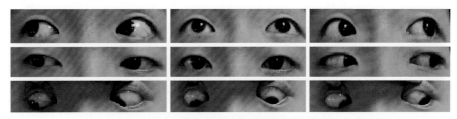

图 60-1　九方位图

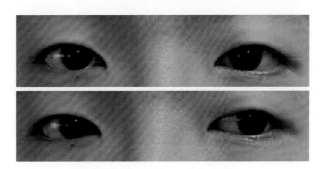

图 60-2　眼位可受主观控制,上图为控制后正位,下图为
　　　　　遮盖后外斜位

(1) 角膜映光:－15～20°;可控正位;主斜眼为左眼。

(2) 眼球运动:未见明显异常。

(3) 遮盖:如表 60-2、表 60-3 所示。

表 60-2　眼位检查

眼位(映光)		33 cm	5 m
SC	REF	－20°	－20°
	LEF	－20°	－20°
CC	REF	－20°	－20°
	LEF	－20°	－20°

表 60 - 3　三棱镜眼位检查

眼位(三棱镜)		33 cm	5 m
SC	REF	$-60^{\triangle}$	$-60^{\triangle}$
	LEF	$-60^{\triangle}$	$-60^{\triangle}$
CC	REF	$-60^{\triangle}$	$-60^{\triangle}$
	LEF	$-60^{\triangle}$	$-60^{\triangle}$

（4）A/V 征：无。

（5）代偿头位：无。

（6）特殊体征：无。

（7）注视性质：双眼均为中心注视。

（8）眼球震颤：无。

（9）眼睑改变：无。

二、诊治经过

患儿曾行双眼视功能训练，立体视有所改善，但斜视无明显改善。

三、病例分析

1. 病史特点或术前小结

（1）病史询问：注重问诊技巧和病史资料的真实、系统及全面。对于主诉的问诊，需要遵循 FLODARQ 原则。

（2）全身情况：除了上述重要的 7 点主诉问询，同样要询问患者的诱因、就诊经过和全身情况。

2. 诊断与诊断依据

（1）自幼一眼向外偏斜，无外伤史，双眼斜视度数一致，眼球运动正常，属于共同性斜视。

（2）可控正位，属于间歇性斜视。

（3）左眼偏斜为主。

（4）双眼屈光不正，矫正视力 1.0。

基于以上几点分析，初步诊断为：间歇性外斜视，左眼主斜；双眼屈光不正。

3. 鉴别诊断

间歇性外斜视根据视远、视近时斜视度的不同临床可分为 4 种类型：

（1）基本型：视远、视近时的斜视度基本相等，AC/A 比值正常。

（2）分开过强型：视远斜视度明显大于视近（≥15$^{\triangle}$）。

（3）集合不足型：视近斜视度明显大于视远（≥15$^{\triangle}$），AC/A 比值低于正常。

（4）假性分开过强型：视远斜视度明显大于视近，但单眼遮盖 1 h 或双眼配戴＋3D 球镜后，视远、视近时的斜视度基本相等。

本例患者视远、视近斜视度数基本相等，故属于基本型。

四、处理方案及基本原则

1. 间歇性外斜视的治疗包括保守治疗和手术治疗

小度数间歇性外斜视、斜视出现频率不是很高的患儿可以保守治疗：

(1) 矫正屈光不正，特别是屈光参差：儿童轻度远视如不伴有弱视可不予矫正。

(2) 视觉训练：包括去抑制治疗、双眼视功能训练等。

1) 手术适应证

(1) 4 岁以上能配合检查，斜视角大于 15△。

(2) 主诉外斜频率增加，经过检查发现辐辏力逐渐减退。立体视功能破坏。

2) 手术设计

常用的手术方式：基本型以单眼外直肌后徙联合内直肌缩短为主；分开过强型推荐双眼外直肌等量后徙；集合不足型可采用内直肌缩短。

2. 本病例的治疗

局麻下行外斜矫正术。手术方案：左眼外直肌后退 5 mm，内直肌缩短 4 mm。术后眼位正，遮盖外隐斜。

五、要点与讨论

1. 间歇性外斜视的特点

间歇性外斜视是介于外隐斜和恒定性外斜视之间的一种过渡性斜视，患者仅能通过融合机能间歇性控制眼位，在精神不集中、疲劳或长时间近距离阅读后出现显性外斜视。间歇性外斜视是儿童最为常见的外斜视类型，其患病率居各种共同性外斜视首位，大约为 35.7%。

2. 眼外肌的病理解剖

间歇性外斜视的发病原因主要是集合与分开功能之间的平衡失调、集合功能不足及融合功能低下有关。

3. 临床表现

(1) 平均发病年龄 4～5 岁。

(2) 斜视度数不稳定，眼位随注视距离、注意力强弱、患者精神状态变化。

(3) 多呈双眼交替性斜视。

(4) 较少发生弱视，多数患者有近立体视。

(5) 户外强光下喜闭上一只眼，可能与强光刺激导致融合功能障碍有关。

(6) 可合并垂直斜视、斜肌功能亢进、A/V 征及 DVD 等。

4. 间歇性外斜视的手术设计

大多数学者主张间歇性外斜视术后早期暂时性的过矫，事实上不同的年龄、不同术式的目标角度有所不同：

(1) 小于 4 岁儿童：因双眼单视功能尚未发育成熟，过矫可能导致抑制性暗点，继而发生单眼弱视，建议按正位设计手术。

(2) 4～10 岁患儿：术后可适当过矫，行双眼外直肌后退者可过矫 10～15PD，行单眼退截者可过矫小于 10PD，通常过矫持续 10 天至三周会自然消退。

(3) 大于 10 岁：可小度数欠矫（10PD），以免发生难以耐受的复视。

六、思考题

1. 通过本案例的分析,你对间歇性外斜视的病例分析的过程与规范有何体会?
2. 通过本案例的分析,你对间歇性外斜视的治疗有何认识?

七、推荐阅读文献

1. 赵堪兴.斜视弱视学[M].北京:人民卫生出版社,2011:85-87.

2. 王利华,赵堪兴.间歇性外斜视治疗中的热点问题[J].中华眼科杂志,2015,51(6):465-469.

3. Nelson L B, Olitsky S E. Harley's pediatric ophthalmology [M]. Fifth Edition. US. Lippincott Williams & Wilkins, 2005:158-162.

4. 美国眼科学会.眼科临床指南[M].赵家良,译.2版.北京:人民卫生出版社,2013:654-658.

垂直分离性斜视

一、病历资料

1. 现病史

患儿，女，13 岁，父母诉"自幼歪头视物，双眼上飘"。患儿未经正规治疗，近年来双眼上飘明显，影响外观，今为求进一步诊治来我院就诊。

2. 既往史

家族史：无特殊。

用药史：否认。

外伤手术史：否认。

过敏史：否认。

3. 体格检查

眼科专科检查如表 61-1 所示。

表 61-1 眼科专科检查

	右眼		左眼
视力	远视力：1.0		远视力：1.0
	近视力：J1		近视力：J1
眼压	14 mmHg		15 mmHg
眼睑	无下垂		无下垂
结膜	不充血		不充血
角膜	透明，KP（一）		透明，KP（一）
前房	房水清，Tyn（一）		房水清，Tyn（一）
虹膜	平伏		平伏
瞳孔	直径 3 mm，对光反射灵敏，RAPD（一）		直径 3 mm，对光反射灵敏，RAPD（一）
晶体	透明		透明
玻璃体	透明		透明
视盘	界清色淡红，C/D=0.3		界清色淡红，C/D=0.3

（续表）

	右眼	左眼
黄斑	中央反光凹（＋）	中央反光凹（＋）
视网膜	平伏	平伏
斜视专科检查	双眼间隙性外斜，Hirschberg test：－20°/33 cm，双眼下斜肌功能亢进（见图 61-1）。中性滤光片遮挡时，遮挡眼上飘并外旋（见图 61-2）。注视目标时头位向左肩倾斜（见图 61-3）。同视机检查如图 61-4 所示。	

4. 实验室及影像学检查或特殊检查

眼位的检查如图 61-1～图 61-4 所示。

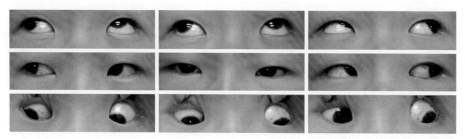

图 61-1　九方位眼位图

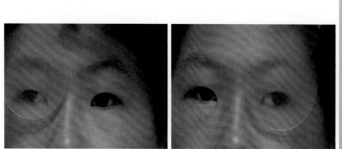

图 61-2　中性滤光片遮挡一眼时，被遮挡眼上飘外旋

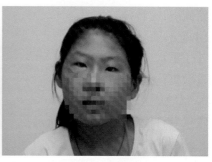

图 61-3　注视时头位

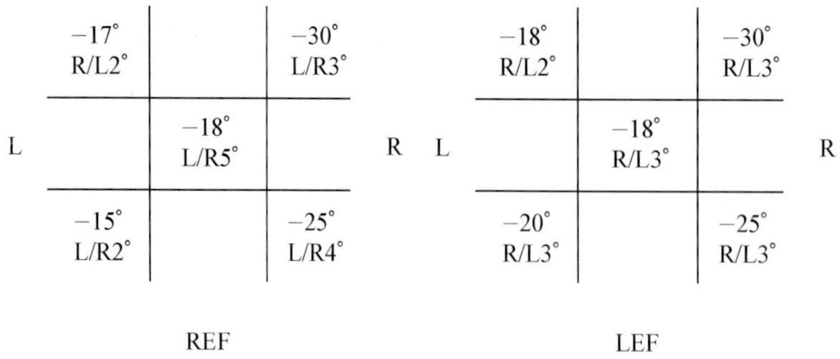

```
        -17°              -30°                    -18°              -30°
        R/L2°             L/R3°                   R/L2°             R/L3°

              -18°                                      -18°
     L        L/R5°           R            L           R/L3°           R

        -15°              -25°                    -20°              -25°
        L/R2°             L/R4°                   R/L3°             R/L3°

              REF                                      LEF
```

图 61-4　同视机检查

二、诊治经过

根据患儿病史以及眼科专科检查，初步诊断为"双眼 DVD，间隙性外斜视，双眼下斜肌功能亢进"，

收住入院拟行手术治疗,术前斜视角检查(33 cm 和 5 m),右眼注视时,左眼外斜－80$^\triangle$,L/R6$^\triangle$;左眼注视时,右眼外斜－80$^\triangle$,R/L10$^\triangle$。手术方案:行双眼下斜肌前转位术联合双眼外直肌后退术。术后患者水平眼位正,双眼上飘消失。

三、病例分析

1. DVD 的临床特征及病因

分离性垂直偏斜(dissociated vertical deviation,DVD),为两眼交替遮盖或双眼视被破坏时,非注视眼上斜、外转和外旋,与一般的 Hering's 神经支配法则相矛盾的一种特殊的眼球垂直运动异常。可合并隐性眼球震颤和弱视,并可与任何类型的斜视同时存在。Stephen (1895)首先报道这种现象,Bielschowsky (1930)详细地加以描述和分析。

分离性垂直偏斜的病因至今仍不明确,Guyton 推测与异常的双眼视发育有关,导致患者产生潜在的旋转垂直眼球震颤。为抑制这种震颤,以辅助注视眼注视,对侧眼出现不可避免的上转和外旋。另有学者认为存在神经生理的机制,DVD 是在早期双眼视发育过程中 Cajal 间质核的抑制通路受损导致。

2. 诊断与诊断依据

(1) 双眼自幼上飘。

(2) 眼位检查有典型的中性滤光片遮盖眼出现明显的上斜和外旋,非遮盖眼不发生偏斜。

(3) 同视机以及斜视角检查提示非注视眼上斜合并外斜和双侧下斜肌功能亢进。

基于以上几点分析,诊断为:双眼 DVD,间隙性外斜视,双眼下斜肌功能亢进。

3. 鉴别诊断

DVD 应与下列眼外肌异常相鉴别:

(1) 上隐斜:一般多为单眼,行交替遮盖时,上隐斜眼遮盖时眼位上斜,上隐斜眼作注视眼时,另眼被遮盖时则表现为下斜。如右眼为上隐斜,遮盖右眼时该眼上转,如让右眼固视,遮盖左眼时左眼下转,且不伴有隐性眼球震颤。而 DVD 交替遮盖时双眼均上转,且常伴有隐性眼震。

(2) 下斜肌功能过强:表现为内转位上斜最明显,患眼恢复注视时无内旋运动,常伴有上斜肌功能不足和 V 征。而 DVD 患者无论正前方或侧方注视时,均可表现上斜,非注视眼恢复注视时出现内旋运动,可以合并上斜肌功能亢进,无 V 征。

(3) 上斜肌功能过强:多继发于直接拮抗肌下斜肌麻痹及对侧常合并上斜肌功能? 下直肌麻痹,可合并内斜或外斜,以外斜为多。表现为第一眼位垂直偏斜度小,患眼固视时健眼轻度上斜,健眼固视时患眼轻度下斜。而 DVD 无论任何眼固视,非固视眼总上斜。

四、处理方案及基本原则

本病治疗以美容为目的,仅当斜视影响外观时才需进行治疗。

1. 非手术治疗

一般认为 DVD 随年龄增长有自愈倾向,故不主张对儿童患者早期施行手术。Duke-Elder、Jories 等推荐作双眼视功能训练或戴三棱镜矫正。对 DVD 程度轻且不合并斜视并具有一定双眼视功能者,可行增强融合功能的训练,如非注视眼为上斜程度重、患者又不愿手术者,可采用压抑疗法配镜治疗,即应用戴正镜片的方法使经常注视眼的视力低于非注视眼,其目的是使上斜较重的眼变为注视眼,以此控制上斜,起到美容效果。对合并有屈光不正或弱视者均应给予矫正治疗。

2. 手术治疗

手术的目的是消除眼球上飘以及合并的其他斜视。可通过悬吊法将上直肌后退 8～12 mm,当 DVD 和下斜肌亢进同时存在时(如本例),可采用下斜肌前转位术,将下斜肌的由上转肌转为下转肌。合并其他斜视者,则先矫正明显的斜视,后做定量容易的肌肉。如水平斜视明显者,先矫正水平斜视,但 DVD 合并先天性内斜或婴幼儿内斜者,手术要比一般内斜保守一些,以免发生过矫。DVD 合并外斜者,若先矫正外斜,DVD 会可能明显,因此可同时矫正,外斜矫正量应多一些。如上斜视与水平位斜视程度相同时,先矫正上斜视,后做定量容易的水平斜视。

五、要点与讨论

1. DVD 的眼球运动

可表现为下列几种情况:

(1)单眼遮盖时的眼球运动:遮盖一眼时,被遮盖眼慢慢一边向外旋转,一边上转,此时有隐性眼震者,可见到向固视侧发生眼球震颤,移遮另一眼时,则已上转的眼,慢慢一边向内旋转,一边下转成为固视眼;当上转眼开始成为固视眼时,另一眼即开始上转运动。观察此种运动可用同视机交替亮灭视标法或云雾法(用+20D 凸透镜)。

(2)Bielschowsky 现象:于注视眼前加不同密度的中性滤光镜以减弱光源照度,当遮盖眼前的滤光镜密度增加时,对侧眼即由上转位至下降,甚至变成下斜;若增加固视眼前暗镜片的亮度,则下转眼再次上转,这种现象称 Bielschowsky 现象。部分患者 Bielschowsky 征阳性,尤其在暗室内更易引出。

(3)向侧方注视时出现的异常运动:向侧方注视时,一眼内转时变上斜,外转时变下斜;或一眼内转时变下斜,外转时变上斜,此种现象多数出现在视力不好的眼。

2. DVD 的手术治疗

DVD 几乎总是双眼发病,在一些双眼明显不对称的患者可表现为单眼的 DVD。通过延长遮盖"健眼"的时间,通常可以发现潜在的 DVD。若误诊为单侧,部分患者术后将导致非手术眼出现 DVD。因此手术设计通常是双侧性的。

3. Helveston 综合征

这是由 Helveston(1969)首先描述的一种眼肌综合征,即 DVD 和 A 型外斜视及上斜肌过强三者合在一起的综合征,手术应根据 DVD、A 型斜视和斜肌亢进的明显程度设计手术,可通过一次手术矫正所有斜视。

六、思考题

1. DVD 的临床特征和诊断依据是什么?
2. DVD 应和哪几种类型的斜视加以鉴别?
3. DVD 治疗的指征是什么?

七、推荐阅读文献

1. Gunter K. von Noorden, Emilio C. Campos. Binocular Vision and Ocular Motility: theory and management of strabismus [M]. Sixth Edition. US. Mosby. 2002. 378 - 384.

2. 胡聪. 临床斜视诊断[M]. 北京:科学出版社,2001:93 - 101.

案例 62

动眼神经麻痹

一、病历资料

1. 现病史

患者,女性,32岁,主诉"车祸伤后复视2年"。2年前患者因车祸伤昏迷6天,醒后左眼不能睁开。后患者左眼逐渐能睁开,并诉及出现明显复视,平时为避免复视影响生活,患者临时用眼罩遮挡左眼。近2年来复视症状未有任何缓解,为求进一步诊治来我院门诊。

2. 既往史

家族史:无特殊。

用药史:否认。

外伤手术史:否认。

过敏史:否认。

3. 体格检查

眼科专科检查如表62-1所示。

表62-1 眼科专科检查

	右眼	左眼
视力	远视力:1.0	远视力:1.0
	近视力:J1	近视力:J1
眼压	14 mmHg	14 mmHg
眼睑	无下垂	自然睁开时轻度下垂
结膜	不充血	不充血
角膜	透明,KP(一)	透明,KP(一)
前房	房水清,Tyn(一)	房水清,Tyn(一)
虹膜	平伏	平伏
瞳孔	直径3 mm,对光反射灵敏,RAPD(一)	直径5 mm,对光反射迟钝,RAPD(一)
晶体	透明	透明
玻璃体	透明	透明

(续表)

	右眼	左眼
视盘	界清色淡红,C/D=0.3	界清色淡红,C/D=0.3
黄斑	中央反光凹(+)	中央反光凹(+)
周边视网膜	平伏	平伏
斜视专科检查	第一眼位左眼外斜,Hirschberg test:-20°/33 cm,左眼除外转外,内转,上转和下转功能均明显不足,右眼各方位转动未见明显异常(见图62-1)。斜视角检查(33 cm和5 m):右眼注视时,左眼外斜-50△,R/L5△;左眼注视时,右眼外斜-70△,R/L5△。红玻璃实验:右侧注视时复像分离最大,最右侧像为左眼所见	

4. 实验室及影像学检查或特殊检查

(1) 眼位检查:如图62-1所示。

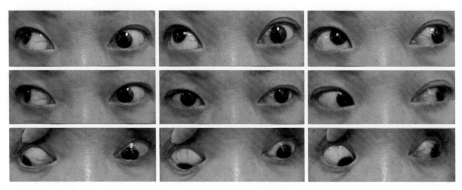

图62-1　九方位眼位图

(2) 实验室辅助检查:空腹血糖,血沉以及梅毒检查均未见异常。头颅MRI未见明显异常。

二、诊治经过

依据患者外伤史以及眼科专科检查,初步诊断为"左眼动眼神经麻痹(不全麻痹)",收住入院行手术治疗,术前表麻下行左眼主动牵拉实验,即用镊子夹住左眼角膜缘保持眼位处于外转位,嘱患者尽力左眼内转,发现左眼内直肌仍残留部分功能。手术方案:左眼外直肌后退联合左眼内直肌缩短术。术后患者第一眼位基本正位,复视消失,但在左眼内转、上转和下转时功能仍不足,复视存在。

三、病例分析

1. 动眼神经麻痹的临床特点

第三脑神经(动眼神经)的上支支配上直肌和提上睑肌;下支支配内直肌、下直肌、下斜肌和瞳孔。上直肌由对侧神经核支配,提上睑肌受一个共同核的双侧支配,其他肌肉受同侧核支配。

临床特点:

(1) 患者多主诉复视,完全性麻痹者伴有小度数下斜和内旋的大度数外斜;患眼内转、上转和下转减弱;上睑下垂;瞳孔固定和散大;面部向对侧转(如无上睑下垂);对侧协同肌亢进。

(2) 不完全麻痹可能影响一条或多条眼外肌,而眼睑和瞳孔可受累或不受累。

2. 动眼神经麻痹的病因

(1) 先天性——罕见。

(2) 微血管病(与糖尿病,高血压或动脉硬化症有关)。

(3) 后交通动脉动脉瘤(通常疼痛)。

(4) 脱髓鞘病。

(5) 外伤(包括神经外科外伤)。

(6) 颅内感染或炎症。

(7) 原发或继发的肿瘤。

3. 诊断与诊断依据

(1) 车祸伤后昏迷并出现复视2年。

(2) 第一眼位左眼外斜,左眼除外转外其余方位功能不足,瞳孔受累。

基于患者主诉及检查,诊断为左眼动眼神经麻痹(不全麻痹)。

4. 鉴别诊断

(1) 重症肌无力:表现可能像动眼神经麻痹,尤其存在上睑下垂时。可通过病史以及新斯的明实验等加以鉴别。

(2) 爆裂性骨折:可以有类似垂直运动,限制内直肌以及引起外伤性瞳孔散大。影像学检查可以加以排除。

四、处理方案及基本原则

1. 非手术治疗

(1) 全面神经科检查,检查所有的脑神经,特别注意邻近的滑车神经和外展神经。

(2) 应当在所有患者中进行非外伤性的原发性动眼神经麻痹的调查,包括微血管筛查和神经影像学检查。

(3) 减轻复视(如果上睑下垂不遮盖瞳孔),遮盖患眼通常是必须的。

(4) 等待自行恢复:那些由于微血管疾病引起的通常恢复,但其他原因却较少如此。

2. 手术治疗

(1) 因为手术治疗效果有限而且可能很复杂,一般不轻易实行。手术一般等到至少4~6个月稳定期后才应当考虑。

(2) 在那些希望手术的患者,对眼运动的修复应当在上睑手术抬高上睑下垂之前进行。

(3) 完全不可恢复的动眼神经麻痹,手术仅仅是改善第一眼位,眼球的各方向运动仍旧无法改善,复视不能完全消除。对于动眼神经不全麻痹,可后退亢进的同侧拮抗肌来改善患眼的运动,联合切除部分恢复的麻痹肌肉。如果肌肉功能没有恢复,建议采取转位术。后退对侧协同肌,因为它可以改善双眼的协同运动,增加BSV域。

五、要点与讨论

1. 动眼神经麻痹的评估

(1) 注意眼科病史的完整收集,特别注意相关颅神经的神经学检查,眼科检查需重视瞳孔大小、眼睑位置、眼球突出、眼球运动和牵拉实验。

(2) 实验室检查:快速血糖,全血细胞计数,血沉,梅毒检查(VDRL,FTA-ABS),以及抗核抗体

（ANA）。

（3）检查血压。

（4）80％的微血管或缺血性病变，瞳孔不受累。而95％的压迫性病变将累及瞳孔。涉及瞳孔的疼痛性麻痹提示后交通动脉动脉瘤，需要立即请神经外科会诊。

（5）以下情况需行核磁共振（MRI）、计算机断层血光造影（CTA）或数字减影血管造影（DSA）等影像学检查：瞳孔受累、合并其他神经科异常、小于50岁的患者瞳孔未受累、出现异常迷走再生的体征、独立的微血管病变未累及瞳孔经3个月后无缓解。

（6）对于感染，细胞学或者蛛网膜下腔出血的评估可考虑行腰椎穿刺检查。

（7）动眼神经麻痹后的恢复可能产生迷走神经再生，尤其在外伤或动脉瘤手术后。而在微血管病变中不会产生。它通常使得上睑下垂在下转或内转时抬高，或在内转时合并瞳孔收缩。

2. 手术治疗方案

动眼神经麻痹的手术治疗以争取第一眼位恢复正位为目标，眼球运动不能恢复。动眼神经全麻痹时，眼球运动内转不过中线，外直肌常超常量后退（10～12 mm），内直肌缩最大量（12～14 mm）。动眼神经不全麻痹时，可依据眼位的偏斜度，适当设计手术量。本例患者左眼动眼神经不全麻痹，眼球内转可过中线，主动牵拉实验提示内直肌残留部分功能，因此可以通过常规的缩短/截除手术来矫正第一眼位外斜，改善复视。

六、思考题

1. 通过本案例的分析，你对动眼神经麻痹的诊疗流程有何体会？
2. 通过本案例分析，你对动眼神经麻痹的手术治疗有何新认识？

七、推荐阅读文献

1. Gunter K. von Noorden, Emilio C. Campos. Binocular Vision and Ocular Motility: theory and management of strabismus [M]. Sixth Edition. US. Mosby, 2002, 430 - 434.

2. Neil R. Miller, Nancy J. Newman, Valerie Biousse, 等著. 精编临床神经眼科学[M]. 张晓君, 魏文斌主译. 北京: 科学出版社, 2009, 418 - 432.

3. Peter K. Kaiser, Neil J. Friedman, Roberto Pineda. The Massachusetts Eye and Ear Infirmary Illustrated Manual of Ophthalmology [M]. Fourth Edition. US. Elsevier, 2014, 48 - 51.

案例 63

外展神经麻痹

一、病历资料

1. 现病史

患者,男性,64 岁,主诉"视物重影 1 月"。1 月前突发双眼同时视物时视物重影,近 1 月来无明显加重,不伴视物模糊,无眼红眼痛、畏光等不适,无脓性分泌物,无虹视,无眼眶痛等不适,曾于当地医院就诊,予甲钴胺片 1 片 tid po 治疗,症状无明显好转,今为求进一步诊治来我院门诊。

2. 既往史

消化系统:否认腹胀、腹痛等。

循环系统:高血压史 8 年,无药物控制。

内分泌系统:发现糖尿病 2 年,二甲双胍 1♯ bid po。

家族史:母亲有高血压史。

用药史:否认眼部用药史。

外伤手术史:否认。

过敏史:否认药物食物过敏史。

3. 体格检查

眼科专科检查如表 63-1 所示。

表 63-1 眼科专科检查

	右眼	左眼
视力	远视力:1.0	远视力:1.0
	近视力:J1	近视力:J1
眼压	15 mmHg	16 mmHg
眼睑	无下垂	无下垂
结膜	无充血	无充血
角膜	透明	透明
前房	清	清
虹膜	平伏	平伏

（续表）

	右眼	左眼
瞳孔	直径3 mm,对光反射灵敏,RAPD(－)	直径3 mm,对光反射灵敏,RAPD(－)
晶体	轻度浑浊	轻度浑浊
玻璃体	透明	透明
视盘	界清色淡红,C/D＝0.3	界清色淡红,C/D＝0.3
黄斑	中央反光凹(＋)	中央反光凹(＋)
周边视网膜	平伏	平伏

4. 实验室及影像学检查或特殊检查

九方位斜视检查如图63-1所示。

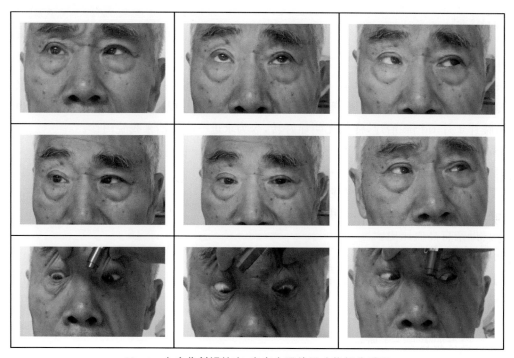

63-1　九方位斜视检查:患者右眼外展功能部分受限

斜视检查如表63-2所示。

表63-2　斜视度检查

	33 cm	5 m
REF	+10△	+15△
LEF	+10△	+10△
斜视度	0°	0°

头颅及眼眶CT:未见明显占位性病变。

二、诊治经过

患者在当地医院就诊,拟诊断"右眼外展神经麻痹"。嘱其上级医院治疗。现来我院门诊,根据眼科专科检查和辅助检查,初步诊断为"右眼外展神经不全麻痹,糖尿病,高血压病",给予甲钴胺片 1 片 tid po,三棱镜贴片框架眼镜矫正斜视。

三、病例分析

1. 病史特点或术前小结

1) 病史询问

(1) 频率:多长时间发生一次复视?

(2) 眼别:哪只眼睛出现复视?

(3) 发生时间:什么时候开始出现复视的?

(4) 持续时间:复视出现多长时间?

(5) 相关症状:有什么其他症状伴随复视吗?

(6) 缓解因素:有什么情况可以使复视缓解或加重吗?

(7) 程度或性质:复视的程度?

2) 全身情况

除了上述重要的 7 点主诉问询,同样要询问患者的诱因、就诊经过和全身情况。该名患者有高血压家族史,自身患糖尿病,高血压病等全身疾病,可能与动眼神经麻痹相关。

2. 诊断与诊断依据

(1) 视物重影 1 月。

(2) 糖尿病,高血压病等全身疾病。

(3) 九方位斜视检查:患者右眼外展功能部分受限;三棱镜检查有＋10$^\triangle$内斜。

(4) 头颅及眼眶 CT:未见明显占位性病变。排除鼻咽癌,颅内占位,眼眶占位等其他可能导致眼球运动受限的相关疾病。

基于以上几点分析,初步诊断为:右眼外展神经不全麻痹,糖尿病,高血压病。

3. 鉴别诊断

麻痹性斜视需与共同性斜视鉴别(见表 63 - 3)。

表 63 - 3　麻痹性斜视与共同性斜视鉴别诊断

	麻痹性斜视	共同性斜视
发病年龄	任何年龄均可	多五岁前
病因	神经系统;颅内血管病,炎症,肿瘤;肌肉疾病;内分泌疾病;外伤	未确定
自觉症状	多有复视,可伴代偿头位	无明显症状
眼球运动	受限	正常
斜视度	第二斜视角＞第一斜视角;向受累肌肉注视斜视度加大	第二斜视角＝第一斜视角;各方位斜视度不变

四、处理方案及基本原则

本病治疗的基本原则是病因治疗，药物治疗，消除复视。

（1）病因治疗：本患者可能的病因为糖尿病、高血压等，需治疗基础疾病。

（2）药物治疗：可用甲钴胺等神经营养类药物保守治疗 6～8 月。

（3）消除复视：本患者可用三棱镜贴片框架眼镜矫正斜视，消除第一眼位的复视。

五、要点与讨论

（1）复视性质的诊断：九方位斜视检查，三棱镜检查可明确诊断。

（2）外展神经麻痹的病因：首要排除鼻咽癌、颅内占位、眼眶占位等其他可能导致眼球运动受限的相关疾病（危及生命可能），随后考虑其他全身性疾病，如糖尿病、高血压等。

六、思考题

1. 通过本案例的分析，你对外展神经麻痹病例分析的过程与规范有何体会？

2. 外展神经麻痹的病因包括哪几方面？

3. 通过本案例的分析，你对外展神经麻痹的治疗有何体会？

七、推荐阅读文献

李凤鸣，谢立信. 中华眼科学[M]. 3 版. 北京：人民卫生出版社，2014：2739 - 2754.

Duane 眼球后退综合征

一、病例 1

(一) 病历资料

1. 现病史

患儿,男性,3 岁,主诉"自幼视物歪头、眼位偏斜"。患儿家长诉患儿自幼歪头,伴有眼斜,曾于当地医院就诊,诊断为:左眼先天性上斜肌麻痹,共同性外斜视,建议手术治疗,今为求进一步诊治来我院门诊。

2. 既往史

外伤手术史:否认。

个人史:足月顺产,无吸氧窒息史。

家族遗传史:否认。

3. 体格检查

眼科专科检查如表 64-1 所示。

表 64-1 眼科专科检查

	右眼	左眼
视力	0.5	0.5
眼压	Tn	Tn
眼睑	无下垂	无下垂
结膜	无充血	无充血
角膜	透明	透明
前房	中深	中深
虹膜	纹理清	纹理清
瞳孔	直径 3 mm,对光反射灵敏,RAPD(一)	直径 3 mm,对光反射灵敏,RAPD(一)
晶体	透明	透明
玻璃体	透明	透明

（续表）

	右眼	左眼
视盘	界清色淡红，C/D=0.3	界清色淡红，C/D=0.3
黄斑	中央反光凹（+）	中央反光凹（+）
视网膜	平伏	平伏

4. 实验室及影像学检查或特殊检查

斜视专科检查：

（1）第一眼位角膜映光：−10°，交替遮盖外向正位动，双眼睑裂等大。左眼内转时睑裂缩小，可见上射（见图 64-1），左眼内、外转功能不足（见图 64-2）。

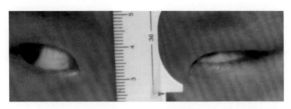

图 64-1 左眼内转时睑裂缩小，可见上射

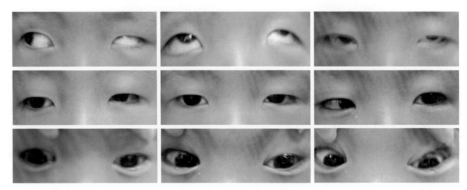

图 64-2 左眼内、外转功能不足

（2）三棱镜+遮盖：

	33 cm	5 m
REF：	−30△ R/L2△	−30△
LEF：	−50△ R/L2△	−40△ L/R3△

（3）同视机检查：如图 64-3 所示。

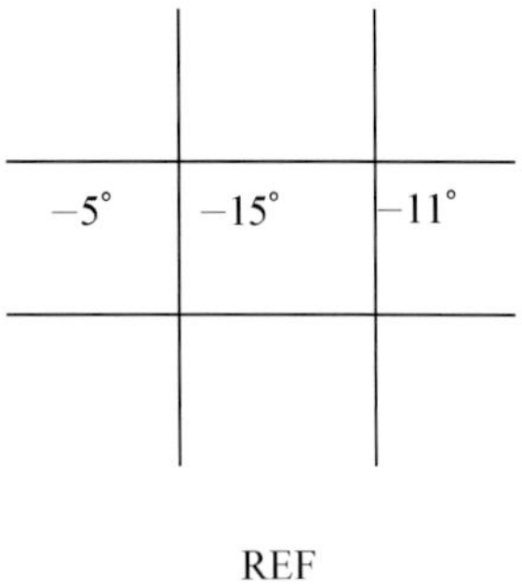

−5°	−15°	−11°

REF

图 64-3 同视机检查

（二）诊治经过

患儿家长诉患儿自幼歪头，伴有眼斜，左眼内转时变小，曾于当地医院就诊，诊断为：左眼先天性上斜肌麻痹，建议手术治疗，为进一步治疗来我院门诊，根据眼科专科检查和辅助检查，初步诊断为"Duane 眼球后退综合征Ⅲ型"，给予手术治疗。

二、病例 2

(一) 病历资料

1. 现病史

患者,女性,18岁,主诉"自幼眼位偏斜"。患者自幼眼斜,曾于当地医院就诊,诊断为:左眼外直肌麻痹,未治疗,今为求进一步诊治来我院门诊。

2. 既往史

外伤手术史:否认。

个人史:足月顺产,无吸氧窒息史。

家族遗传史:否认。

3. 体格检查

眼科专科检查如表 64-2 所示。

表 64-2　眼科专科检查

	右眼	左眼
视力	1.0	0.8
眼压	15 mmHg	15 mmHg
眼睑	无下垂	无下垂
结膜	无充血	无充血
角膜	透明	透明
前房	中深	中深
虹膜	纹理清	纹理清
瞳孔	直径 3 mm,对光反射灵敏,RAPD(-)	直径 3 mm,对光反射灵敏,RAPD(-)
晶体	透明	透明
玻璃体	透明	透明
视盘	界清色淡红,C/D=0.3	界清色淡红,C/D=0.3
黄斑	中央反光凹(+)	中央反光凹(+)
视网膜	平伏	平伏

4. 实验室及影像学检查或特殊检查

斜视专科检查:

(1) 第一眼位角膜映光:+10°,交替遮盖内向正位动,双眼睑裂等大。左眼内转时睑裂缩小,外转功能不足(见图 64-4)。

(2) 三棱镜+遮盖:

　　　　　 33 cm　　　　 5 m

REF:+20△ L/R5△　　+10△ L/R3△

LEF:+20△ L/R5△　　+20△ L/R3△

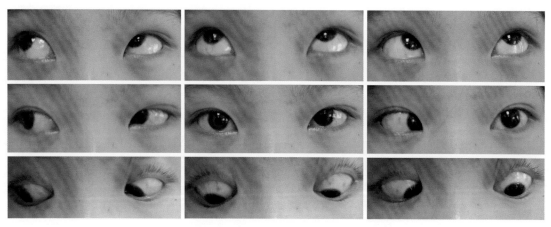

图 64-4 九方位检查

（3）同视机检查：如图 64-5 所示。

（二）诊治经过

患者自幼眼斜，左眼不能外转，曾于当地医院就诊，诊断为：左眼外直肌麻痹，未治疗，今为求进一步诊治来我院门诊，根据眼科专科检查和辅助检查，初步诊断为"Duane 眼球后退综合征 I 型"，给予手术治疗。

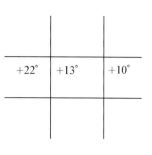

REF

图 64-5 同视机检查

三、病例分析

1. 病史特点或术前小结

（1）病史询问：询问患者有无早产外伤史，有无家族遗传史。

（2）观察有无代偿头位，角膜映光法及遮盖法检查眼位，单眼及双眼眼球运动检查，有无眼球运动受限，有无上下射及内外转时睑裂大小变化。

2. 诊断与诊断依据

病例 1：左眼内转时睑裂缩小，可见上射，内、外转功能受限。诊断为 Duane 眼球后退综合征 III 型。

病例 2：左眼内转时睑裂缩小，外转功能不足。诊断为 Duane 眼球后退综合征 I 型。

3. 鉴别诊断

1）症状的鉴别诊断

上、下射：与下或上斜肌功能亢进鉴别。上、下射表现为眼球内转时快速的向上和向下运动。歪头试验可以帮助鉴别。

2）Duane 眼球后退综合征的鉴别诊断

水平直肌麻痹：Duane 眼球后退综合征内外转受限，同时伴有睑裂大小的变化，或者上下射现象。单纯水平直肌麻痹不伴睑裂大小及上下射。

四、处理方案及基本原则

（1）Duane 眼球后退综合征的手术治疗指征：第一眼位存在斜视，有代偿头位、上下射、明显的眼球后退。

（2）病例 1 行左眼外直肌后退联合 Y 型劈开术，术后第一眼位正位，左眼内转时上射现象明显改善

（见图 64 - 6）。

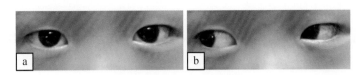

图 64 - 6　案例 1 术后

a. 术后第一眼位正位；b. 左眼内转时上射现象明显改善

（3）病例 2 行左眼内直肌后退术，术后第一眼位正位。

五、要点与讨论

1. 临床特点

Duane 眼球后退综合征是外直肌异常神经支配为特点的复杂斜视综合征，以眼球内转时伴有眼球后退、睑裂缩小、上下射为特征，属于 CCDDs 的一个类型，根据临床特征分为 3 型：Ⅰ型多见，约占 78％，外转明显受限或完全不能外转，内转时伴有眼球后退及睑裂缩小。Ⅱ型为内转明显受限或完全不能内转，外转正常或轻度受限，内转时出现眼球后退及睑裂缩小，第一眼位多为外斜。Ⅲ型为内、外转均受限，内转时眼球后退及睑裂缩小，外转时睑裂开大。

2. 发病机制

发病机制目前不明，近年研究倾向于外直肌的异常神经支配。上下射现象被认为是眼球内转时内外直肌同时收缩，外直肌拉紧造成的眼球滑动。内外直肌同时收缩造成眼球后退，睑裂缩小。

3. 手术方法

（1）第一眼位斜视：行单眼或双眼直肌后退术，禁用直肌缩短术，因直肌缩短可加重眼球后退。

（2）眼球内转时上下射：采用内、外直肌后固定缝线术，必要时做适当后退；或者做内直肌后退联合外直肌"Y"形劈开术，即将外直肌劈成上、下两半，长约 10 mm，从止端离断后呈"Y"形重新缝合于巩膜上。

六、思考题

1. 通过本案例的分析，你对 Duane 眼球后退综合征的诊断有什么认识？
2. Duane 眼球后退综合征的发病机制是什么？

七、推荐阅读文献

1. Jaspreet Sukhija, Savleen Kaur, Usha Singh. Isolated lateral rectus recession with Y splitting versus anchoring of the lateral rectus muscle in patients with exotropic Duane syndrome [J]. J AAPOS, 2014, 18:147 - 150.

2. Venkateshwar B. Rao, Eugene M. Helveston, Prashant Sahare. Treatment of Upshoot and Downshoot in Duane Syndrome by Recession and Ysplitting of the Lateral Rectus Muscle [J]. J AAPOS, 2003, 7:389 - 395.

3. Federico G. Velez, Guillermo Velez, Karen Hendler, et al. Isolated Y—Splitting and Recession of the Lateral Rectus Muscle in Patients with Exo-Duane Syndrome [J]. Strabismus, 2012, September; 20(3):109 - 114.

案例 65

Helveston 综合征

一、病历资料

1. 现病史

患者，男性，8 岁，父母主诉"双眼经常性外飘，上飘"。患儿在 3 岁时父母就发现小孩非常畏光，在强光下喜眯眼。开始时右眼比较明显，经常出现右眼上飘和向外飘，以后双眼均会出现。为求进一步诊治来我院门诊。

2. 既往史

疾病史：无特殊。

家族史：无特殊。

用药史：目前无特殊用药。

外伤手术史：否认。

过敏史：否认。

3. 体格检查

眼科专科检查如表 65-1 所示。

表 65-1 眼科专科检查

	右眼	左眼
裸眼视力	0.8	1.0
矫正视力	1.0	1.0
屈光度	+0.50DS−0.75×175	Plano
眼压	14 mmHg	13 mmHg
眼位	33 cm　LEF−80△ R/L20△	REF−90△ L/R15△
	5 m　LEF−85△ R/L25△	REF−95△ L/R20△
	上转 25°注视时−60△，下转 25°注视时−95△	
眼球运动	双眼上斜肌亢进，外侧注视眼为高位眼，双眼交替上飘	
眼睑	（—）	（—）
角膜	（—）	（—）

（续表）

	右眼	左眼
前房	（一）	（一）
瞳孔	直径 3 mm,规则,对光反射灵敏	直径 3 mm,对光反射灵敏
晶状体	透明	透明
玻璃体	无异常	无异常
视盘	C/D＝0.3	C/D＝0.3
黄斑	反光点可见	反光点可见
视网膜	未见异常	未见异常

4. 实验室及影像学检查或特殊检查

斜视检查结果见上,双眼交替抑制,无双眼同视功能。

二、诊治经过

全身麻醉下行双眼外直肌后徙及向下方移半个肌肉宽度。出院:眼位正位,轻度 A 征,交替遮盖双眼轻度上飘,眼球运动正常。随访半年,眼位正位,DVD 不明显,双眼轻度上飘,故未再行手术。

三、病例分析

1. 病史特点或术前小结

（1）患者男性,儿童。外斜同时伴上飘表现。

（2）检查发现:眼球交替外斜、上斜,向下注视外斜程度大于向上注视,同时伴双眼上斜肌亢进。

（3）全身情况:无特殊。

2. 诊断与诊断依据

（1）外斜。

（2）同时有双眼交替上斜。

（3）向下注视外斜程度明显大于向上注视。有外斜 A 征表现。

（4）双眼上斜肌亢进。

基于以上几点分析:外斜 A 征,DVD,双眼上斜肌亢进,初步诊断为 Helveston 综合征。

3. 鉴别诊断

（1）外斜 A 征:表现为外斜,向下注视外斜程度明显大于向上注视,双眼上斜肌亢进,但不出现 DVD 表现。

（2）外斜伴 DVD:可有外斜,双眼交替上斜,常伴双眼下斜肌亢进。

四、处理方案及基本原则

本病治疗上均采用手术方法,以期达到矫正眼位,促进双眼单视功能及视力的发育和改善。针对 Helveston 综合征的三项特点可以采取的手术方法:水平直肌手术矫正外斜视,依据具体病例可同时在垂直方向移位矫正 A 征。上斜肌鞘内断腱术减弱上斜肌功能亢进并矫正 A 征。上直肌后徙术治疗 DVD。

五、要点与讨论

（1）Helveston 综合征于 1969 年首先由 Helveston 报告，表现为外斜 A 征、上斜肌亢进、DVD 同时存在的一种综合征，目前病因仍然不明。Helveston 综合征体征比较典型，因此诊断较为容易。其中外斜 A 征和上斜肌亢进之间联系紧密，但由于上斜肌属于下转肌，因此可削弱 DVD 引起上飘，可能导致漏诊。

（2）针对 Helveston 综合征多个体征均需要手术治疗，最终希望达到双眼视轴平行，促进视力和视功能的良好发育。目前手术方式有很多，很难一次解决所有症状。需分次手术可能性大。原则上应根据 DVD、A 型外斜视和上斜肌亢进的明显程度按顺序进行手术. 可一次也可分次进行手术，希望矫正眼位，同时也能保证不引起缺血等问题。

六、思考题

1. Helveston 综合征的临床表现有哪些？
2. Helveston 综合征手术的基本原则是什么？

七、推荐参考文献

1. 李凤鸣,谢立信. 中华眼科学[M]. 3 版. 北京：人民卫生出版社,2014.
2. 赵堪兴. 斜视弱视学[M]. 北京：人民卫生出版社,2011.

高度散光伴弱视

一、病历资料

1. 现病史

患儿,男性,6岁,家长诉"体检发现患儿右眼视力差两周"。患者两周前在学校体检发现右眼视力0.2,左眼视力0.8,无眼红眼痛等其他症状,无明显外伤,在当地医院电脑验光显示右眼远视散光,现为求进一步治疗至我院门诊。

2. 既往史

外伤手术史:否认明显外伤,未行手术。

过敏史:头孢类过敏史。

眼部疾病史:否认。

全身病史:否认。

家族史:父亲正视,母亲低度近视伴散光。

用药史:否认。

出生史:足月顺产,出生体重正常。

3. 体格检查

眼科专科检查如表66-1所示。

表66-1 眼科专科检查

	右眼	左眼
裸眼视力	远视力:0.2	远视力:0.8
眼压	19.7 mmHg	18.2 mmHg
眼睑	无下垂	无下垂
结膜	无充血	无充血
角膜	透明	透明
前房	(一)	(一)
虹膜	平伏	平伏
瞳孔	直径3 mm,对光反射灵敏	直径3 mm,对光反射灵敏

（续表）

	右眼	左眼
晶体	透明	透明
玻璃体	透明	透明
视盘	界清色淡红，C/D＝0.2	界清色淡红，C/D＝0.2
黄斑	中央反光凹（＋）	中央反光凹（＋）
周边视网膜	平伏，未见明显裂孔及变性	平伏，未见明显裂孔及变性

4. 实验室及影像学检查或特殊检查

视光学专科检查如表 66 - 2 所示。

表 66 - 2　视光学专科检查

	右眼	左眼
电脑验光	＋0.25DS/－5.50DC×10°	＋0.50DS/－1.25DC×8°
扩瞳综合验光	＋1.25DS/－5.50DC×10°→0.2	＋1.50DS/－1.25DC×8°→0.8
角膜厚度	512 μm	523 μm
眼轴	22.39 mm	22.35 mm
角膜曲率	39.0/44.2	41.6/42.8
黄斑OCT	未见明显异常	未见明显异常

角膜地形图检查如图 66 - 1 所示。

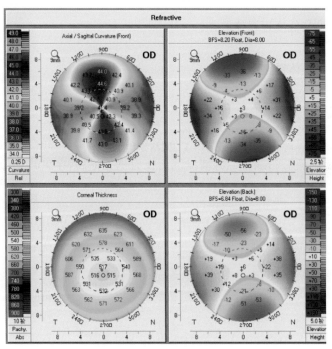

图 66 - 1　右眼角膜地形图

二、诊治经过

(1) 本例患儿右眼矫正视力 0.2，低于同年龄儿童正常视力水平，除高度散光之外其他检查均正常，因此考虑为高度散光导致的弱视，为其配镜，嘱家长先为患儿试戴，根据患儿的适应程度，调整眼镜度数，最终配镜度数为 OD：$+0.25DS/-4.75DC \times 10°$。OS：平光镜片。

(2) 嘱患儿常戴眼镜同时，进行左眼遮盖每日 4 小时，并为其配置穿针穿珠等工具，在家中进行弱视训练。根据情况，可酌情进行弱视训练软件训练，以辅助改善弱视。

(3) 3 个月后患儿来门诊复查，扩瞳验光 OD：$+1.00DS/-5.50DC \times 15° \rightarrow 0.4$；OS：$+1.50DS/-1.25DC \times 8° \rightarrow 0.8$，嘱其继续戴镜，同时遮盖左眼弱视训练，每半年随访一次。

三、病例分析

1. 病史特点

(1) 病史询问：详细了解患儿视力差发生的时间及伴随症状；部分患儿年龄较小，不会表达，可能视力不良已经很久而父母并未发现，可通过其是否注视良好等进行观察。

(2) 体格检查：详细检查患儿眼前节及眼底，如果眼底检查不能配合，可以行眼底照相及黄斑 OCT 了解眼底情况，据此排除器质性的问题。发现高度散光伴随弱视，尤其是双眼高度散光，同时应行角膜地形图检查，排除圆锥角膜之后，再进行常规的弱视治疗。

2. 诊断与诊断依据

(1) 患儿双眼最佳矫正视力为 0.2，低于所属年龄的正常视力，并且经过全面的眼科学检查未发现器质性问题。

(2) 患儿远视在正常范围内，角膜曲率及角膜地形图检查显示患者散光高于 $-3.00D$，属于高度散光，角膜地形图排除圆锥角膜改变，因此患儿的弱视是由高度散光导致的。

基于以上几点分析：初步诊断为右眼高度散光伴弱视。

四、处理方案及基本原则

(1) 矫正屈光不正：一般首选框架眼镜矫正散光，如果散光度数过高，或者屈光参差框架眼镜不能耐受，或是框架眼镜配戴数月并行弱视训练情况下而视力仍无提高，在患儿父母充分配合、良好的卫生条件及复查条件的情况下可以配戴高透氧硬性角膜接触镜，即 RGP。

(2) 弱视训练：在散光矫正后辅以弱视训练，使得患儿的视力提高得更加理想。当患儿视力与正常视力相差两行以内，在散光矫正的情况下视力就会有所提高，如果患儿配合不佳，可以只进行散光矫正，3 个月后复查视力，若视力不提高，再加上弱视训练；当患儿视力与正常相差两行以上，则应在散光矫正基础上进行弱视训练，重点是健眼遮盖，进行视力较差眼的训练，根据患儿的理解能力、视力等情况选用不同训练方式，如红闪、精细目力训练等。如双眼高度散光伴随弱视，且程度相似，在排除器质性问题如圆锥角膜等情况下，可根据双眼屈光矫正后的情况，酌情进行双眼（不遮盖）弱视训练。

(3) 定期随访：弱视治疗需要根据患儿情况制定个体化的方案，且初次治疗后 3 个月随访，根据疗效和患儿依从性制订下一步方案。即使在视力恢复正常之后也应继续戴镜一段时间，巩固疗效防止复发。

五、要点与讨论

1. 正确诊断弱视

（1）视力标准：年龄在 3～5 岁儿童视力的正常值下限为 0.5,6 岁及以上儿童视力的正常值下限为 0.7。当儿童视力低于正常值下限或者双眼视力相差两行以上才能诊断弱视,而不是各年龄都以 0.8 为标准。

（2）排除器质性的因素：进行详尽的眼科检查,排除器质性的原因,才能诊断弱视。

2. 选择治疗方案

（1）屈光不正性弱视治疗首先应充分矫正屈光不正,让视网膜接收到清晰视觉信号,进一步促进视力的健康发育；其次遮盖健眼、充分锻炼视力差的眼睛；再加上适当的弱视训练；最后注意定期随访,根据病情进展进行合适的调整。

（2）矫正散光屈光不正的方法：①首选框架眼镜,根据患儿耐受情况进行充分矫正；②若框架眼镜不能耐受或者框架眼镜合并弱视训练数月视力仍无提高则可以考虑配戴 RGP,但要求患儿和家长依从性较好,卫生条件好。

（3）弱视训练方法的选择：根据患儿的配合情况及视力选择,红闪治疗仪对视力及配合度要求不高,而精细目力训练需要较好的视力及手眼协调能力。

六、思考题

1. 通过本案例的分析,你对高度散光伴弱视病例分析的过程与诊疗规范有何体会？

2. 通过本案例的分析,你对屈光不正性弱视治疗方案选择的认识有哪几方面的提高？

七、推荐阅读文献

1. Gregory L. Skuta，Louis B. Cantor，Jayne S. Weiss. Basic and Clinical Science Course-Pediatric Ophthalmology and Strabismus［M］. US，2012,61－88.

2. Harvey E M. Development and treatment of astigmatism-related amblyopia［J］. Optom Vis Sci，2009，Jun；86(6)：634－639.

3. Read S A，Vincent S J,Collins M J. The visual and functional impacts of astigmatism and its clinical management［J］. Ophthalmic Physiol Opt，2014,34：267－294.

4. 中华医学会眼科学分会斜视与小儿眼科学组. 弱视诊断专家共识(2011 年)［J］. 中华眼科杂志，2011,47(8)：768

5. Hamm L M，Black J，Dai S，et al. Global processing in amblyopia：a review［J］. Front Psychol，2014,5：583.

远视弱视不伴斜视

一、病历资料

1. 现病史

患者,男性,4岁,主诉"幼儿园体检发现右眼视力差1周"。1周前幼儿园体检时发现右眼视力低于正常,不伴眼红、眼痛、畏光、流泪、眼睛发白,未曾于当地医院就诊,今来我院门诊。

2. 既往史

家族史:父亲可疑右眼视力不佳,未行检查。

用药史:否认局部及全身用药史。

外伤手术史:否认。

过敏史:否认。

3. 体格检查

眼科专科检查如表67-1所示。

表 67-1 眼科专科检查

	右眼	左眼
视力	远视力:0.1	远视力:1.0
眼压	12 mmHg	11 mmHg
眼睑	无下垂	无下垂
结膜	无充血	无充血
角膜	透明	透明
前房	清深	清深
虹膜	平伏,纹理清	平伏,纹理清
瞳孔	直径4 mm,对光反射灵敏	直径4 mm,对光反射灵敏
晶体	透明	透明
玻璃体	透明	透明
视盘	界清色淡红,C/D=0.3	界清色淡红,C/D=0.3
黄斑	中央反光凹(+)	中央反光凹(+)

4. 实验室及影像学检查或特殊检查

眼位检查:第一眼位正,遮盖-去遮盖试验(一),交替遮盖试验(一),各方位眼球运动正常。

验光:用 0.5%托吡卡胺滴眼液扩瞳后主觉验光,右眼＋4.75DS＝0.15,左眼＋1.75DS＝0.9。

二、诊治经过

患者体检发现右眼视力下降一周,即来我院门诊,根据眼科专科检查和视光学特殊检查,初步诊断为"右眼远视屈光参差性弱视",给予屈光度矫正及遮盖治疗:①配镜,右眼＋3.00DS,左眼平光;②在戴镜的基础上,每日遮盖左眼 6 h;③4 月随访。

三、病例分析

1. 病史特点

(1) 病史询问:远视屈光参差性弱视往往无明显症状,一般于常规体检时发现,应注意询问外伤史、遗传疾病史、肿瘤疾病史等排除其他原因引起的单眼视力下降。

(2) 家族史:远视屈光参差性弱视有遗传倾向,注意询问家族史。

2. 诊断与诊断依据

(1) 儿童,单眼无症状性视力下降。

(2) 眼屈光间质清,眼底无明显器质性病变。

(3) 有大于 2D 的远视性屈光参差,远视度数较高的眼发生弱视。

基于以上几点分析,初步诊断为右眼远视屈光参差性弱视。

3. 鉴别诊断

1) 症状的鉴别诊断

远视屈光参差性弱视往往无明显症状,症状不是诊断该疾病的要点。

2) 弱视的鉴别诊断

(1) 屈光参差性弱视:一般只发生于远视屈光参差,而且弱视眼为远视度数较高的眼,通过主觉验光可确诊。

(2) 高度屈光不正性弱视:双眼高度散光、高度远视、高度近视等高度屈光不正均有可能导致双眼弱视,通过主觉验光可确诊。

(3) 斜视性弱视:任何发育期的显斜视都可能导致弱视,通过遮盖-去遮盖试验、眼位检查、眼动检查,结合主觉验光可确诊。

(4) 形觉剥夺性弱视:上睑下垂、先天性白内障、先天性角膜白斑等器质性病变易遮挡视路造成形觉剥夺性弱视,通过眼科专科检查可发现。

四、处理方案及基本原则

本病治疗的基本原则是矫正屈光不正,刺激弱视眼视力发育,积极随访。

(1) 屈光不正的矫正:该患儿年龄 4 岁,双眼屈光参差 3D,对框架眼镜矫正有很好的耐受能力,应首选框架眼镜矫正。4 岁的生理远视屈光度为＋1.50～＋2.00D,在双眼眼位正常的前提下,左眼的屈光度无需矫正,右眼的屈光度最好在矫正后保持与左眼一致(＋1.75D),以达到双眼调节一致,因此右眼需给予＋3D 球面镜。

　　（2）刺激弱视眼视力发育：有遮盖疗法和阿托品压抑疗法两种。遮盖疗法是用不透光眼贴遮盖健眼，使弱视眼在屈光度矫正的情况下形成最清晰的像，该眼对应的外侧膝状体和大脑皮质得到充分刺激，从而使该眼视力得到提高。阿托品压抑疗法是利用阿托品麻痹睫状肌的作用，使健眼在使用阿托品的情况下看近或看远的视力低于弱视眼，达到刺激弱视眼的目的。该患者右眼矫正视力为 0.15，为重度弱视，难以用阿托品将健眼 0.9 的视力压抑至 0.15 以下，因此仅适用遮盖疗法。

　　（3）随访：在开始屈光矫正、遮盖治疗后，应以 4 个月为单位进行观察，如果 4 个月后弱视眼视力提高 2 行及以上，提示治疗有效，应继续之前的治疗；如果 4 个月弱视眼视力提高仅 1 行或不提高，在排除患儿治疗依从性差的可能后，应增加遮盖时间或结合阿托品压抑疗法。

五、要点与讨论

1. 屈光参差性弱视的形成

　　有临床意义的屈光参差一般指双眼屈光度相差 2D 以上。近视性屈光参差一般不会形成弱视，因为双眼在看远和看近的过程中分别得到刺激。远视性屈光参差则不同，由于远视度数较低的眼往往是主导眼，不论看远或看近，远视度数较高的眼总是处于离焦状态，无法得到清晰像的有效刺激，该眼对应的视觉中枢无法在和对侧眼对应的视觉中枢的竞争中获得优势而发生弱视。

2. 屈光参差的矫正方式选择

　　屈光参差的双眼视网膜像不等大，需要通过屈光矫正促进融像。屈光参差的矫正方法有框架眼镜、角膜接触镜和眼内屈光晶体。对于超高度的屈光参差，比如先天性白内障术后无晶体眼，眼内屈光晶体为最好的选择，因为其对视网膜像的放大率影响最小，其次为角膜接触镜、框架眼镜。儿童对于 4D 以内的远视屈光参差有很好的耐受能力，因此该患儿首选框架眼镜矫正。在眼位正常的前提下，儿童屈光矫正应保留生理性远视，比如 3 岁以内为 +2.50D～+2.00D，3～6 岁为 +2.00D～+1.50D，6～9 岁为 +1.50D～+1.00D，随年龄增加依次递减。

3. 遮盖疗法与阿托品压抑疗法的选择

　　弱视治疗应结合患者的年龄、疾病治疗史、屈光度、弱视程度综合决定。美国 PEDIG 研究小组的一系列研究结果表明，对于视力为 0.2 及以上的轻中度弱视，每日遮盖 2 h 和遮盖 6 h 的效果相似，而且遮盖 6 小时的患儿有更多社交问题，因此对于轻中度弱视首先从每日遮盖 2 h 开始尝试，观察 4 个月疗效决定是否增加遮盖时间。对于视力为 0.2 以下的重度弱视，每日遮盖 6 h 和 24 h 的效果相似，因此每日遮盖 6 h 就够了，待视力提高后逐步减少遮盖时间，增加双眼同时视物的时间以促进双眼视发育。另外，轻中度弱视的遮盖疗法与阿托品压抑疗法的效果相似，对于年龄较大、有更多社交顾虑、排斥遮盖疗法的儿童应考虑阿托品压抑疗法。

六、思考题

　　1. 弱视治疗的敏感期是几岁？
　　2. 为什么对于轻中度弱视每日遮盖 2 h 与遮盖 6 h 效果相似？
　　3. 临床上如果遮盖疗法效果不好怎么办？患儿年龄较大效果不佳怎么办？

七、推荐阅读文献

　　1. Cotter S A, Pediatric Eye Disease Investigator G, Edwards AR, et al. Treatment of anisometropic amblyopia in children with refractive correction [J]. Ophthalmology, 2006, 113：

895 - 903.

2. Holmes J M, Repka M X, Kraker R T, et al. The treatment of amblyopia [J]. Strabismus, 2006,14:37 - 42.

3. Pediatric Eye Disease Investigator G, Wallace D K, Lazar EL, et al. A randomized trial of increasing patching for amblyopia [J]. Ophthalmology, 2013,120:2270 - 2277.

4. Wallace D K, Lazar E L, Melia M, et al. Stereoacuity in children with anisometropic amblyopia [J]. J AAPOS, 2011,15:455 - 461.

5. Wallace D K, Pediatric Eye Disease Investigator G, Edwards A R, et al. A randomized trial to evaluate 2 hours of daily patching for strabismic and anisometropic amblyopia in children [J]. Ophthalmology, 2006,113:904 - 912.

案例 *68*

低视力（高度近视）

一、病历资料

1. 现病史

患者，女性，50岁，主诉"双眼视力差40余年加重3年，希望提高生活视力"。患者自幼双眼视力差，戴镜可提高，当地医院验光为近视，每年近视度数都在增加，近3年视力明显下降，目前戴-15D眼镜，戴镜视力提高不明显，外院检查诊断高度近视，黄斑变性。患者希望提高生活视力，现为求进一步诊治来我院门诊。

2. 既往史

循环系统：患者高血压2年，现服用硝苯地平缓释片，血压控制可。

家族史：父亲20年前左眼孔源性视网膜脱离，已手术，目前病情平稳。母亲高度近视，-10.0D左右。

用药史：见上。

外伤手术史：否认。

婚育史：已婚已育，家人体健。

过敏史：否认。

3. 体格检查

眼科专科检查如表68-1所示。

表68-1 眼科专科检查

	右眼	左眼
视力	远视力：0.02 近视力：0.4/5 cm	远视力：0.01 近视力：0.3/5 cm
眼压	16 mmHg	15 mmHg
眼睑	无下垂	无下垂
结膜	轻度充血（＋）	轻度充血（＋）
角膜	透明	透明
前房	清	清
虹膜	纹理清	纹理清

（续表）

	右眼	左眼
瞳孔	直径 3 mm,对光反射略迟钝	直径 3 mm,对光反射略迟钝
晶体	轻混	轻混
玻璃体	轻混	轻混
视盘	界清色略淡,萎缩弧,C/D=0.4	界清色略淡,萎缩弧,C/D=0.4
黄斑	变性萎缩	变性萎缩
周边视网膜	平伏	平伏

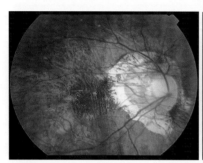 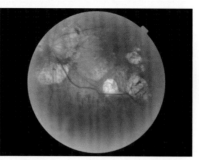

图 68-1　右眼黄斑变性萎缩　　　图 68-2　左眼黄斑变性萎缩

4. 实验室及影像学检查或特殊检查

低视力专科检查

1）验光

（1）屈光度：OD −20.00DS/−2.00DC×80°→0.12,OS −21.00DS/−1.75DC×105°→0.08。

（2）30 cm 处检测：OD −17.00DS/−2.00DC×80°→0.12,OS −18.00DS/−1.75DC×105°→0.1。

2）助视器验配

（1）远用助视器：给予单目远用望远镜（见图 68-3）4 倍、6 倍和 8 倍分别试用,试用 4 倍,矫正至0.4；试用 6 倍,矫正至 0.6,成像更清晰；试用 8 倍,矫正至 0.8,但感觉视野太小。患者认为 6 倍的望远镜最好。

（2）近用助视器：①手持式放大镜（6 倍）,近视力可以矫正至 0.5/30 cm,但周边物像畸变明显；②立式（镇纸）放大镜（4 倍）,近视力矫正至 0.4/30 cm,但阅读时仍感觉较困难；③便携式电子助视器（见图 68-4）：放大倍率可调,调整放大倍率至近视力达 0.6/30 cm 时,试用满意。

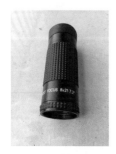 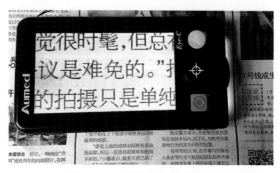

图 68-3　单目远用望　　　　图 68-4　便携式电子助视器
远镜

二、诊治经过

患者来我院低视力门诊经过眼科常规检查及低视力专科检查后，诊断为双眼高度近视，双眼黄斑变性，予以低视力验配，试用助视器。右眼试用4倍单目远用望远镜，矫正至0.4；试用6倍，矫正至0.6，成像更清晰，可熟练运用；试用8倍，矫正至0.8，但感觉视野太小。试用手持式放大镜时感觉周边文字明显变形，视觉质量不佳；试用4倍立式（镇纸）放大镜仍感觉阅读不够清晰。试用便携式电子助视器，调整放大倍率至近视力达0.6/30 cm时，可较熟练阅读。因患者退休前曾为教师，平日看书看报较多，遂予以配便携式电子助视器；为了外出看远方便，同时配备6倍单目远用望远镜。

三、病例分析

1. 病史特点

（1）病史询问：低视力患者病史询问要点，除了常规眼病病史资料外，还应包括生活、工作、学习等的需求，既往用眼特点（看近阅读距离），等等。

本例患者个人资料：

职业：退休，曾为初中老师。

文化程度：大学本科。

就医目的：静态看近（阅读），户外活动能看清远处物体。

既往看近阅读距离：20 cm左右。

（2）病史特点：患者自幼双眼视力差，戴近视眼镜比较清楚，成年后近视度数仍每年增加，目前戴-15D近视眼镜。近三年双眼视力明显下降，戴镜视力改善不明显，外院检查发现高度近视，黄斑变性。高度近视导致的黄斑萎缩变性尚无有效治疗方法，只能通过低视力康复帮助，借助助视器来提高生活质量。

2. 诊断与诊断依据

（1）诊断：病理性近视、黄斑变性、低视力。

（2）诊断依据：患者双眼屈光度为-20D及-21D，成年后屈光度仍不断增加，眼底出现黄斑变性、萎缩等病理性改变，故诊断为病理性近视，黄斑变性；患者好眼最佳矫正视力为0.12，低于0.3，高于0.05，故诊断为低视力。

3. 低视力康复

低视力康复是指向患者提供合适的助视器，并通过适当的训练，使其能熟练掌握助视器的使用，使患者能最大限度地利用其残存的有用视力，提高独立生活的能力。本例患者的就医目的为近距离阅读及户外活动时看清远处物体，患者的矫正视力只有0.1左右，近距离阅读很困难，户外活动看不清远处物体，因此需要借助助视器的帮助来达到其目的。看近若不用助视器，患者阅读距离约5～10 cm左右，虽然能辨别相当于0.3视标大小的文字，但极易出现视疲劳，只能短时阅读，因此需要借助助视器看书读报。普通的光学放大镜倍率越高，周边物像变形扭曲越明显，成像质量不佳；便携式电子助视器放大率高，且无周边物像畸变，自带光源，在低照明条件也有很好的成像质量，故推荐使用电子助视器来帮助其近距离阅读。患者双眼视力不一致，且双目望远镜较重，体积偏大，患者更愿意接受单目望远镜看远。望远镜的倍率越高放大率越大，视野则越小，患者试用4倍、6倍和8倍望远镜后认为6倍的最适合，既可以看清远处物体，也有足够的视野，最终给患者6倍望远镜帮助看远。验配助视器后指导患者熟练使用。

四、处理方案及基本原则

1. 提供合适的助视器

（1）助视器能提供足够的放大率，可满足患者工作、学习和生活基本需要。患者若不使用助视器，矫正视力只有 0.12，借助 6 倍单目望远镜，远视力可以矫正至 0.6，基本可以满足户外活动看远的需要。利用便携式电子助视器，可以在 30 cm 处看到 0.6 的视标，并且放大倍率还可以根据需要进行调整，满足了患者看书读报等看近的需要，而且随身携带方便。

（2）患者应用助视器时不应有明显不适：光学放大镜倍率越高，周边物像变形扭曲越明显，对于高倍的光学助视器，患者使用不舒适，电子助视器成像质量好，患者使用更满意。

（3）助视器必须是体现患者意愿，即患者愿意使用。

（4）应注意提供给患者的助视器的放大率在满足患者需要下应尽量小，因为放大率越大，则视野越小，观察的运动物体移动越快，患者应用十分不便。

2. 训练

验配助视器后应进行适当训练，使患者能熟练使用，以便最大程度的利用其残余视功能。

3. 定期随访

应注意患者使用助视器的情况，存在的困难，使用助视器后生活质量改善情况，还要注意视功能有无改变等，必要时调整助视器。

五、要点与讨论

1. 助视器

改善低视力患者生活质量的核心是提供助视器，助视器包括光学助视器、非光学助视器及电子助视器。光学助视器包括眼镜式助视器、手持放大镜、立式放大镜、望远镜及视野扩大设备等，它是通过光学放大作用将近处或远处物体放大使患者能辨认物体，但受到材料及本身成像原理的限制，放大倍率不能太高，否则周边物像畸变明显。非光学助视器包括大字体印刷读物、阅读架、改善照明系统设备、增强对比度设备和有声设备等。

电子助视器，早期又称闭路电视（closed-circuit television，CCTV）、影像放大器等，分为台式、手持式、头戴式电子助视器等。它是用摄像机将物体摄入放大后在显示器上显示出来，实际是投影放大作用的原理。其优点包括放大倍数高，最大可放大 60 倍以上，无任何光学变形现象；视野大，更有利于严重视力及视野损害患者；可在正常阅读距离使用，阅读时不需要过度集合，可以保持双眼同时视；对比度及颜色可以改变，不易产生视疲劳。对于视力极差的患者，电子助视器常常是唯一的选择。

2. 验配助视器后训练

由于助视器和普通眼镜等不一样，患者应用时常有不舒服感和不适应感，验配助视器后应进行必要的训练。通过训练使患者能较熟练运用助视器，使其能最大限度地利用其残存的有用视力，提高独立生活的能力。训练的原则是先简单后复杂，由静到动，由易到难，放大倍率由低到高；训练初期训练的时间应短些，训练中应有适当的休息，避免疲劳；训练时最好有家属陪伴，以便在家里能帮助患者更有效地训练。

六、思考题

1. 通过本案例的分析，你对低视力验配的过程有何体会？

2. 通过本案例的分析，你对助视器的认识与选择有哪几方面的提高？

七、推荐阅读文献

1. 孙葆忱，胡爱莲.临床低视力学［M］.北京：人民卫生出版社，2013.12.
2. 孙葆忱.低视力患者生存质量与康复［M］.北京：人民卫生出版社，2009.12.

案例 69

低视力(先天性白内障)

一、病历资料

1. 现病史

患儿,男性,6岁,家长诉"上课看不清,双眼先天性白内障术后3年"。三年前家长发现患儿视力差,眼球震颤,至我院门诊检查发现双眼白内障,双眼先后予白内障摘除＋人工晶状体植入术,术后进行弱视训练,但视力提高不明显。因即将进入小学就读,需上课看清黑板,遂来我院低视力门诊就诊。

2. 既往史

家族史:父亲近视－4.00D左右。

用药史:否认。

外伤手术史:双眼白内障摘除＋人工晶状体植入术后三年。

出生史:足月顺产,母孕期曾感冒。

过敏史:否认。

3. 体格检查

眼科专科检查如表69-1所示。

表 69-1　眼科专科检查

	右眼	左眼
视力	远视力:0.1 近视力:0.12/30 cm	远视力:0.12 近视力:0.12/30 cm
眼压	16 mmHg	15 mmHg
眼位	眼球震颤	眼球震颤
眼睑	无下垂	无下垂
结膜	无充血	无充血
角膜	透明	透明
前房	清	清
虹膜	纹理清	纹理清
瞳孔	直径3 mm,对光反射灵敏	直径3 mm,对光反射灵敏
晶体	IOL在位	IOL在位

(续表)

	右眼	左眼
玻璃体	透明	透明
视盘	界清色淡红,C/D=0.3	界清色淡红,C/D=0.3
黄斑	中心凹反光(＋)	中心凹反光(＋)
周边视网膜	平伏	平伏

4. 实验室及影像学检查或特殊检查

低视力专科检查

1) 验光

(1) 屈光度:OD＋1.00DS/－2.00DC×80°→0.15,OS＋0.50DS/－1.75DC×105°→0.15。

(2) 30 cm处检测:OD＋4.00DS/－2.00DC×80°→0.15,OS＋3.50DS/－1.75DC×105°→0.15。

2) 助视器验配

(1) 远用助视器:①双目远用助视器(2.1倍),矫正至0.25,使用困难;②单目望远镜(4倍),矫正至0.6,搜索时间长;③台式电子助视器(见图69-1),可看到助视器显示器上显示的4 m远距离0.8大小视标,使用熟练。

(2) 近用助视器:①眼镜式助视器,配戴＋10.00D眼镜在10 cm处可看到0.4视标,但易疲劳;②立式(镇纸)放大镜(4倍)(见图69-2),可在30 cm处看到0.5视标,使用熟练。

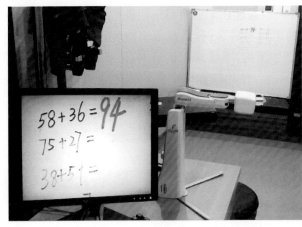

图69-1　台式电子助视器

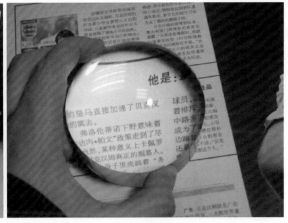

图69-2　立式(镇纸)放大镜(4倍)

二、诊治经过

患儿来我院低视力门诊经过眼科常规检查及低视力专科检查后,诊断为双眼先天性白内障术后,双眼人工晶体眼,眼球震颤。患儿之前经过弱视训练后视力无明显提高,故考虑验配助视器。试用双目远用助视器(2.1倍),矫正至0.25,但患儿自己调整倍率较困难;用单目远用望远镜(4倍),矫正至0.6,但看远处物体搜索时间较久,不适合上课;试用台式电子助视器,可在4 m距离看到0.8大小视标,运用熟练,患儿及家长满意。患儿配戴＋10.00D眼镜在10 cm处可看到0.4视标,但易疲劳;试用立式(镇纸)放大镜(4倍),可在30 cm处看到0.5视标,使用熟练。故给予配台式电子助视器及立式(镇纸)放大镜

（4 倍）。

三、病例分析

1. 病史特点

（1）病史询问：低视力患者病史询问要点，除了常规眼病病史资料外，还应包括生活、工作、学习等的需求，既往用眼特点（看近阅读距离）等。

本例患者个人资料：

职业：学生。

文化程度：幼儿园。

就医目的：静态看近（读书），静态看远（上课）。

既往看近阅读距离：10 cm～20 cm。

（2）病史特点：患儿为先天性白内障及眼球震颤导致视力低下，首先考虑手术治疗去除病因，术后积极进行弱视训练，很多患儿可通过弱视训练提高视力。但本例患儿视力始终无明显提高，为了提高生活视力，帮助上课看清黑板，可通过助视器帮助。

2. 诊断与诊断依据

（1）诊断：双眼先天性白内障术后，双眼人工晶体眼，眼球震颤，弱视，低视力。

（2）诊断依据：患儿三年前双眼先后接受白内障摘除＋人工晶状体植入术，眼部检查发现眼球震颤，双眼最佳矫正视力均为 0.15，低于 0.3，故诊断之。

3. 低视力康复

患者的就医目的为静态看近（读书）及静态看远（上课），但矫正视力只有 0.15，上课看黑板较困难，因此需要借助助视器协助看远。患者裸眼远视力为 0.12，通过 2.1 倍双目远用助视器可矫正至 2 倍于裸眼视力，即 0.25，但对年龄小的儿童，双目助视器的运用不易掌握，调整倍率速度较慢，故不适用；单目望远镜因倍率更高，所以矫正视力更好，但其使用更加困难，不仅要调整倍率，还要搜索目标，低龄儿童应用较困难；台式电子助视器成像范围较大，且相对固定，使用较容易。对于看近，通过立式（镇纸）放大镜（4 倍）可在 30 cm 处看到 0.5 视标，可满足近距离阅读需要，且使用熟练。验配助视器后指导患儿熟练使用，并进行视觉训练。

四、处理方案及基本原则

1. 提供合适的助视器

（1）助视器能提供足够的放大率，可满足患者工作、学习和生活基本需要。

患者远用矫正视力为 0.15，看不清黑板上的字体，借助台式助视器可看清 4 m 远处 0.8 大小视标字体，可满足上课需要。借助 4 倍立式（镇纸）放大镜可满足近距离阅读需要。

（2）患者应用时不应有明显不适。

（3）必须是体现患者意愿，即患者愿意使用。

（4）应注意提供给患者的助视器的放大率在满足患者需要下应尽量小，因为放大率越大，则视野越小，观察的运动物体移动越快，患者应用十分不便。

2. 训练

验配助视器后需要进行训练，使患者能熟练使用助视器，使其可以最大程度的利用其残余视功能。

3. 定期随访

应注意患者使用助视器的情况,使用助视器后生活质量是否改善,以及视功能有无改变等,必要时调整助视器。

五、要点与讨论

1. 台式电子助视器

台式电子助视器是电子助视器中的一种,是利用投影放大作用的原理,用摄像机将远处物体摄入放大后在面前的显示器上显示出来。优点包括放大倍数高,视野大,成像质量好,有记忆存储的功能,搜索目标及调整倍率都较容易。对低视力学龄儿童有很大帮助,低视力儿童借助台式电子助视器的帮助,可在正常学校进行学习。但台式电子助视器体积较大,移动不便,并且价格较贵,在教室中使用时需要特别爱护。

2. 视觉训练

低视力儿童经过助视器验配后应坚持视觉训练,因为视觉发育的早期,视皮质具有高度可塑性,早期干预可能提高视觉功能。训练不仅包括精细目力训练,光闪刺激训练,还可以进行搜索训练、注视训练等,提高注视的稳定性。

六、思考题

1. 通过本案例的分析,你对儿童低视力验配的特点有何认识?
2. 通过本案例的分析,你对低视力儿童视功能训练有何认识?

七、推荐阅读文献

1. 孙葆忱,胡爱莲. 临床低视力学[M]. 北京:人民卫生出版社,2013.
2. 孙葆忱. 低视力患者生存质量与康复[M]. 北京:人民卫生出版社,2009.

角膜塑形镜矫正低度近视

一、病历资料

1. 现病史

患者,男性,9岁,主诉"双眼远视力下降2年"。2年前因双眼远视力下降于外院验光发现双眼近视,不伴弱视、斜视,今为咨询角膜塑形镜治疗来我院门诊。

2. 既往史

家族史:母亲近视−6.50D,父亲近视−4.00D。

既往史:否认角膜接触镜配戴史,否认其他控制近视治疗史。

外伤手术史:否认。

过敏史:树木花粉过敏。

3. 体格检查

眼科专科检查如表70-1所示。

表70-1　眼科专科检查

	右眼	左眼
视力	远视力:0.2	远视力:0.2
	近视力:J1	近视力:J1
眼压	11 mmHg	10 mmHg
眼睑	无下垂	无下垂
结膜	无充血,少量乳头	无充血,少量乳头
角膜	透明	透明
前房	清深	清深
虹膜	平伏,纹理清	平伏,纹理清
瞳孔	直径4 mm,对光反射灵敏	直径4 mm,对光反射灵敏
晶体	透明	透明
玻璃体	透明	透明
视盘	界清色淡红,C/D=0.3	界清色淡红,C/D=0.3
黄斑	中央反光凹(＋)	中央反光凹(＋)

4. 实验室及影像学检查或特殊检查

（1）眼位检查：第一眼位正，遮盖-去遮盖试验（一），交替遮盖试验（一），各方位眼球运动正常。

（2）验光：用 0.5% 托吡卡胺滴眼液扩瞳后主觉验光，右眼 −1.75DS＝1.0，左眼 −1.75DS＝1.0。自然瞳孔复验为相同度数。

（3）眼轴长度：右眼 24.87 mm，左眼 24.90 mm。

（4）角膜直径：右眼 12.3 mm，左眼 12.4 mm。

（5）角膜曲率：右眼 41.84/41.14，左眼 41.71/41.13（见图 70-1）。

（6）角膜 e 值：右眼 0.52/0.55，左眼 0.54/0.53。

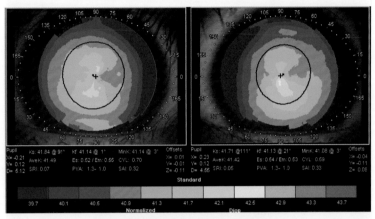

图 70-1　双眼配戴角膜塑形镜前的角膜地形图（axial map）。

二、诊治经过

患者双眼远视力下降 2 年，近视力正常，根据眼科专科检查和视光学特殊检查，初步诊断为"双眼屈光不正"，为低度近视，和家长充分沟通后给予试戴角膜塑形镜：①试戴片参数：双眼 41.00/200/10.8（定位弧曲率/降幅/直径）；②试戴 1 小时后荧光素评估配适理想（见图 70-2）；③过夜试戴后角膜地形图理想（见图 70-3），订片。④配戴自己镜片 1 周后塑形定位居中（见图 70-4），双眼裸眼视力 1.0，角膜上皮健康，无重影眩光主诉。

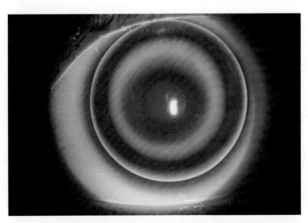

图 70-2　配戴角膜塑形镜后荧光染色显示典型的"靶眼征"，提示配适良好。从中央到周边分别是镜片的基弧、反转弧、定位弧和周边弧

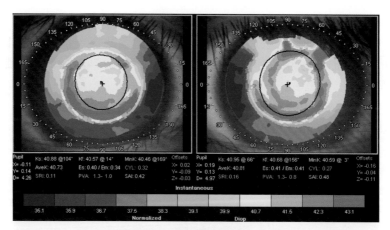

图 70-3 试戴片 1 小时后的角膜地形图(tangential map),治疗区居中,提示镜片配适良好,角膜塑形反应良好

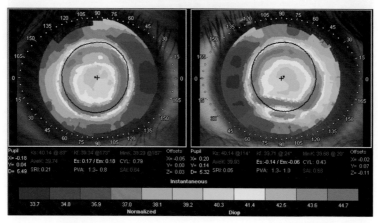

图 70-4 戴镜 1 周后光学区进一步稳定,基本覆盖瞳孔,为理想塑形状态

三、病例分析

该例患儿的双眼远视力下降呈渐进发展,查体排除所有器质性病变,扩瞳验光证实近视屈光度存在,因此真性近视的诊断很容易成立,无须鉴别诊断,关键在于屈光矫正方案的选择,包括角膜塑形镜参数的选择。

四、处理方案及基本原则

儿童、青少年近视治疗的基本原则是足矫屈光不正,积极应用光学和药物方法控制近视进展,增加户外活动时间。

(1) 屈光不正的矫正:足矫近视屈光度是延缓近视进展的最基本方法,欠矫反而加快近视进展。在眼位正常的情况下,近视屈光度应该按照最大正镜、最佳矫正视力(MPMVA)的原则进行足矫,并且每6月复查一次屈光度,及时更换镜片度数。角膜塑形镜是一种高透氧材料制作的特殊硬性角膜接触镜,它的几何结构和角膜的几何结构恰恰相反,通过中央比较平坦的基弧区对角膜中央施加正压力,中周部比较陡峭的反转弧对角膜产生负压吸引,通过泪液的压力差改变角膜曲率(主要是角膜上皮的改变),从而矫正近视屈光度。角膜形态、曲率、近视屈光度不同,角膜塑形镜参数也随之改变。成功的角膜塑形目标是:白天裸眼视力正常(1.0 及以上),塑形效果稳定而居中,角膜上皮健康。其中近视屈光度低于－4.0D 为角膜塑形术的最佳适应证,但也要结合角膜曲率、散光大小、角膜直径等参数。

(2) 近视控制方案:目前有光学方法和药物方法两种。药物以阿托品为例,由于阿托品不良反应相对较大,停药后有反弹效应,临床并未推广使用。光学方法中控制近视效果最佳的为角膜塑形镜,其中瞳孔更大、近视度数越高、塑形后角膜曲率改变越明显的患者控制近视效果更佳。

(3) 户外活动:每周累计 14 h 以上的户外活动能显著降低青少年近视发病率,强调户外环境的暴露,而不是运动本身。但在近视发生之后,户外活动并不能减缓近视的进展速度。

五、要点与讨论

1. 角膜塑形术的最佳适应证

首先要排除所有角膜接触镜的禁忌证,如活动性眼表炎症。近视屈光度小于－4.0D,顺规散光小于－1.5D,角膜曲率 41.00～46.00D,角膜直径 11.5～12.5 mm,年龄 8 岁以上为角膜塑形术的最佳适应证。患者及家长对角膜塑形术的原理及风险有充分认知能力,有操作角膜塑形镜的潜在能力,注意卫生,能与医生及时沟通。

2. 角膜塑形镜验配及复查

角膜塑形镜为三类医疗器械,应在有资质的医疗机构由有资质的医生负责验配。验配方法分为经验法和试戴片法。前者根据屈光度、角膜曲率、角膜地形图参数直接订片,成功率为 75%～80%。后者根据各项眼参数选择最接近理想镜片的试戴片进行试戴,根据试戴时的荧光形态和配戴后的角膜地形图定制镜片,成功率为 90%～95%,国内以试戴片验配法为主。角膜塑形镜的复查为配戴后的第 1 天、第 1 周、第 1 月、第 3 月及每 3 个月一次。一般一副镜片的寿命为 1～1.5 年,需按时更换以保持塑形效果及角膜健康。

3. 角膜塑形术的原理

角膜塑形镜通过泪液的液压作用使中央角膜上皮细胞压缩、中周部上皮细胞变厚,产生凹透镜的光学作用从而矫正近视屈光度,而非将整个角膜压弯。这个塑形过程一般在 7～10 天完成,然后达到稳定效果。一旦停戴,角膜形态会逐渐而完全地恢复到塑形前的角膜形态,屈光度也会相应地回到塑形前的屈光度,这个过程一般为 1 个月。配戴角膜塑形镜对眼轴增长的延缓作用与框架眼镜相比为 40%～60%,目前主流理论认为角膜塑形术通过改变周边视网膜离焦状态,从而阻滞近视进展。目前没有证据显示停戴角膜塑形镜后近视进展会反弹,需要大样本临床研究证实。

六、思考题

1. 为什么角膜塑形术对年龄有要求?
2. 如果角膜塑形术对近视进展控制效果不理想怎么办?
3. 儿童配戴角膜接触镜还有哪些顾虑、哪些好处?

七、推荐阅读文献

1. Alharbi A, Swarbrick H A. The effects of overnight orthokeratology lens wear on corneal thickness [J]. Invest Ophthalmol Vis Sci, 2003, 44: 2518 - 2523.

2. Chen Z, Niu L, Xue F, et al. Impact of pupil diameter on axial growth in orthokeratology. Optom Vis Sci, 2012, 89: 1636 - 1640.

3. Smith E L, 3rd. Optical treatment strategies to slow myopia progression: effects of the visual extent of the optical treatment zone [J]. Exp Eye Res, 2013,114:77 - 88.

4. Zhong Y, Chen Z, Xue F, et al. Central and Peripheral Corneal Power Change in Myopic Orthokeratology and Its Relationship With 2-Year Axial Length Change [J]. Invest Ophthalmol Vis Sci, 2015,56:4514 - 4519.

5. Swarbrick H A. Orthokeratology review and update [J]. Clin Exp Optom, 2006; 89: 124 - 143.

一、病历资料

1. 现病史

患者,女性,16 岁,主诉"双眼视力下降 10 年"。10 年前无明显诱因下出现双眼视力逐渐下降,不伴眼红、畏光等不适,无脓性分泌物、无虹视、无眼眶痛等不适,外院就诊,诊断为"双眼高度近视、散光"。配戴框架眼镜矫正,矫正视力佳,现患者为求美观,至我院门诊就诊,以寻求其他治疗方法矫正屈光不正。

2. 既往史

家族史:父亲双眼高度近视-10D,否认其他家族遗传性疾病史。

用药史:否认眼部及全身用药史。

外伤手术史:否认重大手术外伤史。

过敏史:否认食物及药物过敏史。

3. 体格检查

眼科专科检查如表 71-1 所示。

表 71-1 眼科专科检查

		右眼	左眼
视力		远视力:0.05	远视力:0.05
		近视力:J6	近视力:J5
眼压		17 mmHg	18 mmHg
眼睑		无下垂	无下垂
结膜		未见明显充血	未见明显充血
角膜		透明,BUT 11 s	透明,BUT 12 s
前房		中深,Flare(-)cell(-)	中深,Flare(-)cell(-)
虹膜		纹理清晰	纹理清晰
瞳孔		直径 3 mm,对光反射灵敏,RAPD(-)	直径 3 mm,对光反射灵敏,RAPD(-)
晶状体		透明	透明

（续表）

	右眼	左眼
玻璃体	少量絮状混浊	少量絮状混浊
视盘	界清,色淡红,C/D＝0.3	界清,色淡红,C/D＝0.3
黄斑	中央反光凹(＋)	中央反光凹(＋)
周边视网膜	平伏,豹纹状眼底改变	平伏,豹纹状眼底改变

4. 实验室及影像学检查或特殊检查

视光专科检查:

小瞳综合验光:OD:－11.00DS/－2.75DC×175＝1.0。

OS:－12.50DS/－2.25DC×170＝1.0。

IOL-Master 测量眼轴:OD 27.15 mm, OS 27.80 mm。

双眼 HVID:OD 11.8 mm, OS 11.9 mm。

角膜地形图(见图 71-1):OD:47.10D@80。44.60D@170。

OS:46.20D@90。44.30D@180。

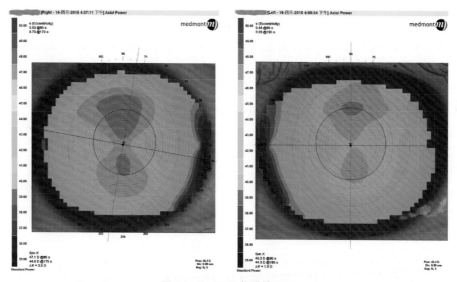

图 71-1　双眼角膜地形图

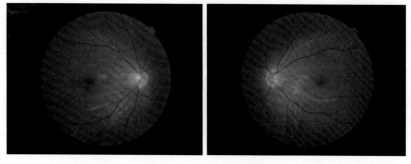

图 71-2　双眼眼底照相

二、诊治经过

患者双眼视物模糊 10 年,无其他眼部不适症状,自确诊至今一直配戴框架眼镜矫正屈光不正,目前无继续配戴框架眼镜意愿,希望寻求其他矫正方法至我院门诊就诊,根据眼科专科检查和辅助检查,初步诊断为"双眼高度近视、散光"。与患者进行有效沟通后采用硬性高透氧角膜接触镜(RGP)进行屈光矫正,详细解释配戴 RGP 护理方法及注意事项,并于配戴一周后进行常规随访。

三、诊断与诊断依据

(1) 双眼视物模糊 10 年,配戴框架镜矫正屈光不正。

(2) 配戴框架镜矫正视力良好,无其他不适症状。

(3) 眼部常规检查均未发现异常体征。

(4) 辅助检查中综合验光提示有双眼高度近视、散光;角膜地形图提示角膜顺规散光。

基于以上几点分析,诊断为:双眼高度近视,散光。

四、治疗方案及验配流程

由于患者双眼高度近视,近视屈光度高达 $-12.5D$,散光高达 $-2.75D$,对于如此高度近视及散光,可以考虑选择硬性高透氧角膜接触镜(RGP)进行矫正,之所以不选择角膜屈光手术有如下原因:一是患者年龄未满 18 周岁,属于屈光手术禁忌;二是即使年龄吻合,近视及散光度数较高,无论采用何种角膜屈光手术均无法完全矫正,不能满足患者要求。由于患者角膜散光较高,因此,使用非球面设计 RGP 更为合适。

RGP 验配基本流程:

RGP 镜片验配存在以下关键因素:镜片直径选择;镜片基弧选择;试戴镜片荧光染色评估;镜片中心定位,静态及动态评估,泪液循环;配适状态判定;镜片参数确定及检测。详细如下:

(1) 根据患者的角膜直径及角膜曲率选择第一片试戴镜片。

(2) 配戴所选的 RGP 镜片,适应 30~50 min。

(3) 待患者眼部刺激症状消失或明显减轻后评估镜片配适状态,着重镜片的中心定位,移动度及荧光染色观察镜片配适,反复调整镜片基弧及直径并反复评估直至满意。

(4) 当达到良好配适状态后,进行 RGP 片上验光以确定 RGP 镜片追加度数。

(5) 给出 RGP 镜片处方,包括镜片品牌、直径、基弧和屈光度。

(6) 患者取片时给予其配戴指导,进行培训,正式戴镜后给予患者详细的随访日程安排。

五、要点与讨论

近视散光 RGP 镜片的选择要领:球性 RGP 矫正散光原则为镜片下必须有足量的泪液交换量以形成泪液镜。但大多数情况下,角膜散光表面可以使泪液在较陡的角膜子午面的镜片下蓄积。然而当角膜陡到一定程度时,角膜较平坦子午面会引起镜片移动。球性 RGP 光学中心应该始终保持在瞳孔中心位置,并且有足够移动。可选择后表面曲率比角膜大的球性 RGP,即减小曲率半径,以提高中心定位和镜片配适。但当角膜曲率增加到一定程度后,则会引起戴镜不适、镜片偏位、视力减退等诸多并发症。

此时球性 RGP 不再适合,而应该使用后表面周边或全部 Toric 设计的 RGP。

六、思考题

1. 通过本案例的分析,你对近视散光 RGP 的选择有何认识?
2. 通过本案例的分析,你对近视散光 RGP 的验配流程有何体会?

七、推荐阅读文献

1. 吕帆.角膜接触镜[M].北京:人民卫生出版社,2004.
2. 谢培英.角膜接触镜[M].北京:人民卫生出版社,1998.
3. 胡诞宁,褚仁远,吕帆,等.近视眼学[M].北京:人民卫生出版社,2009.

案例 72

双眼视功能异常-视觉训练

一、病历资料

1. 现病史

患者,男性,21 岁,大学生,主诉"双眼疲劳感 3 月"。3 月前当长时间近距离工作时出现双眼疲劳感,中度,每天都有发作,无法集中注意力,伴随头疼,无眼红眼痛,无畏光流泪等不适,今为求进一步诊治来我院门诊。

2. 既往史

眼部疾病史:否认。

家族史:父亲有视网膜脱离病史。

用药史:否认。

外伤史:否认。

手术史:否认。

过敏史:否认。

3. 体格检查

眼科专科检查如表 72-1 所示。

表 72-1 眼科专科检查

	右眼	左眼
视力	PL=1.0	PL=1.0
眼压	16 mmHg	15 mmHg
眼睑	无下垂	无下垂
结膜	无充血	无充血
角膜	透明	透明
前房	深、清	深、清
虹膜	平伏	平伏
瞳孔	直径 3 mm,对光反射灵敏,RAPD(一)	直径 3 mm,对光反射灵敏,RAPD(一)
晶体	透明	透明

（续表）

	右眼	左眼
玻璃体	透明	透明
视盘	界清色淡红，C/D=0.3	界清色淡红，C/D=0.3
黄斑	中央反光凹（＋）	中央反光凹（＋）
周边视网膜	平伏	平伏
眼球运动	未见明显异常	
遮盖试验 Sc	近:10$^\triangle$外隐斜	远:2$^\triangle$外隐斜
Von Graefe 隐斜量	近:10$^\triangle$外隐斜	远:3$^\triangle$外隐斜
	垂直无隐斜	垂直无隐斜
聚散功能	近:BI 13/20/12	远:BI x/8/5
	BO 15/19/9	BO 10/20/10
NPC	7 cm	
	9 cm(加+2.00D)	
调节幅度	11.5D	
NRA/PRA	+1.50/−2.50	

4. 实验室及影像学检查或特殊检查

（1）头颅 MRI 检查：未见明显异常。

（2）B 超检查：未见肌肉明显增粗肥厚等现象，眼眶内未见明显异常。

二、诊治经过

患者，男性，21 岁，大学生，主诉"双眼疲劳感 3 月"。3 月前当长时间近距离工作时出现双眼疲劳感，中度，每天都有发作，无法集中注意力，伴随头疼，无眼红眼痛，无畏光流泪等不适，根据眼科专科检查和辅助检查，初步诊断为"会聚不足（convergence insufficiency）"，治疗：①佩戴棱镜；②视觉训练。

三、病例分析

1. 病史特点或术前小结

1）病史询问

（1）频率：多长时间发生一次眼睛疲劳？

（2）眼别：哪只眼睛出现眼睛疲劳？

（3）发生时间：什么时候开始出现眼睛疲劳的？

（4）持续时间：眼睛疲劳出现多长时间？

（5）相关症状：有什么其他症状伴随眼睛疲劳吗？

（6）缓解因素：有什么情况可以使眼睛疲劳缓解吗？

（7）程度或性质：眼睛疲劳的程度厉害吗？

2）全身情况

除了上述重要的 7 点主诉问询，同样要询问患者的诱因、就诊经过和全身情况。该名患者头颅

MRI 无异常,提示无神经性疾病所致眼睛疲劳的可能,该名患者否认外伤史,排除机械性肌肉损伤所致眼睛疲劳的可能。

2. 诊断与诊断依据

(1) 近隐斜大于远隐斜。

(2) 近 BO 的模糊点数值小于正常值。

(3) AC/A 比值小于正常值。

(4) NRA 数值小于正常值。

(5) NPC 数值小于正常值。

基于以上几点分析,初步诊断为会聚不足(convergence insufficiency)。

3. 鉴别诊断

(1) 会聚过度:远距正常,近距内隐斜,计算性 AC/A 比率高,会聚过度的常见症状有:短时间阅读后出现眼部不适和头疼,与近点工作有关的视力模糊或复视等。

(2) 散开不足:远距内隐斜而近距眼位在正常范围。AC/A 比率低。散开不足的常见症状有远距复视、头疼和眼部不适。

(3) 散开过度:远距高度外隐斜,近距隐斜在正常范围,刺激性 AC/A 高,症状可有远距复视和视觉疲劳。

(4) 假性会聚不足:远距隐斜在正常范围,近距高度外隐斜,NPC 减低,正附加提高 NPC,调节幅度第,调节滞后高。

四、处理方案及基本原则

本病治疗的基本原则是视觉训练。

(1) 推进训练:改进正融像性会聚和近点会聚常用的方法。

(2) Brock 线:能有明显的抑制控制,由于生理性复视,线段在所注视珠子的位置显现一个 X 形交叉,同样由于生理性复视的结果,不被注视的珠子会呈现出复像。

(3) Aperture-rule 训练仪:主要用来进行融像训练,患者通过训练可以掌握融像技巧,增加融像范围,提高融像速度。

(4) Vectograms 偏振立体图和 Tranaglyphs 红绿立体图:主要用于训练正融像性会聚和负融像性会聚,视标中的相似点融合,而非相似点作为出现抑制的线索。

五、要点与讨论

(1) 调节功能的测量:①调节幅度;②调节灵活度;③调节滞后的直接或间接测量;④相对调节。

(2) 聚散功能的测量:聚散包括集合和发散,基本检查内容有:①集合幅度;②隐斜测量;③聚散力测量。

六、思考题

1. 通过本案例的分析,你对双眼视功能异常视觉训练病例分析的过程与规范有何体会?

2. 通过本案例的分析,你对视觉训练有什么认识?

七、推荐阅读文献

1. 葛坚,赵家良,黎晓新. 眼科学[M]. 2版. 北京:人民卫生出版社,2014:270-281.

2. 王光霁,崔浩. 双眼视觉学[M]. 北京:人民卫生出版社,2004:71-84.

3. Cheiman,Mitchell,Wick,et al. Clinical Management of Binocular Vision:Heterophoric, Accommodative,and Eye Movement Disorders[M]. 2013:223-264.

案例 73

特发性眼球震颤(2例)

一、病历资料

(一) 病例 1

1. 现病史

患者,男性,21岁,主诉"自幼发现眼球震颤"。出生后不久即发现双眼眼球不自主摆动,无晃动感,无自觉不适,曾于当地医院就诊,未处理,近年来眼球震颤无明显变化,但自觉歪头明显,影响外观,为求进一步诊治来我院门诊。

2. 既往史

眼部疾病史:否认。

家族史:否认。

用药史:否认。

外伤史:否认。

手术史:否认。

过敏史:否认。

3. 体格检查

眼球震颤检查如表 73-1 所示,眼部检查及全身检查未见明显异常。

表 73-1　眼球震颤检查

	右眼	左眼
视力	0.15	0.15
矫正视力	0.4+	0.4+
屈光度	−3.50DS/−0.50DC×90°	−2.00DS/−1.00DC×10°
双眼视力	0.3	
眼位	正位	
眼球运动	正常,水平震颤,快相指向左侧	
代偿头位	面向左,视线向右(见图 73-1a)	
扭转角	30°	

4. 实验室及影像学检查或特殊检查

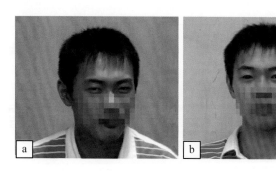

图 73-1　代偿头位

.患者术前的照片,存在明显的代偿头位;b.患者术后第一天的照片,代偿头位消失

(二)病例 2

1. 现病史

患儿,男性,7 岁,主诉"自幼歪头"。出生后不久即发现患儿喜欢歪头视物,双眼眼球不自主摆动,无晃动感,无畏光等不适,于当地医院就诊,排除了肌性斜颈,为求进一步诊治来我院就诊。

2. 既往史

眼部疾病史:否认。

家族史:否认。

用药史:否认。

外伤史:否认。

手术史:否认。

过敏史:否认。

3. 体格检查

眼球震颤检查如表 73-2 所示,眼部检查及全身检查未见明显异常。

表 73-2　眼球震颤检查

	右眼	左眼
视力	0.4	0.4
矫正视力	0.6	0.6
屈光度	+1.00DS/+0.50DC×90°	+1.00DS/+1.00DC×100°
双眼视力	0.5	
眼位	正位	
眼球运动	正常,水平震颤	
代偿头位	33 cm	面向左,视线向右(见图 73-2a)
	5 m	面向右,视线向左(见图 73-2b)
扭转角	30°	

4. 实验室及影像学检查或特殊检查

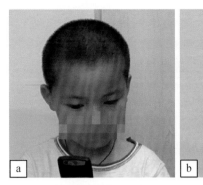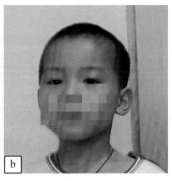

图 73 - 2 代偿头位

a.患儿看近时的代偿头位;b.患儿看远时的代偿头位

二、诊治经过

根据患者的病史,眼科专科检查和全身检查,初步诊断为"特发性眼球震颤"。病例1患者代偿头位稳定,扭转角30°,给予手术治疗,按 Parks5 - 6 - 7 - 8 法设计手术,右眼外直肌后退 8 mm,内直肌缩短 5 mm,左眼内直肌后退 6 mm,外直肌缩短 7 mm,术后患者代偿头位消失(见图 73 - 1b)。病例 2 患儿存在双头位,暂不考虑手术,定期随访。

三、病例分析

1. 病史特点

1)病史询问

(1)眼球震颤的病史:何时出现? 是否随时间变化? 一天之内是否稳定? 是否随视觉专注程度变化? 是否与转向或头部运动有关? 随时间有规律的转换方向提示周期性交替性眼球震颤。

(2)出生前病史:宫内感染(如弓形虫或风疹),抗惊厥药或精神性药物应用,或妊娠期糖尿病的母系病史提示视神经发育不全。

(3)出生史:如早产,缺氧,脑室内出血,脑水肿或发育迟缓等。

(4)家族史:眼球震颤的家族史提示特发性眼球震颤,夜盲或色觉缺失的家族史提示先天性静止性夜盲或色盲,种族性背景提示代谢性疾病,如 Tay-Sachs 病或脂褐质沉着症,眼部白化病等。

(5)药物和饮食史。

2)体格检查

认真细致的眼部和全身检查对排除其他原因引起的眼球震颤至关重要。

(1)视功能评估:常规睫状肌麻痹验光,没有近视可排除先天性静止性夜盲;视力好于 0.2 可排除 Leber 先天性黑矇及全色盲。

(2)眼球前后段检查:是否存在明显的双侧眼前节畸形,如发育不全,先天性白内障或先天性青光眼,虹膜检查透光缺陷可提示白化病;瞳孔对光反应起先 20 s 即刻收缩,1 min 后缓慢散大为先天性静止性夜盲,色盲或视神经发育不全的最典型表现;是否存在明显的后极部异常,如早产儿视网膜病变,视网膜母细胞瘤,中心凹反光减弱提示白化病;是否存在视乳头苍白,发育不全或视杯增大。

(3)视网膜电图和视觉诱发电位:眼部畸形不存在或非常轻微,如 Leber 先天性黑矇,色盲,先天性静止性夜盲,遗传性视神经萎缩,轻度视神经发育不全,眼部白化病,应进行视网膜电图检查,必要时行视觉诱发电位检查,排除知觉性眼球震颤。

（4）全身检查：面部对称性,耳朵位置,牙齿异常,皮赘和色素沉着有助于鉴别发育性综合征或白化病。

（5）神经影像学检查：CT 或 MRI 排除神经系统异常。

（6）与药物中毒、饮食因素相关的尿液和/或血液检查等。

2. 诊断与诊断依据

特发性眼球震颤为排除性诊断。

（1）生后即出现双眼眼球震颤,眼球震颤为水平跳动型。

（2）视力相对较好,无振动幻觉。

（3）存在代偿头位,面部转向快相侧,双眼转向慢相侧,使双眼处于眼球震颤最轻或完全消失的位置,即"中间带"。

（4）排除其他眼部和全身疾病。

基于以上几点分析,初步诊断为特发性眼球震颤。

3. 鉴别诊断

（1）眼阵挛：表现为重复性,不规则,多方向眼球运动,由小脑或脑干疾病、病毒性大脑炎等引起,成人可在药物成瘾或脑梗死中出现。

（2）点头状痉挛：表现点头和转头,伴有垂直,水平或旋转性眼球震颤,于 6 个月～3 岁间起病,2～8岁间消失,可为单侧或双侧,视交叉的神经胶质瘤可造成相同的表现,需做 MRI 检查排除。

（3）肌阵挛：眼球摆动性震荡,伴有非眼外肌如腭、舌、面部肌肉收缩,病变在脑桥和小脑的下橄榄核。

四、处理方案及基本原则

1. 矫正屈光不正

所有眼球震颤的儿童治疗前首先需要矫正屈光不正并治疗弱视,角膜接触镜由于可随眼球运动,所以能使镜片的光学中心始终与视轴保持一致,比框架眼镜具有更强的优越性。前者除了矫正屈光不正外,还可以减轻眼震,可能与其为眼球运动系统提供触觉反馈有关。

2. 三棱镜：既可以起到治疗作用,也可以预测手术效果。

（1）同方向三棱镜：双眼放置同方向三棱镜,三棱镜的尖端指向中间带,将中间带移至正前方,以矫正代偿头位。

（2）异方向三棱镜：双眼放置异方向三棱镜,三棱镜的基底均朝外以诱发辐辏,从而抑制眼震,提高视力。

3. 手术

1）手术目的

改善或消除代偿头位,减轻眼震,提高视力。

2）手术时机

一般在代偿头位稳定后考虑手术治疗,双头位不考虑手术。

3）术前评估

（1）视力：单眼视力和双眼视力。

（2）遮盖实验（非代偿头位状态）：原在位,上方或下方注视,侧方注视。

（3）角度计测量扭转角：测量时让患者在自然状态下注视远处视标，角度计（见图 73-3）的旋转中心位于颅面中心，一臂沿视轴指向远处视标，一臂与头部矢状轴平行，两臂之夹角即为扭转角。

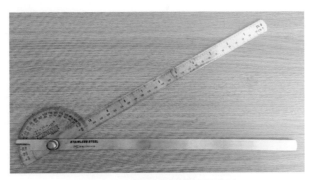

图 73-3 测量扭转角的角度计

4）手术设计

（1）伴有代偿头位的眼球震颤：手术目的是将主导眼的中间带移至正前方，Parks"5-6-7-8"法，适合于扭转角 30°。

（2）不伴代偿头位的眼球震颤：部分特发性眼球震颤可以通过手术减轻震颤，提高视力（四条水平直肌各后徙 10 mm；外直肌后徙 10 mm＋内直肌后徙 8 mm；四条水平直肌断键后重新附着于原附着点），但尚缺乏大样本数据。

五、要点与讨论

特发性眼球震颤是排除性诊断，诊断步骤如图 73-4 所示。若无明显的眼部畸形，眼球震颤的性质用来指导检查。若眼球震颤为非对称性、快速和钟摆型，常需 CT 和 MRI 检查排除颅内病变，若不存在中枢神经系统疾病，非对称性高频眼球震颤的推定诊断是点头痉挛。若为对称性或搜寻性，意味着严重的视网膜或视神经疾病，应用视网膜电图排除 Leber 先天性黑矇，并详细检查视神经，若视盘苍白或存在其他中枢神经系统体征时，应进行神经学检查或神经放射影像学检查。若为对称性、钟摆性且非周期性和交替性，诊断指向白化病，独立的视锥细胞功能障碍或黄斑异常，详细检查是否存在中心凹发育不良和虹膜透视等。若上述都不存在，电生理及详细的检眼镜检查可能发现独立的锥体或黄斑异常。

六、思考题

1. 通过本案例的分析，你对特发性眼球震颤的诊断有何体会？
2. 通过本案例的分析，你对全身疾病和眼部疾病引起的眼球震颤的认识有何提高？

七、推荐阅读文献

1. 卢炜. 斜视诊疗图谱[M]. 北京：北京科学技术出版社，2005：315-316.
2. 谢立信主译. Harley 小儿眼科学[M]. 5 版. 北京：人民卫生出版社，2009：461-472.
3. Adam T. Gerstenblith, Michael P. Rabinowitz. The Wills Eye Manual-Office and Emergency Room Diagnosis and Treatment of Eye Disease [M]. Sixth Edition. US. Lippincott Williams & Wilkins. March 1, 2012. p280-282.

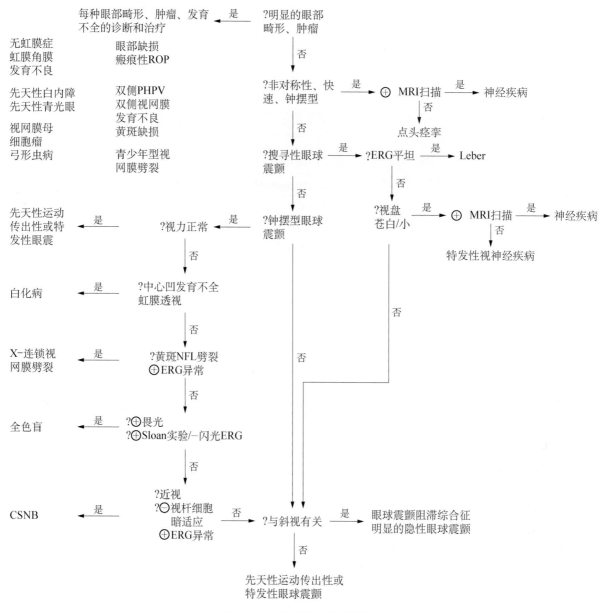

图73-4　眼球震颤的诊断步骤

＋:阳性。－:阴性。ERG:视网膜电图。ROP:早产儿视网膜病变。PHPV:永存原始玻璃体增生症。NFL:神经纤维层。CSNB:先天性静止性夜盲。

（引自谢立信主译. Harley 小儿眼科学. 5 版. 北京:人民卫生出版社,2009:464）。

4. Myron Yanoff, Jay S. Duker. Yanoff & Duker Ophthalmology [M]. Fourth Edition. US. Saunders, December 30, 2013. p950-957.

案例 *74*

角膜胶原交联术治疗 原发性圆锥角膜

一、病历资料

1. 现病史

患者,男性,16 岁,主诉"双眼视力下降 3 年余"。3 年余前无明显诱因出现双眼视力下降,偶伴眼痒,无明显疼痛、眼红、畏光等不适,曾于当地医院就诊,诊为近视眼伴散光,近一年来戴镜不能矫正。今为求进一步诊治来我院门诊。

2. 既往史

家族史:否认。

用药史:否认眼部及全身用药史。

外伤手术史:否认全身及眼部手术病史。

过敏史:过敏性体质,曾诊为过敏性结膜炎,有常年揉眼习惯。

3. 体格检查

眼科专科检查如表 74-1 所示。

表 74-1 眼科专科检查

	右眼	左眼
视力	远视力:0.2	远视力:0.3
	近视力:J4	近视力:J4
眼压	测不出	15 mmHg
眼睑	无下垂	无下垂
	Muson 征(+)	Muson 征(+)
结膜	无明显充血	无明显充血
角膜	变薄,前突(见图 74-1)	变薄,前突
	Fleischer 线(+)	Fleischer 线(+)
前房	中深,Tyn(-)	中深,Tyn(-)

（续表）

	右眼	左眼
虹膜	纹理清,无前后粘连	纹理清,无前后粘连
瞳孔	直径 3 mm,对光反射灵敏,RAPD(－)	直径 3 mm,对光反射灵敏,RAPD(－)
晶体	透明	透明
玻璃体	透明	透明
视盘	界清色淡红,C/D＝0.3	界清色淡红,C/D＝0.3
黄斑	中央反光凹(＋)	中央反光凹(＋)
周边视网膜	平伏	平伏

4. 实验室及影像学检查或特殊检查

视光专科检查如表 74-2 所示。

表 74-2　视光专科检查

	右眼	左眼
眼轴	25.67 mm	25.16 mm
主觉验光	－10DS/－5DC×175	－8DS/－4DC×5
矫正视力	0.2	0.4
像差	测不出	测不出
角膜厚度	458 μm	463 μm
角膜地形图	(见图 74-2)前后表面高度异常增加	(见图 74-3)前后表面高度异常增加
前节 OCT	见图 74-4	见图 74-5

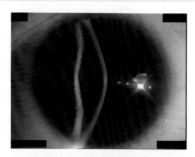

图 74-1　角膜裂隙灯照片

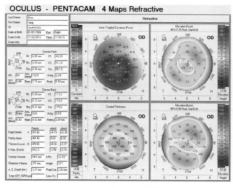

图 74-2　右眼角膜地形图

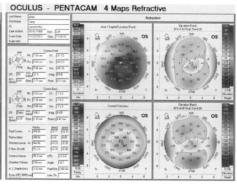

图 74-3　左眼角膜地形图

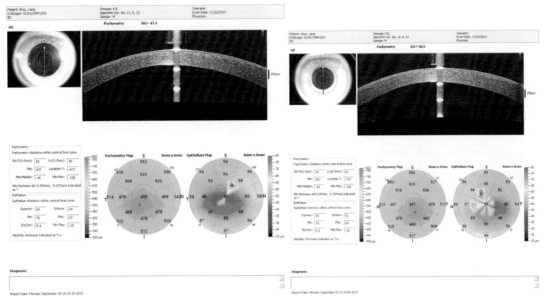

图 74‑4　右眼角膜 OCT 检查　　　　图 74‑5　左眼角膜 OCT 检查

二、诊治经过

患者诊断为原发性圆锥角膜，诊断明确。右眼实施快速角膜胶原交联术（corneal collagen cross-linking，CXL），随访时间为术后三周，术后四月，术后半年，术后一年，观察其术后矫正视力、眼轴、前节 OCT 及角膜地形图变化。其中术后各次矫正视力、眼轴变化不明显。前节 OCT 角膜形态变化不明显，但能直观体现角膜厚度及上皮厚度的变化情况，如图 74‑6、图 74‑7 所示。角膜地形图与术前做对照，Pentacam 采用 A‑B 模式，观察其角膜屈光度（K 值变化），如图 74‑8～图 74‑11 所示。

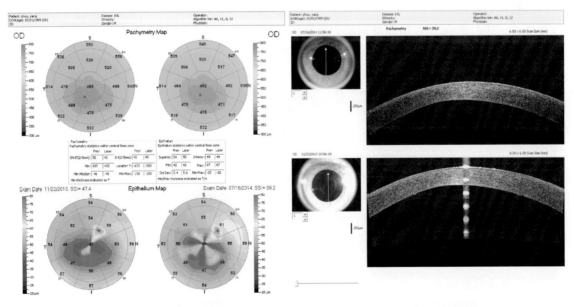

图 74‑6　右眼术后的角膜地形图　　　　图 74‑7　右眼术后的角膜 OCT

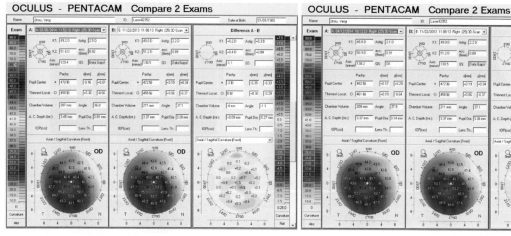

图 74-8　右眼术后的角膜 Pentacam(术后三月)　　　　图 74-9　右眼术后的角膜 Pentacam(术后四月)

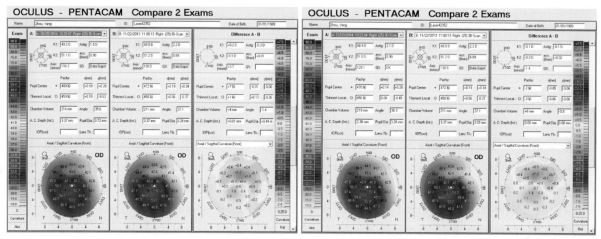

图 74-10　右眼术后的角膜 Pentacam(术后半年)　　　　图 74-11　右眼术后的角膜 Pentacam(术后一年)

可见,在术后短期(术后三周),前表面 K 值在锥顶处略加重,增加约 0.1～0.2D,但术后远期(术后四月、半年及一年),前表面 K 值在锥顶处明显好转,且趋于稳定,降低约 1.4～1.6D。患者右眼圆锥进程暂缓,未见明显 K 值增加且角膜厚度较术前未见明显变薄。

三、病例分析

1. 病史特点或术前小结

(1) 病史询问:注重问诊技巧和病史资料的真实、系统及全面。对于该病例来说,患者视力无痛性缓慢视力下降,戴镜不能矫正,有长期揉眼习惯,无角膜屈光手术史。综合以上几点,需警惕原发性圆锥角膜的可能。Pentacam(角膜地形图)能为圆锥角膜的诊断提供依据。

(2) 术前小结:Pentacam 除了能确诊圆锥之外,还能提供角膜屈光度、角膜厚度、角膜前后表面高度等信息,分析判断圆锥的严重程度及进展情况。目前对于角膜交联手术的适应证,比较公认的标准是角膜厚度大于 400 μm,经随访,病情有进展且患者有强烈治疗愿望。

2. 诊断与诊断依据

(1) 双眼视力无痛性缓慢视力下降,戴镜不能矫正,有长期揉眼习惯。

(2) 否认眼部屈光手术,排除术源性可能。

(3) 辅助检查 Pentacam 能进行确诊,角膜变薄,形态膨隆,且前后表面高度明显异常增高。前节

OCT(optovue)能实时动态扫描角膜形态,合成角膜厚度和角膜上皮厚度的空间分布图,从而对角膜形态进行评估。

基于以上几点分析:诊断为原发性圆锥角膜(临床期)。

3. 鉴别诊断

1) 症状的鉴别诊断

(1) 双眼缓慢无痛视力下降:常见于屈光不正、白内障进展等。

(2) 眼痒:常见于过敏性结膜炎、干眼等。

2) 原发性圆锥角膜的鉴别诊断

(1) 角膜变性:如 Terrien 边缘变性,主要表现为上、下周边角膜进行性变薄。常见于中年人或老年人。

(2) 术源性圆锥角膜:曾有角膜屈光手术病史,常见于使用板层角膜刀的 LASIK 术。

四、处理方案及基本原则

(1) 接触镜:对于轻度圆锥的患者使用角膜硬性接触镜(RGP)可以有效提高矫正视力,且接触镜对角膜前表面的压迫对角膜的进行性突出有一定的抑制作用。但明显的异物感使患者依从性降低。巩膜镜是目前新兴的一种接触镜片,可以覆盖整个角膜及周边部分巩膜,能矫正更大范围的角膜突出,且能保证镜片下一定的泪液填充,患者舒适性大大提高。

(2) 角膜移植:大约 10%～20% 的圆锥角膜患者最终将接受角膜移植术,目前常用的术式为深板层角膜移植术和穿透性角膜移植术,是角膜移植成功率最高的手术。

(3) 角膜基质环植入:聚甲基丙烯酸甲酯(PMMA)角膜基质环(Intacs)植入周边角膜的中间基质层,使角膜中央圆锥处变平坦。但矫正的幅度比较低,仅有 3D 左右。

(4) 角膜胶原交联手术:角膜胶原交联术(corneal collagen cross-linking, CXL)通过增加角膜基质胶原纤维间的共价键,增加圆锥角膜的生物力学稳定性,来延缓甚至阻止病变进展,从而延缓甚至避免了角膜移植手术。经典 CXL 紫外线辐照度低($3 \mathrm{~mW/cm^2}$),照射时间长,患者舒适度差,不易配合,且术后反应较重。为了缩短治疗时间,近 2 年出现了快速 CXL 法(accelerated CXL, A - CXL),即保持紫外线总计量不变,加大辐照度,从而缩短短照射时间,加快进程,提高患者治疗舒适度。发现效果与经典 CXL 相当。

五、要点与讨论

1. 角膜胶原交联手术原理

角膜胶原交联术是一个新兴的治疗手段,它将光敏核黄素滴眼液滴在去上皮的角膜上(去上皮法),或使用经上皮核黄素滴眼液直接滴在角膜上(经上皮法),再将眼暴露在紫外线照射下。角膜基质中的核黄素在紫外线的激活下释放活性氧自由基,这些活性氧自由基诱导角膜胶原纤维间形成新的共价键。核黄素在吸收紫外线诱导交联的同时也保护了角膜内皮、晶状体和视网膜免受紫外线伤害,并保持角膜表面湿润。

本病例患者使用去上皮 A - CXL 法进行治疗,治疗过程中患者舒适性较好,较容易配合,术后反应较轻,术后 1 年效果稳定。

2. 相关辅助检查的意义

角膜形态是衡量圆锥角膜进展程度的首要指标,包括角膜曲率、角膜前后表面高度和其他角膜形态参数等。

（1）角膜地形图可以直观体现这些指标，成为圆锥角膜最重要的辅助检查。其中 A－B 模式能提供随访期间不同参数的变化，为圆锥进展程度提供更精确的评估。

（2）前节 OCT 通过实时快速光学扫描获得角膜厚度与角膜上皮的空间分布图。放大的角膜线扫模式能够提供精准的角膜测量功能，如圆锥角膜斑翳的深度、位置等。

六、思考题

1. 通过本案例的分析，你对原发性圆锥角膜的治疗过程与规范有何体会？
2. 通过本案例的分析，你对角膜胶原交联手术的认识有哪些提高？

七、推荐阅读文献

1. 葛坚，赵家良，黎晓新. 眼科学［M］. 2 版. 北京：人民卫生出版社，2011.

2. 谢立信. 角膜病学［M］. 北京：人民卫生出版社，2007.

3. Wollensak G，Spoerl E，Seiler T. Stress-strain measurements of human and porcine corneas after riboflavin-ultraviolet-A-induced cross linking［J］. J Cataract Refraction Surgery，2003，29（9）：1780－1785.

4. Celik H U，Alagoz N，Yildirim Y，et al. Accelerated corneal crosslinking concurrent with laser in situ keratomileusis［J］. J Cataract Refraction Surgery，2012，38（8）：1424－1431.